Martina Ouillon

Das Glück, der Wahn und ich

Droste • Roman

Für Gianna und Aquila

Bibliografische Informationen der Deutschen Nationalbibliothek
Die Deutsche Nationalbibliothek verzeichnet diese Publikation in der Deutschen Nationalbibliografie; detaillierte bibliografische Daten sind im Internet über http://dnb.ddb.de abrufbar.

Covergestaltung: Nach einem Foto von Leif Hendel © (Risk Aversion Films); www.photocase.com
Gesamtgestaltung: Droste Verlag
Druck und Bindung: Clausen & Bosse, Leck
ISBN 978-3-7700-1278-7

www.drosteverlag.de

Ganz gleich, unter welchen Umständen Menschen leben,
eins ist allen gleich: Sie sind auf der Suche nach dem Glück.
Wenn man es einmal bewusst erlebt hat, dieses umfassende,
alle Poren durchdringende Gefühl und das als
andauernden Zustand, wie kann man sich dann jemals
mit weniger zufrieden geben?

Peter Kluth, 38 Jahre

---

01. Fiasko

Ungläubig starrte ich auf das Schild und schnappte nach Luft wie ein Fisch auf dem Trockenen. Nein, Irrtum ausgeschlossen.

Ernst Klappenscheidt, Psychiater, stand da, klar und deutlich lesbar. »Psychiater? Sag mal, ist das dein Ernst? Was soll der Quatsch?«

Pia drehte sich lächelnd zu mir um, fuhr mir mit der Hand durchs Haar und trillerte: »Ist doch nicht so schlimm, Pete. Das kann doch jedem mal passieren. Lass uns kurz hineingehen.«

Und das mir, einem gestandenen Geschäftsmann in der Blüte seiner 31 Jahre, einem Mann, dessen Charme zumindest eine, nämlich meine Frau erlegen war! Einer vom Typ jung und dynamisch, attraktiv und engagiert, was bitte hatte ich bei einem Psychiater zu suchen?

Ich war verärgert, milde ausgedrückt. Mit dieser absurden Aktion brachte sie mich nicht nur in eine verzwickte Situation, sondern auch unter gewaltigen Termindruck. Daran hatte Pia offenbar nicht gedacht. Beflissen lächelnd drückte sie die Tür auf und stöckelte auf ihren mörderisch hohen Absätzen vor mir her.

Dabei hatte der Tag doch ganz harmlos begonnen. Beim Frühstück hatte mir Pia eine unspektakuläre Frage gestellt und ich hatte offenbar eine falsche Antwort gegeben.

»Wie fühlst du dich?«

»Bestens, danke.«

»Bist du glücklich?«

»Sehr.«

»Obwohl du wenig schläfst?«

»Das macht mir im Moment nichts aus.«

»Du schläfst fast gar nicht mehr.« Mit einer ruckartigen Bewegung strich sie sich eine Strähne aus dem Gesicht. Insgeheim fand ich, dass Pia ein bisschen aussah wie Catherine Zeta-Jones. Langes dunkles Haar, jadegrüne Augen, sehr weiche Gesichtszüge und eine hinreißende Figur. In diesem Moment hatte Pia allerdings überhaupt nichts von Catherine. Vielmehr zog sie die Stirn in Falten und stierte auf ihren noch leeren Frühstücksteller.

»Nun zieh doch nicht so ein Gesicht«, bat ich sie.

»Ich finde es nicht normal, dass du vor Energie nur so strotzt und dabei kaum schläfst. Das geht schon seit Wochen so.«

»Freu dich doch für mich.«

»Das ist nicht normal, Pete! Ich finde, du solltest mal zum Arzt gehen.«

Stell dir vor, du wachst früh morgens auf und fühlst dich topfit, glücklich und voller Energie. Die Sonne malt kleine Kringel auf dein Bettzeug, neben dir liegt der Mensch, den du liebst, und ein neuer, spannender Tag wartet auf dich. Nichts tut dir weh, du fühlst dich rundherum wohl, bist mit der Welt und dir selbst im Einklang und, mehr noch, du empfindest Glück. Würdest du einen Arzt aufsuchen? Das *dachte* ich, als Pia begann, mich ins Kreuzverhör zu nehmen.

»Du joggst morgens um fünf die Straße rauf und runter.«

»Na und? Das tun andere Leute auch.« Das *sagte* ich, und zwar so leichthin wie möglich.

»Aber nicht im Anzug!«, zischte Pia und kniff die Lippen fest zusammen.

Ich nippte schweigend an meinem Espresso. Mit Bedacht stellte ich die Tasse ab und sah aus dem Fenster. Was hatte sie gegen Jogging einzuwenden? Gut, okay, mein Outfit war vielleicht nicht ganz angemessen gewesen. Und wenn schon! Anzüge stehen mir gut und dieser ganz besonders. Nichts Ungewöhnliches bei einer Größe von ein Meter neunundachtzig. Wenn mir mitten in der Nacht danach gewesen war, zu joggen, wo lag das Problem? Hatte ich jemanden umgerannt? War jemand zu Schaden gekommen, bloß weil er mich joggend im Designeranzug gesehen hatte? Nada. Man muss die Feste feiern, wie sie fallen, das ist meine Devise. Was mich am allermeisten störte an unserer Diskussion: wir führten sie in letzter Zeit häufiger. Mit immer gleichem Wortlaut und immer gleichem Ausgang. Ich beschloss, diesmal ein kleines bisschen weiter auszuholen, damit sie es ein für allemal verstand.

»Pia, bitte! Mach dir keine Sorgen. Ich stehe erst am Anfang bei *Spike.* Ich muss mich erst in die ganze Materie einarbeiten. Das nimmt Zeit in Anspruch, viel Zeit!«

Pia ließ das unbeeindruckt. Störrisch schüttelte sie den Kopf.

»Du weißt doch, wie das ist, Pia. Spät am Abend klingelt kein Telefon, da ist endlich Ruhe. Da kann ich mir die tausend Details einprägen, die ich wissen muss für meinen Job. Ich muss doch noch viel lernen.« Ich hatte die Hände erhoben, faltete sie nun wie zum Gebet und warf ihr einen um Verständnis heischenden Blick zu. Das wirkte. Sie nickte und ein kleines Lächeln spielte um ihre Lippen. Ich ließ ihr Zeit, darüber nachzudenken. Sie legte den Kopf schief.

»Dagegen ist auch gar nichts einzuwenden.« Ihre Stimme klang honigsüß. »Da ist nur eine winzige Kleinigkeit, die ich nicht verstehe. Hilf mir, Pete. Hilf mir, es zu verstehen.« Sie lächelte voller Wärme, bevor sie zum nächsten Schlag ausholte.

»Warum springst du nachts auf der Straße herum wie ein Hampelmann?«

Sie hatte es immer noch nicht verstanden. Ich atmete schwer.

Nun gut, dann eben noch mal von vorn. Ich sprach sehr, sehr langsam, wie mit einem Kleinkind. »Wenn du Zeit deines Lebens ...«

»Du kannst ruhig schneller sprechen. Ich bin nicht verblödet!«, unterbrach sie mich mit schneidender Stimme.

Ich seufzte und setzte noch einmal an.

»Na gut. Aber bitte sei so lieb und lass mich ausreden. Wenn du Zeit deines Lebens Probleme mit den Sprunggelenken hättest, Pia, wenn du jeden Morgen erst mal deine Knochen sortieren müsstest ...«

»Ja, ja, ich weiß schon, was jetzt kommt ...«

Doch so schnell ließ ich mich nicht ausbremsen.

»Wenn du morgens erst mal deine Füße einlaufen müsstest, ehe du einen vernünftigen Schritt wagen kannst, dann wüsstest du, wovon ich rede!« Pia zog ein skeptisches Gesicht. So würde das niemals klappen. Wenn ich sie überzeugen wollte, müsste ich sie mit ihren eigenen Waffen schlagen. Also wechselte ich die Strategie. Ich gab meiner Stimme einen sanften, beschwörenden Unterton. »Pia, bitte! Versuch doch bitte einfach mal, dich in meine Situation zu versetzen: Du hockst in deinem Dachstudio und arbeitest. Du merkst nicht, wie die Zeit vergeht. Irgendwann stellst du verblüfft fest, dass es schon fünf Uhr morgens ist. Als nächstes merkst du, dass deine Gelenke nicht eine Sekunde lang geschmerzt haben! Was, wenn du jetzt ein kleines Ründchen um den Block liefst – wären die Schmerzen dann wieder da? Oder hatten sie sich ein für alle Mal verflüchtigt und du hattest es nur noch nicht gemerkt? Erzähl mir nichts, Pia, das würdest du auch wissen wollen!«

»Aber nicht um fünf. Da würde ich mich ins Bett legen«, antwortete Pia lakonisch. Vom Nebenzimmer drangen die Geräusche eines aufwachenden Babys, unseres Babys. Maxi war wach, ich konnte ihr Gebrabbel hören und lächelte versonnen. Maxi, meine süße, kleine Maxi. Eine warme Woge von Vaterliebe überflutete mich.

»Ich wiederhole: Um fünf Uhr würde ich mich ins Bett legen«, holte mich Pias eisige Stimme zurück. Ich spürte, wie meine Ungeduld die Oberhand gewann.

»Ich wollte aber nicht warten!«, rief ich. »Ich wollte es wissen, und zwar sofort! Erst bin ich die Straße auf und ab gewandert. Als nichts wehtat, bin ich losgetrabt. Um das herauszufinden, hättest du auch nicht erst die Joggingklamotten angezogen. Tu doch nicht so!«

Das war zuviel für Pia. Wütend schmiss sie ihr angebissenes Brötchen auf den Teller und rauschte aus der Küche.

Männer können Frauen nicht verstehen. Das war die Headline eines Artikels im *Men's Journal*, das ich gerade gestern noch in der Hand hatte. In erster Linie machte man ein angeblich soeben erst entdecktes Kommunikationsproblem dafür verantwortlich. Sie sagt, ich liebe dich und will in Wahrheit, dass er bügelt. Er sagt, ich liebe dich und will in Wahrheit Sex. Fazit: Bedingt durch andere Hirnstrukturen und ein ungleiches Verhältnis an Nervenfasern ticken Männer anders als Frauen, daher sind sie nicht in der Lage, einander vollkommen zu verstehen. »Bullshit«, hatte ich beim Überfliegen der Zeilen gezischt. Das galt vielleicht für andere, aber nicht für Pia und mich. Ziemlich voreilig. Vielleicht hätte ich den Bericht doch besser bis zum Ende lesen sollen. Womöglich hätte ich dann gewusst, was jetzt zu tun war. Ehe ich weiter überlegen konnte, tauchte Pia wieder auf. Wortlos entnahm sie dem Geschirrschrank einen Teller, eine Tasse, eine Untertasse, kramte im Besteckkasten und deckte dann den Tisch neu ein. Was mochte das bedeuten? Als ich gerade nachhaken wollte, klingelte es an der Tür. Vermutlich der Postbote. Pia ging nachsehen, ich hörte sie in der Diele wispern und spürte eine aufkommende Unruhe. Dann kehrte sie wieder zurück in die Küche. Wie aus dem Nichts tauchte hinter ihr meine Mutter auf. Erschüttert fragte ich mich, welche weiteren Katastrophen noch auf mich zukommen mochten.

»Da staunst du, was?«, trällerte sie.

»Äh«, brachte ich heraus. Zu mehr reichte es nicht.

»Ich habe eine wichtige Angelegenheit in Berlin zu regeln und dachte mir, ich komme mal auf einen Sprung vorbei.«

»Was für eine wichtige Angelegenheit?«, fragte ich verständnislos und sah sie verdattert an. Der Aktionsradius meiner Mutter in

Krefeld, einer Stadt am Niederrhein mit rund 230.000 Einwohnern, umfasst ihr Zuhause, die Wohnung ihrer Freundin ganz in der Nähe, den nächsten Supermarkt und die Villa ihres Klavierlehrers, die eine halbe Fahrradstunde entfernt lag. Was also hatte sie hier in Berlin zu REGELN?

»Davon verstehst du nichts«, antwortete sie wichtigtuerisch. Ich schüttelte den Kopf. Sie wertete das wohl als Bestätigung und nickte zufrieden. Seltsam. Steckte ein Lover dahinter? Ich versuchte, Veränderungen, welcher Art auch immer, an meiner Mutter zu entdecken. Nichts. Sie sah aus wie immer. Ein geheimer Liebhaber würde natürlich erklären, warum sie, gerade mal drei Wochen nach ihrem letzten Besuch, jetzt schon wieder unangemeldet hier aufkreuzte.

Als wir alle drei am Tisch saßen und ich mich etwas beruhigt hatte, wechselten Pia und meine Mutter einen Blick. Ich fragte mich, was als nächstes käme. Pia räusperte sich.

»Ich mache mir wirklich große Sorgen um dich, Pete.«

»Hä? Wieso denn immer noch? Ich habe dir doch gerade alles ausführlich erklärt!« Spätestens jetzt wurde mir klar: Sie hatten etwas ausgeheckt. Und mich hatten sie als ihr Opfer auserwählt.

»Nun tu doch nicht so unwissend«, erwiderte Pia. Meine Mutter seufzte beifällig.

Wie gut sich Pia in letzter Zeit mit meiner Mutter verstand. Das war nicht immer so gewesen. Früher hatten sie sich oft wegen Nichtigkeiten in den Haaren gehabt. Ich sah von Pia zu meiner Mutter und wieder zurück. Entweder sie hatten über Nacht telepathische Kräfte entwickelt oder sich zuvor bereits ausgiebig über ihr Vorhaben ausgetauscht, jedenfalls herrschte innige Eintracht zwischen ihnen. Nicht zu glauben, wie eine erotische Frau zum Familienmenschen mutiert, kaum, dass sie ein Baby bekommen hat. Nur so konnte ich mir den Stimmungswandel zwischen Pia und meiner Mutter erklären.

»Auch wenn du es nicht gerne hörst, Pete. Ich mache mir Sorgen um deine Gesundheit«, stellte meine Mutter sachlich fest.

»Aber ich habe mich doch eben erst an den Sprunggelenken operieren lassen.« Vorwurfsvoll sah ich von der einen zur anderen. Für eine Nanosekunde las ich Verwirrung in ihren Blicken. Eins zu Null für mich. Sie hatten mit erbittertem Widerstand gerechnet und nicht mit konstruktiven Einwänden. Meine Mutter seufzte noch einmal. Kein gutes Zeichen. Pia fing sich wieder.

»Du schläfst kaum noch«, stellte sie erneut fest. »Das kommt mir spanisch vor.«

Warum sagt man eigentlich spanisch? Ich meine, das ist doch eine Sprache, die nicht so sehr schwer zu erlernen ist. Arabisch klänge viel besser und ergäbe zudem mehr Sinn. Immerhin schreibt man das von rechts nach links.

»Du meinst arabisch«, antwortete ich, verschmitzt lächelnd. Das war ein Fehler.

»Verstehst du jetzt, was ich meine?« Anklagend wandte sich Pia an meine Mutter. Diese nickte stumm. Synchron bewegten sie ihre Köpfe in meine Richtung und sahen mich todernst an.

»Ihr geht zum Lachen in den Keller, oder?« Diese Vorstellung gefiel mir. Vergnügt kicherte ich in mich hinein.

Pia legte ihre Hand auf meine. »Ist schon gut, Pete. Ich verstehe, dass du dich unverstanden fühlst.«

Hatte sie den Artikel im *Men's Journal* gelesen? Ich nahm mir vor, sie später danach zu fragen. Vielleicht hatte sie ihn bis zum Ende gelesen und war jetzt schlauer als ich.

»Ich möchte ja nur sicher sein, dass mit dir alles in Ordnung ist. Verstehst du mich? Warum du so wenig schläfst, warum du ständig guter Laune bist, permanent telefonierst, du weißt schon. Das würde ich gern checken lassen.« Sie machte eine unbestimmte Handbewegung und zwinkerte mir aufmunternd zu.

»Warum ich ständig guter Laune bin? Freu dich doch darüber! Warum ich permanent telefoniere? Weil ich arbeite, Pia!«

Sie zuckte ergeben mit den Achseln. »Ja, klar. Lass uns trotzdem einfach mal kurz einen Arzt aufsuchen. Nur zur Sicherheit.«

Hier lag also der Hase im Pfeffer. Zum Arzt wollte sie mit mir. Volle Warteräume. Stundenlanges Sitzen. Das passte überhaupt nicht in meinen Terminplan. Andererseits, wenn das Thema damit beendet wäre ...

Hörbar sog ich die Luft ein. »Ich habe ja eigentlich ein Meeting mit den Leuten von *Spike*«, startete ich einen halbherzigen Versuch. Bloß, um meine Würde zu wahren. »Eigentlich hab ich für so was keine Zeit.«

»Deine Mutter passt auf Maxi auf«, bestimmte Pia.

Meine Mutter nickte dienstbeflissen. »Eine Oma hat schließlich auch Pflichten, nicht?«, sagte sie und lachte perlend. Pia nickte ihr begeistert zu. Sie hatte gewonnen und sie wusste es.

»Zu welchem Arzt fahren wir denn?«

Pia warf mir einen unergründlichen Blick zu. »Den kennst du nicht«, antwortete sie.

Pia steuerte das Auto durch das Universitätsviertel mitten in der Stadt. Es war mir nur recht, dass sie gleich mitkam, so würde ich hoffentlich meine Ruhe haben, wenn der Arzt festgestellt hätte, dass alles zu mcinem Besten stand. Pia parkte am Rand einer viel befahrenen Straße. Wir stiegen aus.

»Da vorne ist es«, sagte sie und wies mit dem Kinn auf die gegenüberliegende Straßenseite. Ihre Stöckelschuhe klackerten über den Asphalt. Mir war rätselhaft, wie sie auf den hohen Absätzen überhaupt so schnell laufen konnte. Eilig strebte sie auf eine Jugendstilvilla zu. Wieso wusste sie hier so gut Bescheid? Berlin ist eine große Stadt, und wenn man wie wir ständig arbeitete, konnte man sich eigentlich nicht so gut auskennen. Es war nur so ein Gefühl. Ein Kribbeln im Bauch. Irgendetwas stimmte hier nicht. Als ich das weiße Emailleschild an der Tür entdeckte, wusste ich auch was:
Ernst Klappenscheidt, Psychiater.

Meine Frau war augenscheinlich der Meinung, ich sei reif für die Klapsmühle. Ich schluckte trocken. Lass uns doch einfach mal kurz einen Arzt aufsuchen ... Sie hielt sich wahrscheinlich für oberschlau. Jetzt würde der kleine Pete aber Schimpfe kriegen. Einfach frühmorgens zu joggen! Und immer so wenig zu schlafen!

»Da kannst du alleine reingehen, ich komme nicht mit.«

»Stell dich doch nicht so an«, trällerte sie. »Es dauert bestimmt nicht lange.«

»Du hast sie nicht mehr alle auf der Latte. Ich komme nicht mit.«

Das Wartezimmer war brechend voll.

»Mach es dir gemütlich, ich kümmere mich um alles«, empfahl mir Pia, als habe sie total vergessen, wo wir waren. Achselzuckend suchte ich mir einen Platz am Fenster. Pia wechselte einige leise Worte mit der Sprechstundenhilfe.

Wieso schleppte sie mich ausgerechnet zu einem Psychiater? Andererseits, was sollte mir schon passieren? Woher kannte sie den überhaupt? Der Sache würde ich auf den Grund gehen. Sicher würde sich alles rasch klären lassen. Am Ende wären wir wieder alle glücklich, und Pia müsste ein für alle Mal Ruhe geben.

Ich wollte mir gerade ein Automagazin aus dem Zeitschriftenhalter nehmen, da ertönte aus dem Lautsprecher über der Tür ein Knacken und dann »Herr Kluth, bitte«.

»Herr Kluth, Ihre Frau hat mir berichtet, dass Sie in den letzten Tagen sehr aufgedreht sind. Können Sie das bestätigen?« Wenn ich es nicht besser gewusst hätte, hätte ich geglaubt, vor mir säße Louis de Funès. Genau das gleiche Gesicht. Noch dazu schien Herr Klappenscheidt ein relativ kleiner Mann zu sein.

»Herr Kluth?« Er wollte eine Antwort von mir. Pia, die neben mir saß, warf mir einen strafenden Blick zu.

Ich zuckte mit den Schultern. »Wenn sie das so empfindet?« Ha! Damit hatte er nicht gerechnet. Eins zu Null für mich.

»Ihre Frau berichtet, dass Sie nicht mehr schlafen. Stimmt das?«

»Ich schlafe sehr wenig, das ist richtig.«

Mit wichtiger Miene machte er sich Notizen. »Woran liegt das denn?«

Ich fragte mich, ob seine Füße überhaupt den Boden berührten. Unauffällig rückte ich etwas vom Schreibtisch ab und warf einen Blick unter die Tischplatte. Ein Brett, ganz sicher im Nachhinein angebracht, verwehrte mir den Blick. Vermutlich baumelten seine Beinchen in der Luft. Ich unterdrückte ein Grinsen. Plötzlich wurde mir bewusst, dass er jede meiner Regungen aufmerksam beobachtete. Ich sah ihm wieder ins Gesicht und bemühte mich um etwas mehr Ernsthaftigkeit. Anders als sein Doppelgänger trug er eine Brille. Er hatte genau die Art an sich, die ich bei Brillenträgern nicht ausstehen kann. Er neigte den Kopf nach vorn und schielte über den Brillenrand. Wozu trug er eine Brille, wenn er sie nicht nutzte? Um intellektueller zu wirken? Dieser Kamerad hatte es offenbar nötig.

»Sehen Sie, ich habe soeben eine neue Stelle angetreten und eine völlig neue Aufgabe übernommen«, erklärte ich ihm mit ruhiger und fester Stimme. »Das ist absolutes Neuland für mich.« Sein Stift kratzte übers Papier.

»Internet«, fügte ich hinzu und legte eine kleine Kunstpause ein, um ihm Zeit zu lassen, alles mitzupinnen. »Das Internet birgt ein riesiges Potenzial. Mein Arbeitgeber installiert virtuelle Läden. E-Shops sind die Zukunft, verstehen Sie? Natürlich möchte ich das Projekt mit nach vorn bringen. Abgesehen davon sichert mir dieser Job unsere Existenz. Ich bin jetzt Alleinverdiener in unserer kleinen Familie. Wissen Sie, wir haben im letzten Sommer ein Kind bekommen. Darüber bin ich überglücklich. Ja, und was soll ich noch sagen? Der Job wird nicht nur sehr gut bezahlt, er macht mir auch sehr viel Spaß. Ich möchte ihn auf jeden Fall behalten. Es ist doch sicher verständlich, dass ich mich deshalb stark engagiere, oder?«

Louis nickte. Soweit schien er mich verstanden zu haben. Ich fuhr fort. »Ich arbeite sehr gern. Gut, okay, es ist eine Menge zu tun. Aber das macht mir nichts aus. Ich stecke noch in der Einarbeitungsphase, ich muss viele Kontakte knüpfen und mich in die ganze Materie einlesen. Das nimmt viel Zeit in Anspruch. Ich denke, das ist normal am Anfang. Meinen Sie nicht?«

Er antwortete nicht, sein Stift fuhr weiter über den Block, den er vor sich auf dem Knie hielt. Falls er Strichmännchen zeichnete, tat er das schnell. Vermutlich jahrelange Routine.

»Wenn man am Anfang steht in einem Job, gibt es immer viel Neues zu erlernen. Wie ich schon sagte, ich muss sämtliche Kontakte neu knüpfen. Das ist natürlich zeitaufwändig. Gut, okay, ich schlaf momentan vielleicht ein bisschen zu wenig, aber ich bin auch nicht müde. Verstehen Sie das, Monsieur de Funès?«

Fast unmerklich schien er mit dem Kopf zu nicken. Alles in allem wirkte er verständig. Er kritzelte weiter und antwortete: »Klappenscheidt ist mein Name.«

Was hatte ich denn gesagt? Egal. Ich fuhr fort: »Ich habe genügend Energie ...«

Während ich noch mit ihm sprach, wandte er sich Pia zu und fragte: »Wie viel haben Sie ihm gegeben?«

Ich stockte. Beunruhigt wanderte mein Blick zu Pia. Sie rutschte nervös auf dem Stuhl hin und her. Augenscheinlich vermied sie es, mich anzusehen. »Na ja, die Frau Doktor Hänseler hat gesagt, ich soll ihm drei Stück täglich geben. Ich bin mir nur nicht sicher, ob ich das mit der Dosierung richtig hingekriegt habe. Ich meine, ich musste sie ja öffnen.«

Sie sprachen über mich. Und von irgendeinem Zeug.

»Was öffnen? Wie viel gegeben?« Meine Stimme war ruhig und fest, als ich Pia ansprach. »Wovon redest du?«

Sie antwortete nicht.

»Sie sind sich nicht sicher?«, fragte Louis streng und starrte Pia über den Brillenrand hinweg an. Sie begann, ihre Finger zu kneten und rutschte weiter auf dem Stuhl herum. Als sie antwortete, hörte sich ihre Stimme regelrecht piepsig an.

»Ich musste sie ja öffnen und ...« Entsetzt wanderte mein Blick von Pia zu Louis und zurück. Sie sprachen weiter über mich, als sei ich gar nicht anwesend. So verwirrt ich war, so klar und deutlich kam mir die Erkenntnis: Hier lief etwas ganz gewaltig schief.

»Würde mich bitte mal jemand aufklären? Ich erwarte eine Antwort!«, donnerte ich.

Keine Reaktion. Sie redeten einfach weiter. Pia erzählte dem Typ alles noch einmal. Dass ich kaum schlief. Und immer arbeitete.

Selbst die Joggingnummer ließ sie nicht aus. »Morgens um fünf.« Sie schnalzte missbilligend mit der Zunge. »Aber das wissen Sie ja schon alles.« Sie warf mir einen vorwurfsvollen Blick zu.

Und dann, endlich, fiel bei mir der Groschen. Ganz klar, das waren die Hormone, die verrückt spielten! Überbleibsel der Schwangerschaft. Pia drehte durch. Die Ärmste! Sie war total überfordert mit ihrer neuen Rolle als Mutter. Die ständigen nächtlichen Störungen. Sie war einfach zu oft geweckt worden in den letzten Monaten. Beschwichtigend legte ich ihr die Hand auf die Schulter. »Komm, Pia, wir kriegen das wieder hin. Mach dir keine Sorgen.«

Sie stockte und starrte mich völlig irritiert an. Dann fand sie ihre Sprache wieder.

»Glauben Sie ihm nicht. Das ist ein Täuschungsmanöver.«

Fast unmerklich nickte Louis und wandte sich mir zu.

»Herr Kluth, die Schilderungen Ihrer Frau haben es bereits vermuten lassen. Nachdem ich mir nun selbst ein Bild Ihres Zustandes machen konnte, liegen die Dinge für mich klar auf der Hand. Nach meinem Gefühl haben Sie eine bipolare affektive Störung.«

Sprachlos starrte ich ihn an.

»Anders ausgedrückt, Sie haben eine schwere Psychose. Sie sind manisch-depressiv.«

WIE BITTE? Wovon redete dieser Mensch? Trockendiagnose, echt klasse Leistung! Woher wollte er wissen, wie es mir ging, wenn er gerade mal zehn Minuten mit den Beinen gebaumelt und mich dabei beobachtet hatte? Außerdem waren das noch nicht mal zehn Minuten gewesen. Die restliche Zeit hatte er ja mit Pia verplempert.

»Ihr Gefühl in allen Ehren, Herr Klappenscheidt. Glücklicherweise weiß ich, dass es mir bestens geht.«

Damit hatte er nicht gerechnet. Dümmlich glotzte er über den Brillenrand und runzelte die Stirn. Ich beschloss, noch eins draufsetzen.

»So, und jetzt muss ich gehen. Ich habe nämlich noch einen wichtigen Termin. Wenn Sie etwas fühlen, das mich betrifft, dann tut es mir leid. Ich kann daran nichts ändern. Tja, … ich muss jetzt los.«

Ich stand auf und ging betont gelassen zur Tür.

Pia blieb sitzen. Ich warf ihr einen unwirschen Blick zu. Sie schien ihn nicht wahrzunehmen.

»Komm, Pia, lass uns bitte jetzt fahren. Ich möchte meinen Termin einhalten.«

Pia schien an ihrem Stuhl festzukleben. Der Psycho sprang auf. Sein Zeigefinger schnellte nach vorn und zielte auf mich. Ein bisschen wirkte Louis Klappenscheidt wie ein Revolverheld aus einem mittelmäßigen Western. Fast schon erwartete ich so etwas wie »Hände hoch!« oder »Ich bin der Sheriff und du kommst jetzt ins Kittchen«. Den Gefallen tat er mir allerdings nicht. Wirklich schade, denn damit hätte er bestimmt auch Pia von seiner Inkompetenz überzeugt. Vielleicht hatte ich ihm das falsche Stichwort gegeben. Dieser Psycho hier spulte ein anderes Band ab: »Wenn Sie diese Praxis jetzt verlassen, werde ich sofort das Gesundheitsamt benachrichtigen und eine Zwangseinweisung veranlassen, Herr Kluth.«

ZWANGSEINWEISUNG? Entnervt verdrehte ich die Augen. Der Typ war ja wohl total daneben.

»Meinetwegen können Sie veranlassen, was Ihnen beliebt. Ich gehe jetzt trotzdem.«

»Dann werden Sie polizeilich gesucht werden.«

»Erzählen Sie das Ihrem Friseur. Ich werde jetzt gehen. Komm, Pia!«

Also ehrlich! Wo hatte dieser Funès-Verschnitt eigentlich seine Zulassung erworben? Nach zehnminütiger Trockendiagnose das Gesundheitsamt anrufen zu wollen, um mich einbuchten zu lassen. Da könnte ja jeder kommen! Und wie wollte er das überhaupt anstellen? Sollte mich etwa die Polizei in ganz Berlin suchen? Das war ja lächerlich! Ich fragte mich, wer hier krank war.

Ich ging. Pia blieb noch bei dem Volltrottel. Sollte sie doch. Ich würde nicht auf sie warten. Ich hatte Wichtigeres zu tun. Schnurstracks lief ich zu unserem Wagen.

Mist. Sie hatte den Autoschlüssel. Ich beschloss, auf Pia zu warten. Zehn Minuten sind lang, wenn man wartet. In zehn Minuten kann man sich das Leben nehmen, sich verlieben, einer gebrechlichen Dame über die Straße helfen oder Fragen beantworten, die ein unfähiger Psychiater sich ausgedacht hat. Zehn Minuten kann man vertrödeln mit der Betrachtung des Verkehrs, der Bäume oder der Wolken. Ich tat nichts in diesen zehn Minuten. Äußerlich gesehen. Völlig reglos stand ich da und stierte Löcher in die Luft. Zehn Minuten sind lang, wenn man wartet. Und kurz, wenn man versucht, durcheinander geratene Gedanken zu entwirren. Mir reichten diese zehn Minuten aus, um mir eine neue Taktik zu überlegen. Angriff ist die beste Verteidigung, dachte ich.

Pia kam. Wir stiegen ins Auto. Sie startete den Motor.

»Also pass auf, Pia, ich habe mir etwas überlegt. Wenn dieser Spasti meint, er müsse das Gesundheitsamt anrufen, dann fahren wir eben selbst dahin. Jetzt! Sofort! Dann werden die schon sehen, dass das alles nur ein Missverständnis ist.«

Pia war augenblicklich einverstanden. Immerhin. Wir waren wieder ein Team. Ohne Zeit zu verlieren, knöpfte ich sie mir vor.

»Was hast du mir gegeben?«

Ruckartig trat Pia auf die Bremse. Dann sah sie nervös zu mir rüber und sofort wieder nach vorn. Wir setzten unsere Fahrt fort.

»Pete!«, begann Pia. Da war er wieder, dieser weiche Unterton in ihrer Stimme, der mich einlullen sollte.

»Ich hab mir solche Sorgen gemacht! Du kennst doch Frau Doktor Hänseler, unsere Nachbarin, die drei Häuser weiter wohnt? Sie hat uns zu Ostern besucht.« Ich nickte. Nur vage konnte ich mich an eine Frau mittleren Alters erinnern, die uns ein Osterbrot gebracht hatte. Es hatte mir nicht geschmeckt. Zu viel Zitronat.

»Sie ist Ärztin.« Wieder atmete Pia tief durch. Sie schluckte trocken und fuhr fort: »Psychologin, um genau zu sein. Ich habe sie um ihre Meinung gebeten ...«

»Du hast sie um ihre Meinung gebeten?«, wiederholte ich begriffsstutzig.

»Du schläfst seit Wochen nicht mehr! Morgens um sieben bist du schon fit ...«

Also, das war ja wohl die Höhe! Da änderte man seine Gewohnheiten und schon war man seiner Frau nicht mehr geheuer! »Na und? Das ist doch kein Grund, irgendwelche Nachbarn zu befragen.«

»Du bist hyperaktiv. Du sprintest die Straße rauf und runter – im Anzug! Du telefonierst stundenlang. Mit dir stimmt was nicht!«

Jedem, der ein bisschen crazy sein will, werde ich empfehlen, mal im Anzug zu joggen. Schon hält man ihn für gaga. Das geht schneller, als man denkt.

»Was hast du mir gegeben?«

»Frau Doktor Hänseler hat mich die Symptome genau schildern lassen. Ich meine, ich hatte sie ja auch um Hilfe gebeten. Pete, bitte sei mir nicht böse! Ich war so verdammt hilflos! Ich kam ja nicht mehr an dich ran ...«

»Was hast du mir gegeben?«

»Sie hat gesagt, wir müssten dich ein bisschen ruhig stellen. Aber du ...«

»Sie hat WAS gesagt? Ruhig stellen? Und du glaubst ihr einfach so?«

»Pete! Sie ist Psychologin! Sie muss das ja wohl wissen!«

»Diese Tussi hat sich nie mit mir unterhalten. Nie! Nur ein einziges Mal hat sie das Wort an mich gerichtet. Um mir Guten Tag zu sagen!«

»Das stimmt nicht«, unterbrach mich Pia mit schneidender Stimme.

»Ach, das stimmt nicht? Oh ja, jetzt erinnere ich mich. Ich weiß, was du meinst. Der Tag, an dem sie uns das Osterbrot gebracht hat. Weißt du, was sie da zu mir gesagt hat? Wie geht es Ihnen, Herr Kluth? Aber das war nur eine rhetorische Frage. Sie hat mich nämlich gar nicht antworten lassen ...«

Wieder unterbrach Pia mich. »Das stimmt nicht, Pete! Weißt du noch, wie du ihr von Ostern vorgeschwärmt hast?«

Dunkel erinnerte ich mich. Das stand jetzt nicht zur Debatte. »Wenn ich mich recht entsinne«, fuhr ich unbeirrt fort, »hat sie noch etwas gesagt. Nämlich: Ich habe Ihnen etwas mitgebracht. Lassen Sie es sich schmecken. Mehr hat diese Trulla nicht gesagt. Und du glaubst ihr? Einfach so?«

»Sie ist Psychologin«, wiederholte Pia stur.

»Na und? Und wenn schon«, fuhr ich sie an. »Was weiß die schon?«

»Sie wusste, dass du manisch-depressiv bist, Pete.«

»DEPRESSIV?« Jetzt reichte es mir aber wirklich. »Mir geht es so gut wie schon lange nicht mehr. Ich und depressiv, das ist ja lachhaft!«

»Manisch-depressiv, Pete! Das ist etwas anderes. Du rutschst von ganz oben nach ganz unten. Vom allerhöchsten Glück in die tiefste Depression. Frau Doktor Hänseler hat gesagt, das ist so, wenn man eine manisch-depressive Psychose hat.«

»Ich habe keine Psychose!«, donnerte ich. »Ich rutsche nirgendwohin! Ich kann nicht glauben, dass du durch die Nachbarschaft läufst und jedem erzählst, dass ich jogge!« Doch sie ließ sich nicht dadurch beeindrucken. Sie schüttelte nur langsam den Kopf. Klar, ich war ja auch kein Psychologe. Ich war ja bloß das dumme Opfer, das sich einer Ferndiagnose zu stellen hatte. Und wenn ich jetzt nicht handelte, auch deren Folgen. »Du kennst Frau Hänseler genauso gut wie ich. Nämlich gar nicht. Was diagnostiziert sie denn, wenn jemand ohne Tüten aus dem Supermarkt nach Hause kommt? Handelt es sich dann um Vergesslichkeit? Oder ist das ein klarer Fall von Orientierungslosigkeit?«

»Das ist doch Unsinn. Sie hat sich deinen Fall genau schildern lassen. Wir mussten dich ruhig stellen, Pete! Versteh das doch bitte!«

Ich beschloss, nichts mehr zu sagen. Ich wollte ihr nicht zeigen, dass ich bei ihr die ersten Anzeichen von Wahnsinn zu entdecken glaubte. Man hört ja immer wieder von Frauen, die nach der Geburt nicht mehr ganz zurechnungsfähig sind. Hier hatten wir also so einen Fall. Tja. So kann's gehen. Ich wusste Bescheid. Sie litt unter einer postnatalen Depression. Darüber hatte ich erst letztens, als ich in der Sauna war, in einer Frauenzeitschrift gelesen.

»Sie hat dir *Haldol* verschrieben. Das ist ein gängiges Mittel, man sagt ihm eine hohe Wirkung nach. Damit du ein bisschen ruhiger wirst. Sei doch ehrlich, Pete, du hättest es nie freiwillig genommen.«

»Sie hat es mir verschrieben?«, wiederholte ich mit tonloser Stimme und vergaß dabei völlig, dass ich nichts mehr sagen wollte. »Wie schön, dass ich das auch mal erfahre«, setzte ich bissig hinzu.

»Du hättest es nie genommen, Pete, gib's doch zu«, beschwor mich Pia.

»Stimmt«, antwortete ich grimmig. Schweigend sah ich aus dem Beifahrerfenster.

Pia atmete gepresst aus. »Deshalb habe ich es dir ins Essen gemischt.«

Plötzlich fiel es mir wie Schuppen von den Augen.

Meine Mutter, die vor drei Wochen plötzlich in einer Nacht- und Nebelaktion kam. Morgens um neun Uhr hatte sie vor der Tür gestanden und »Osterüberraschung!« geträllert. Bei ihrem Fahrstil musste sie schon um vier in Krefeld losgefahren sein. Wahrscheinlich war ihr Besuch von langer Hand geplant gewesen. Ihr fürsorglicher Blick, nachdem sie den Frühstückstisch gedeckt hatte. Offenbar zählte sie zu den Eingeweihten. Wie sie dauernd Blicke mit Pia gewechselt hatte.

Und dann das Mittagessen. »Pete, ich hab dir deine Lieblings-Bolognese gekocht«, hatte Pia gesäuselt. Das zufriedene Lächeln, während ihre Augen jedem Happen folgten, den ich mir in den Mund schob. Die Bolognese, die verdammt bitter geschmeckt hatte.

»Du mischst mir irgendwelche Scheißmedikamente ins Essen? Bei dir piept's wohl?« Ich war stinksauer und schnappte nach Luft.

»Ich wollte doch nur, dass du wieder schlafen kannst.« Ihre Stimme war ganz sanft. Doch diesmal zog das nicht bei mir.

Die bleiernen Beine am Abend nach dem Essen fielen mir ein, das Gefühl, als hingen zentnerschwere Steine daran. Ich wollte die

Treppe hinunter und es ging nicht. Das hatte nicht an den Gelenken gelegen. Das lag an dem Medikamentencocktail, den mir meine Gattin ins Essen gemixt hatte. Arsen und Spitzenhäubchen.

»Du hättest mich umbringen können!«

»Red keinen Quatsch, dafür war die Dosis zu gering«, behauptete sie kaltschnäuzig.

Ich verschränkte die Arme und schmollte.

»Ich wusste mir einfach keinen Rat mehr, Pete!«, beschwor sie mich. »Frau Doktor Hänseler sagte ...«

»Mir ist furzegal, was sie gesagt hat.«

»Ich wollte dir helfen!«

»Helfen? Warum hast du dann nicht mit mir geredet? Warum hast du irgendwelchen Nachbarn in den Ohren gelegen?«

»Ich habe doch versucht, mit dir zu sprechen! Du wolltest das doch alles nicht hören.«

Da hatte sie ausnahmsweise einmal Recht. Ich schüttelte den Kopf. Sie warf mir einen zerknirschten Blick zu.

»Ich hab's nur gut gemeint. Ich war verzweifelt, Pete.«

»Und? Hat es mir etwa geholfen?«

Pia seufzte schwer. »Nein. Deshalb wollte ich dich Herrn Klappenscheidt persönlich vorstellen. Er hat einen sehr guten Ruf. Frau Doktor Hänseler hat ihn mir empfohlen.«

Ich verzog missbilligend den Mund.

»Er hat gesagt, dass *Haldol* ein ziemlich starkes Medikament ist. Er meinte, es könne einen Elefanten umhauen, wenn man es entsprechend dosiert. Möglicherweise habe ich das nicht ganz richtig hingekriegt.« Wider Willen musste ich grinsen. Die ganze Situation war dermaßen komisch, dass ich am liebsten laut gelacht hätte. Ich befürchtete jedoch, dass Pia im Moment überhaupt keinen Sinn für meinen Humor haben würde.

»Ich musste die Kapseln doch öffnen. Und dabei ist immer ein bisschen verloren gegangen.« Sie versuchte ein kleines Lächeln. Es verrutschte. »Ganz bestimmt habe ich dir zu wenig davon gegeben«, seufzte sie, und dann nahm ihre Stimme wieder diesen weichen

Tonfall an. Der, gegen den ich eigentlich machtlos bin. »Ach, bitte, Pete! Sei mir nicht böse.«

Das Gesundheitsamt war in einem großen Gebäude untergebracht. Vermutlich war es in den Siebzigern erbaut worden, es hatte etwas Klotziges an sich. Ich warf einen Blick auf meine Armbanduhr. Die Zeit lief mir davon. Eigentlich müsste ich längst auf dem Weg zu meinem Termin sein. Ich beschloss, das Treffen abzusagen. Vorrangig war jetzt, diese hysterische Aktion von Pia zu Ende zu bringen. Ich zog mein Handy aus der Jackentasche und wählte die Nummer von *Spike.* Die Sekretärin stellte mich durch zu Martin, dem Geschäftsführer, während ich Pia durch endlose Gänge folgte.

»Kleinen Moment«, sagte ich, als er sich meldete, und blieb stehen. Entsetzt sah Pia mich an. »Keine Sorge, ich komm schon nach.« Martin räusperte sich. »Bin mit Pia beim Arzt«, nuschelte ich, damit sie es nicht mitbekam. »Postnatale Depression, verstehst du?«

»Hallo?«, sagte Martin. »Hören Sie, ich kann Sie nicht verstehen.« Pia drehte sich zu mir um. »Okay«, sagte ich mit geschäftsmäßiger Stimme und lächelte dabei. »Geh doch schon mal vor«, bat ich Pia. Wie angewurzelt blieb sie stehen und starrte mich an.

»Hallo?«, brüllte Martin am anderen Ende der Leitung in den Hörer. »Hallo?«

Pia machte keinerlei Anstalten, weiter zu gehen. Rinnsale von Schweiß liefen in meinen Hemdkragen. So konnte ich nicht mit ihm reden. »Pia, ich komme gleich«, sagte ich mit Nachdruck. Endlich trollte sie sich. Ich lief mit dem Handy zum Fenster. Hier war der Empfang besser. »Martin, ich bin's, Pete.«

»Ah, jetzt kann ich dich verstehen.«

Ich erklärte Martin, dass es Pia nicht gut ginge und ich mit ihr beim Arzt sei. Ich konnte ihm ja schlecht erzählen, dass ich bei einer Art Ohnsorg-Theater mitspielte.

»Die Untersuchungen dauern unendlich lange.«

Glücklicherweise zeigte Martin vollstes Verständnis. »Mach dir wegen des Termins keinen Kopf, Pete. So was kommt nun mal vor im Leben. Hauptsache, deine Frau wird wieder gesund. Den Termin holen wir dann später nach.« Ein echt toller Chef. Überhaupt waren alle nett bei *Spike*.

Eine Ärztin kam und stellte die gleichen Fragen wie zuvor ihr Kollege. Blödes Vorgeplänkel. Ich wollte zum Punkt kommen, es fiel mir schwer, mich zu konzentrieren. Bloß jetzt keine falschen Antworten geben! Die Ärztin schob Pia einen Berg von Papieren hin und tippte mit dem Stift auf Unterschriftsfelder.

»Also, Sie müssen das hier unterschreiben. Und hier müssen Sie unterzeichnen und hier ...« Sie blätterte durch die Formulare und reichte Pia den Kugelschreiber.

»Wenn Sie das alles unterschrieben haben, kann ich veranlassen, dass Ihr Mann zwangseingewiesen wird.«

Schon wieder dieses Wort. Hatte diese Frau vielleicht mit dem Psychofuzzi telefoniert? Möglich war es, er hatte es schließlich angedroht. Waren denn alle um mich herum verrückt geworden? Pia dachte offenbar das Gleiche.

»Moment mal, das war aber eigentlich nicht das, was ich wollte. Also, ich wollte eigentlich nur ...«, stammelte sie. Das Haar hing ihr wirr ins Gesicht. Hektische Flecken auf ihrem Hals zeigten mir deutlich, dass sie ziemlich nervös war. Mit einer fahrigen Bewegung fuhr sie sich mit der Hand über die Stirn. Sie kniff die Augen fest zu und riss sie wieder auf. Dann sprang sie von ihrem Stuhl auf und lief erregt hin und her.

»Frau Kluth«, mahnte die Ärztin, »setzen Sie sich bitte.«

Brav wie ein Schoßhündchen leistete Pia Folge. Entschlossen griff sie zum Stift.

»Pia!«, brüllte ich voller Entsetzen. Sie sah mich nicht an. »Pia!« Sie starrte auf die Schreibtischplatte. Endlich legte sie den Stift bedächtig hin, fuhr sich durchs Haar und setzte erneut zu einer Erklärung an.

»Ich kann das nicht. Also, ich ... ich habe Angst um meinen Mann. Ich habe Angst, dass er sich völlig überfordert. Aber eine Zwangseinweisung? Das erscheint mir zu hart!«

Die Ärztin fixierte Pia. »Sie haben hier eingetragen, dass sie ein kleines Kind haben.« Pia nickte. »Wollen Sie, dass dem Kind vielleicht etwas passiert?«

Jetzt wurde es mir zu bunt. Das musste ich mir nicht bieten lassen. »Hören Sie mal, Frau Doktor, meinen Sie nicht, dass Sie ein bisschen zu stark aufdrehen? Ich bin doch nicht bescheuert! Komm, Pia, lass uns gehen!« Ich stand auf und wandte mich zur Tür.

Die Ärztin sprang auf. »Ich werde Ihre Zwangseinweisung veranlassen, Herr Kluth. Sie können hier nicht einfach weg. Wenn Sie jetzt gehen, werde ich umgehend die Polizei informieren. Sie werden auf die Fahndungsliste gesetzt und polizeilich gesucht. Sie haben keine Chance.«

Die Sache wurde mir zu heiß. Ich riss die Tür auf. Bloß fort. Hatte sich die ganze Welt gegen mich verschworen? Pia folgte mir widerstrebend. Wir standen bereits wieder in einem der endlosen Gänge. Plötzlich klammerte sie sich an meinen Arm und begann, fürchterlich zu schluchzen.

»Pete, dir muss doch geholfen werden«, wimmerte sie.

Meine Güte, jetzt glaubte sie denen auch noch!

»Pia, wir gehen jetzt. Wir regeln das selbst.« Ich redete auf sie ein wie auf einen kranken Gaul.

Der Flur zog sich. Die Leute, die hier arbeiteten, liefen vermutlich Tag für Tag einige Kilometer. Pia machte das nicht. Sie hing an meinem Arm und ließ sich schleifen. Aus irgendeinem Grund schien sie hierbleiben zu wollen. Sie versuchte sogar, mich zurückzuhalten. Ich lief weiter. Scheißlanger Flur. Hoffentlich kommt jetzt nicht jemand, dachte ich. Pia ließ sich auf den Boden fallen und schrie. Sie steigerte sich so sehr hinein in ihre Verzweiflung, bis sie völlig außer sich war. Ich wurde nervös. Bloß weg hier, bloß weg! Ich zog Pia über den Linoleumboden hinter mir her. Endlich erreichte ich die Tür. Luft! Endlich wieder Luft zum Atmen. Ich riss Pia hoch.

»Jetzt nimm dich mal zusammen!«, brüllte ich sie an. »Du bist ja völlig hysterisch!« Sie heulte weiter. Ich überquerte die Straße, Pia im Schlepptau. Plötzlich schmiss sie sich wieder hin. Sie schrie wie von Sinnen. Mitten auf der Straße. Ja, bitteschön, wer war hier durchgeknallt? Das konnte doch wohl alles nicht wahr sein! Ich ging zum Auto. Sie kam nicht mit. Verdammte Kacke! Ich konnte sie doch nicht einfach da sitzen lassen! Ich ging trotzdem weiter. Wie Eltern es machen, wenn ihnen ihre trotzigen Kids nicht folgen. Irgendwann wird sie schon kommen, dachte ich und drehte mich um. Mitten auf der Hauptverkehrsstraße saß meine Frau und schrie wie am Spieß.

»Dir muss doch geholfen werden!«, brüllte sie gegen den Lärm der Straße an. Total verrotzt. Die Autos hupten und fuhren einen Bogen um sie. Glücklicherweise waren gerade keine Passanten unterwegs, die der armen, heulenden Frau mit Sicherheit geholfen hätten. Und ich wäre der Buhmann gewesen. Blitzartig kam mir die Erkenntnis: So hatte das keinen Zweck. Ich machte kehrt, packte Pia beim Schlafittchen und zerrte sie zum Auto. Ich nahm ihr den Schlüssel ab. Mit der rechten Hand hielt ich sie fest, mit der linken schloss ich die Tür auf und bugsierte Pia auf den Beifahrersitz.

»Du fährst hier nicht weg!«, schrie sie.

Jetzt war sie völlig übergeschnappt. Ich versuchte, die Tür zu schließen, doch sie stemmte ihre Füße dagegen. Ich krieg die Scheißtür nicht zu, ging es mir durch den Kopf. Und was, wenn die Polizei jetzt kommt? Wenn die Alte wirklich die Polizei alarmiert hatte? Wie war überhaupt die Gesetzgebung? Konnten die mich wirklich zwangseinweisen, nur, weil ein paar bescheuerte Quacksalber der Meinung waren, ich müsse weggeschlossen werden? Ich musste abtauchen. Schnellstens. Die verdammte Tür ging nicht zu. Pia hielt mit ihrer ganzen Kraft dagegen. Ihre jahrelange Gymnastik mit Tausenden von Beinübungen zeigte nun Wirkung.

»Hör auf damit!«, schrie ich. Keine Chance. Sie hörte mir nicht einmal mehr zu. Panik erfasste mich. Bloß die Ruhe bewahren, Pete. Was macht man mit Leuten, die hysterisch sind? Wenn sie weder auf ruhiges Zureden noch auf Anbrüllen reagieren? Blitzartig wurde mir klar, dass ich nur noch eine Möglichkeit hatte. Noch nie in meinem ganzen Leben hatte ich Gewalt angewandt. Höchstens gegenüber einer Mücke, aber noch nie gegen einen Menschen. Und jetzt musste ich meine Frau schlagen, weil sie völlig hysterisch schrie und bereits hyperventilierte.

Mist. Ich hatte sie am Zahn erwischt. Vielleicht auch an der Lippe, Blut rann ihr das Kinn hinunter. Offenbar hatte ich mir dabei auch meine Hand verletzt, sie blutete ebenfalls. Pia schrie noch heftiger als zuvor. Ich packte sie an den Schultern und brüllte sie an. Was sinnlos war. Gegen ihr Gekreische kam ich nicht an. Aber ich brachte es nicht über mich, sie noch einmal zu schlagen. Atemlos ließ ich von ihr ab. Überall Blut, mein Hemd war voll davon. Ich suchte nach einem Taschentuch. Nada, es war keins da. Ich löste meinen Krawattenknoten und band mir den Schlips um die Hand, um wenigstens diese Wunde zu stillen. Unschlüssig stand ich da und versuchte, einen klaren Gedanken zu fassen. Wie in Trance ging ich ums Auto herum, öffnete die Fahrertür und ließ mich erschöpft auf den Sitz fallen. Ich atmete tief durch. Plötzlich nahm ich aus dem Augenwinkel eine Bewegung zu meiner Linken wahr. Ein Mannschaftswagen hielt neben mir. Das hier war ein Albtraum. Ich schloss die Augen und wartete darauf, aufzuwachen.

»Schönen guten Tag. Wir sind angerufen worden«, sprach mich der Polizist an.

So etwas passiert nur in einem schlechten Traum, nicht in echt. Pia wimmerte neben mir. Offenbar träumte auch sie schlecht.

»Kommen Sie bitte mit«, forderte der Polizist.

Bloß jetzt nicht die Nerven verlieren. Das würde sicher gleich zu meinen Ungunsten ausgelegt werden.

»Wo soll es denn hin gehen?«, fragte ich so leichthin, wie es mir irgend möglich war.

»Nach Zehlendorf in die Psychiatrische Klinik.«

Schlagartig wurde mir klar, dass dies kein Traum war. Das hier passierte wirklich, und zwar mir.

Ich bestieg den Mannschaftswagen.

Es gibt Tage, da laufen die Dinge nicht so wie sie sollten. Und es gibt Tage wie jenen im Frühjahr 1998, die fangen harmlos an und münden in einem Fiasko. Dies war mein persönliches Fiasko.

Glück ist, zum richtigen Zeitpunkt am richtigen Ort zu sein.
Zu wissen, worin die eigene Erfüllung liegt. Zu erkennen,
wann sich die Chance bietet, die Dinge umzusetzen, von denen
man immer schon geträumt hat.

Sven Karsten Joyeux, 37 Jahre, Geschäftsmann

02. Vier alle

Sven und ich waren dicke Freunde. Bis heute bin ich nicht sicher, ob es Zufall war, dass wir synchron gleiche Phasen durchlebten – entweder waren wir gleichzeitig liiert oder wir waren glückliche Singles und durchzechten gemeinsam so manche Nacht. Wir waren keine lonesome Cowboys, sondern Aufreißer, die so gar nichts anbrennen lassen konnten. Und wir hatten ziemlich viel Spaß daran.

Ich weiß nicht, warum mir ausgerechnet diese Party einfiel, während ich im Mannschaftswagen hockte. Vielleicht, weil ich dort Pia kennengelernt hatte. Die Party im Herbst 1991. Als die Welt noch in Ordnung war.

In Svens Auto, einem roten Alpha Romeo GTV 6, jagten wir durch Krefeld. »Woher kennst du ihn?«, fragte ich. Obwohl mich das nur mäßig interessierte. Hauptsache, die Leute stimmten und das Bier.

»Du meinst den Typen, der die Party gibt? Ach, das ist ein Geschäftspartner«, antwortete Sven und streifte vorsichtig die Asche seiner Zigarette im verchromten Aschenbecher ab. Sein Auto war für ihn so etwas wie eine heilige Kuh. Wenn es regnete, kriegte Sven schlagartig schlechte Laune, weil der immer auf Hochglanz polierte Lack des GTV dann nass wurde.

»Scheißregen«, fluchte er dann. »Jetzt muss ich schon wieder ran an den GTV.« Und wenn man denn schon während der Fahrt rauchen musste, dann aber »bitte ordentlich, nicht, dass die Asche hier rumfliegt, das mag ein Klassiker nicht.« Der Klassiker musste des Öfteren in eine Werkstatt namens Roman Classics. Ich hegte den Verdacht, dass Sven sie nur wegen ihres Namens ausgewählt hatte. Der Besitzer von Roman Classics hatte einen Goldzahn. Immer, wenn der aufblitzte, wurde die Wartung mal wieder teuer. »Es war eben schon immer etwas kostspieliger, einen erlesenen Geschmack zu haben«, pflegte Sven sich grinsend rauszureden, wenn ich ihn mit seiner Karre foppte. Er arbeitete als Monteur in einer kleinen Elektrofirma, die sich auf die Wartung von Aufzügen spezialisiert hatte. Er kannte sich mittlerweile recht gut damit aus. »Irgendwann mache ich mich selbstständig« , sagte er oft. Er war der ehrgeizigste Typ, den ich kannte, und ich hatte nicht den leisesten Zweifel, dass er seinen Traum von der eigenen Firma eines Tages umsetzen würde.

»Das wird bestimmt 'ne geile Party«, sagte er jetzt und riss mich aus meinen Gedanken. »Karl hat fünfzig Leute eingeladen.«

Wir umkreisten ungefähr drei Mal die Yorckstraße, ehe wir endlich einen Parkplatz fanden.

Sven hatte Recht mit seiner Vermutung, das konnte ein kurzweiliger Abend werden. Tatsächlich waren eine Menge Leute da und vor allem recht ansehnliche Frauen. Einige schienen ohne männliche Begleitung zu sein. Angesichts dessen liefen wir zur Höchstform auf. Wir versprühten eimerweise Charme und warfen unsere Köder zu allen Seiten aus. Die Sache lief gut an. Ich holte mir ein Bier und ließ meinen Blick schweifen. Dann sah ich sie. Sie trug einen atemberaubenden, schwarzen Mini. Meine Augen tasteten ihre langen, schlanken Beine ab, bis hinunter zu den mörderischen Pfennigabsätzen, auf denen sie geradewegs auf mich zugestöckelt kam.

»Hallo. Wir kennen uns nicht, aber ich finde, das sollten wir ändern«, sagte die Frau. Ich schluckte trocken. Sven und ich waren echt erprobt im Anbaggern, aber das war mir noch nicht passiert.

»Peter Kluth«, stellte ich mich vor. »Gewöhnlich nennt man mich Pete.«

»Pia Farneidt«, antwortete sie. »Gewöhnlich nennt man mich Pia.« Und so kamen wir schnell ins Gespräch. Sie kannte einige der Gäste und erzählte mir pikante Details über sie. Diejenigen, die sie nicht kannte, bedachte sie mit Namen wie Rotes Hemd oder Weiße Socke. Tatsächlich trug der Typ weiße Socken zu Segelschuhen. »Viel Geschmack kann er nicht haben«, stellte Pia nüchtern fest. Unnötig zu sagen, dass meine Füße einer solchen Prüfung selbstverständlich standgehalten hätten: sie steckten nackt (und frisch gewaschen) in naturfarbenen Ledermokassins, die ich in meinem letzten Urlaub in Italien gekauft hatte.

Pia ließ nicht locker. Sie wollte unbedingt wissen, wen ich von den Gästen sonst noch kannte. Ich wies auf Sven. »Sven und ich kennen hier keine Socke«, erklärte ich. Und fügte verschmitzt hinzu: »Geschweige denn Weiße Socke«. Mit strahlenden Augen lächelte sie mich an. Ich rückte etwas näher an sie heran.

Ich stellte fest, dass ich in einer ziemlich netten Unterhaltung steckte. Mit einer ziemlich netten Frau. Um ganz ehrlich zu sein, Pia war mein Fleisch gewordener Männertraum.

»Wie kommst du eigentlich hier her?«, fragte Pia.

»Du, das geht ganz leicht. Man steigt in ein Auto und fährt los«, antwortete ich. Sie lachte. Natürlich wollte sie wissen, was mich überhaupt hierher verschlagen hatte.

»Eine Party«, entgegnete ich. Ich weiß auch nicht, welcher Teufel uns gerade ritt – jedenfalls fanden wir beide das überaus komisch.

»Du wohnst hier in Krefeld?«, fragte sie.

»Ja.«

»Und wo?«

»Im Bismarckviertel.«

Pia ließ fast ihren Cocktail fallen. »Na so was!«, entfuhr es ihr.

»Ich auch!«

Wir wohnten beide genau fünf Häuser voneinander entfernt.

»Was für ein genialer Zufall«, lachte sie und ich nickte begeistert. Nachdem wir festgestellt hatten, dass wir hier auch geboren und aufgewachsen waren, suchten wir nach weiteren Gemeinsamkeiten. Sie fragte mich nach den Schulen, die ich besucht hatte. Tatsächlich hatten wir beide die gleiche Grundschule in Krefeld-Bockum besucht. Allerdings in Parallelklassen. Wir fanden das grandios und fühlten uns gleich wie Verbündete.

»Ich lese haufenweise Bücher«, gestand Pia. Sie war die erste Frau von allen, die mir begegnet waren, die Paulo Coelho kannte! Fasziniert starrte ich Pia an. Aus irgendeinem Grund fiel mir meine Lieblingsstelle ein.

»Eine Suche beginnt immer mit dem Anfängerglück und endet mit der Prüfung des Eroberers«, zitierte ich. Sie sah mir tief in die Augen. Dann beugte sie sich ein wenig vor und damit noch näher zu mir. Als sie zu sprechen begann, betrachtete ich verzückt ihre vollen, glänzenden Lippen.

»Das ist der Moment, wo die meisten aufgeben. In der Sprache der Wüste nennen wir das verdursten. Dort, wo am Horizont schon die Dattelpalmen sichtbar sind, darf man nicht aufgeben. Sonst verdurstet man.« Sie sah mich verschmitzt lächelnd an. »Oder so ähnlich«, fügte sie hinzu. Ich hätte sie am liebsten geküsst. Sie rückte wieder ein wenig ab von mir. Bleib bei mir, dachte ich. Rück wieder so nah an mich heran wie gerade!

Ich räusperte mich. »Du hast den *Alchimisten* gelesen?«

»Meine liebste Bettlektüre«, antwortete sie grinsend und warf mir einen Blick zu, der mich dahinschmelzen ließ.

In diesem Tempo ging es weiter. Sie liebte schnelle Autos und schwere Motorräder, genau wie ich. Henri Cartier-Bresson war für sie kein Parfum. Sie sprach über seine letzte Ausstellung in Düsseldorf.

»Wann warst du da?«, fragte ich, völlig atemlos.

»Letzten Samstag«, entgegnete sie und rührte die Minze ihres Mojitos unter die Eisstückchen.

»Aber da hätten wir uns begegnen müssen«, rief ich entrüstet.

»Sind wir doch«, antwortete sie. Sie warf mir einen langen, unergründlichen Blick zu. Er traf mich mitten ins Herz. Oder vielleicht auch etwas tiefer. Jedenfalls wurde ich ganz kribbelig. Unaufhaltsam zog sie mich in ihren Bann. Ich registrierte, dass ich sie nur noch bruchstückhaft wahrnahm. Ihre Blicke und wie sie sich durch das seidige, ebenholzfarbene Haar fuhr, ihre schön geschwungenen Lippen, ihre jadegrünen Augen, ihre schönen Hände, ihre Brüste ...

»Glaubst du an den Zufall?«, fragte sie und riss mich damit aus meiner Betrachtung heraus.

Ich machte eine unbestimmte Handbewegung. »Ich weiß nicht so recht. Manchmal erscheinen die Dinge komplizierter als sie sind. Vielleicht steckt hinter allem tatsächlich ein großer Plan. Vielleicht ist aber alles auch ganz einfach nur Nonsens. Bullshit. Oder wir spielen unser Leben lang in einem Film mit, ohne es zu wissen natürlich, und auf irgendeinem Stern, Lichtjahre von uns entfernt, wird er in der Glotze gezeigt.« Sie hing an meinen Lippen. Ich mochte das. »Ich kann dir nicht sagen, ob Zufälle einfach nur eine Verkettung bestimmter Umstände sind, oder ob eine höhere Macht ihre Finger im Spiel hat. Aber eins weiß ich genau: Wer glaubt, ist glücklicher. Es ist ganz egal, woran man glaubt, sei es nun an Gott oder an die Liebe, wichtig ist, dass man an etwas glaubt.« Ich machte eine Pause und trank einen Schluck Bier. »Stell dir vor«, fuhr ich dann fort und lachte übermütig, »meine Mutter hat zu Hause unzählige Bilder von Schwester Blandine.« Im selben Augenblick hätte ich mir am liebsten die Zunge abgebissen. Was sollte Pia denn jetzt von mir denken?

»Wer ist das?«

»Ach, irgendeine Heilige.« Ich bemühte mich, möglichst gleichgültig auszusehen. Und weil mir die Sache nun doch zu peinlich wurde, fügte ich hinzu: »Also, ich glaube, das ist irgend so eine komische Schutzpatronin.«

Ihre Hand berührte sachte meine.

»Ich trage immer ein Amulett bei mir«, raunte sie mir zu. So, als verrate sie ein Geheimnis. Das machte uns wieder zu Verbündeten.

»Es beschützt mich«, lächelte sie, »zumindest bilde ich es mir ein.« Sie nahm ihre Hand wieder zurück. Ich überlegte, wie ich das Thema wechseln könnte. Noch immer nahm ich nur einzelne Bilder wahr. Ihr weiches Haar, ihre leuchtenden Augen, den Schwung ihres Schlüsselbeins, die samtene Haut ihrer Schultern ...

»Hast du *Diva* gesehen?«, fragte ich. Sie verstand nicht gleich, was ich meinte. Darauf hatte ich nur gewartet. Ich rückte wieder an sie heran und raunte ihr direkt ins Ohr, wie gut mir der Kinofilm gefallen hatte. Ich mochte es, ihr so nahe zu sein. Ihre Augen waren wunderschön. Sie leuchteten unter dichten Wimpern hervor. Ihre Lippen glänzten feucht. Während sie sprach, musste ich mich dazu zwingen, ihr nicht unentwegt auf den Mund zu starren.

»Es ist wirklich schön, dass wir uns kennen gelernt haben«, rutschte mir heraus. Das, was sie darauf antwortete, gefiel mir ziemlich gut.

»Das musste so sein. Du bist mir gleich aufgefallen. Ich wusste sofort, wir müssen uns einfach kennen lernen.« Von da an flüsterten wir uns nur noch direkt ins Ohr. Der Geräuschpegel war zwar hoch, aber selbst wenn es totenstill gewesen wäre, hätte ich um nichts in der Welt von Pia abrücken mögen. Ich hielt ihre Hand. Und verspürte wieder diesen unwiderstehlichen Drang, sie zu küssen.

»Meinst du nicht auch«, hauchte sie in mein rechtes Ohr, und ich spürte ihren warmen Körper an meiner Seite, »dass es hier zu laut ist?«

Sie nahm meine Hand und zog mich hinter sich her. Lachend liefen wir die Treppen hinab und traten hinaus auf die Straße. Es war eine laue Sommernacht. In einem Anflug von Panik fragte ich mich, ob sie vielleicht doch nur spazieren gehen wollte. Sie erzählte mir von einer Freundin, die gerade Urlaub mache an der Côte d'Azur.

»Sie wohnt in einem Haus gleich am Meer«, sagte sie, und in ihrer Stimme schwang eine unbestimmte Sehnsucht mit.

Ich dachte ans Meer und fragte mich augenblicklich, wie es wohl wäre, mit Pia am Strand zu sein. Ich fühlte den Sand unter uns. Sand, den die Sonne tagsüber erwärmt hatte. Ich spürte die Ausläufer der Wellen, die im immer gleichen Rhythmus unsere erhitzten Körper berührten. »Stell dir vor, du hast das Meer zum Greifen nah.«

»Das muss geil sein«, antwortete ich, und durch meinen Kopf schwirrten Bilder von Pia und mir am Meer, während wir eng umschlungen durch die leeren Straßen wandelten.

Immer wieder blieben wir stehen, und als sich unsere Lippen endlich fanden, wurde mir heiß und kalt. Fast glaubte ich, uns habe ein Blitz durchfahren. Ich meinte, so etwas wie ein helles Licht um uns herum wahrgenommen zu haben. Was natürlich Einbildung war. Der Kuss machte Lust auf mehr. Auf viel mehr. Als wäre nichts geschehen, nahm Pia meine Hand und spazierte weiter mit mir. Meine Hose wurde verdächtig eng. In ihren Augen fand ich das, was ich fühlte. Sie zog mich zu sich herunter und küsste mich wieder. Und dann fasste sie mir wie selbstverständlich an die Hose. Mir entfuhr ein leises Stöhnen.

»Habe ich dich schon auf einen Kaffee eingeladen?«, flüsterte sie. Ich schüttelte breit grinsend den Kopf.

»Na, dann hole ich das jetzt eben nach. Kommst du mit hoch?« flüsterte sie weiter.

»Wer könnte da schon Nein sagen?«

Sie nickte vielsagend.

Wir beschleunigten unser Tempo. Endlich erreichten wir die Bismarckstraße. Wie wir die drei Stockwerke zu der Wohnung hochgekommen sind, ist mir allerdings noch immer ein Rätsel. Als wir sie endlich erreicht hatten, war der Reißverschluss meiner Jeans halb geöffnet und das Hemd hing mir aus der Hose. Während ich Pia küsste, schaffte sie es, den Schlüssel ins Schloss zu stecken. »Sesam, öffne dich«, flüsterte sie. Damit spielte sie auf ein Märchen an, das wir beide seit unserer Kindheit liebten, und über das wir uns vorhin unterhalten hatten.

Was folgte, vermag ich nicht zu beschreiben. Ich habe es versucht, immer und immer wieder, doch es gelingt mir einfach nicht. Vielleicht verbietet mir mein Schamgefühl ein ausführliches intimes

Geständnis, vielleicht liegt es aber auch daran, dass der Sex mit Pia so umwerfend war, dass ich nicht die rechten Worte dafür finde. Ihr Körper passte perfekt zu meinem. Nichts war mehr wichtig, nichts von Bedeutung in diesem Augenblick. Was zählte, waren nur noch wir beide. Pia und ich. Die Welt stand still, als ich in sie eindrang. Wir fanden unseren gemeinsamen Rhythmus. Erst ganz hart und dann wieder langsamer. Dann voller Liebe und später wieder voller Lust.

Als ich am nächsten Morgen aufwachte, lag Pia in meinem Arm. Ich strich ihr sanft übers Haar und küsste sie auf die samtweiche Schulter. Sie lächelte im Schlaf und schmiegte ihr Gesicht an meinen Hals. Plötzlich durchzuckte mich eine Erkenntnis. Das war nicht nur ein One-Night-Stand. Es war mehr. Hier war sie, die Frau, nach der ich immer schon gesucht hatte, ohne es zu je geahnt zu haben. In irgendeiner Wohnung, auf irgendeiner Party irgendwo in Krefeld hatte ich sie gefunden. Meine Frau.

Von dieser Nacht an waren wir unzertrennlich. Im Frühjahr 1992 zogen wir zusammen in ein Steinhaus im Provencestil. Ein Haus zum Verlieben! Es lag direkt an den Niepkuhlen, in einem Landschaftsschutzgebiet am Rande der Stadt. Der Balkon aus dunklem Holz schwebte über einem pittoresken See. Ein kleines, morsches Ruderboot gehörte ebenso zum Grundstück wie ein riesiger Garten mit einer Obstplantage. Der Vermieter war ein verrückter Alter, der sich junge Leute als Mieter wünschte, die sich um das Grundstück kümmerten. Dafür konnten wir das Haus für kleines Geld mieten. Die Pflege der Obstbäume wollte er selbst übernehmen, wenn wir sie nur abernteten. Uns war das recht.

»Wo wir jetzt so wunderschön wohnen und so viel Platz haben«, gab Pia am ersten Abend beim Essen zu bedenken, »fehlt uns eigentlich nur noch eins zu unserem Glück.« Sie hatte Spaghetti Bolognese gekocht. Der Clou an Pias Bolognese war das frische Basilikum. Ich liebte Pia und ich liebte ihre Bolognese.

»Was fehlt uns?«, fragte ich überrascht.

Sie lächelte verschmitzt und schwieg.

»Was?«, fragte ich wieder.

Jetzt grinste sie breit. »Ein Hund«, antwortete sie schlicht.

»Kommt nicht in die Tüte. Wir sind beide berufstätig und fahren gern mal spontan übers Wochenende weg. Abgesehen davon glaube ich nicht, dass ein Hund uns noch glücklicher machen könnte. Wir sind doch schon zum Platzen glücklich!«

Zwei Tage später fuhren wir ins Tierheim und entschieden uns spontan für ein Dobermannbaby. Auch wenn ich es mir nicht hatte vorstellen können, ich verliebte mich sofort in dieses weiche Fellknäuel mit den wunderschönen Augen und den dicken Pfoten. Es war ein Weibchen. Wir tauften sie auf den Namen Aquila. Tagsüber erkundete sie neugierig das Grundstück. Wie Welpen eben so sind. Was hatten wir für ein irrsinniges Glück! Wir hatten uns und unsere große Liebe. Wir hatten ein urkomisches Hundebaby. Und ein Haus zum Verlieben!

Pia arbeitete zu der Zeit als Assistentin des Geschäftsführers in einem führenden Kosmetikkonzern. Sie hatte einen echten Fulltime-Job. Ich war Mitarbeiter im Sozialamt. Wenn wir zu Hause waren, legten wir nur selten die Beine hoch, zum Beispiel auf der schwebenden Terrasse, um die Fischreiher zu beobachten, die über den See glitten. Jede freie Minute schnippelten wir an den Sträuchern, zupften welke Blätter von den Hortensien, säten Basilikum für Pias Bolognese, ernteten Rucola und Erdbeeren. Mit einem fröhlichen Liedchen auf den Lippen lenkte ich den Minitrecker durch das Gras und mähte es streichholzkurz. Die Holzbalken waren von der Sonne ausgeblichen? Kein Problem, dann strichen wir sie eben wieder an. Derweil bogen sich die Obstbäume unter der Last ihrer Früchte. Wie die Wahnsinnigen pflückten wir Äpfel und Pflaumen, sprengten den Rasen und fühlten uns wie geborene Farmer. Pia kochte für die nächsten dreißig Jahre Apfelmus, backte fleißig Blechkuchen mit Äpfeln und Pflaumen und bedachte sämtliche Verwandten, Freunde und Bekannten mit Apfelgelee und Pflaumenmus.

Eigentlich gab es immer etwas zu tun. Ein Wunder, dass wir überhaupt die Zeit fanden, zu heiraten. Im Spätsommer 1993, rund ein Jahr nach unserem Einzug, luden wir unsere engsten Freunde und die Familie zur Hochzeitsfeier in unser Haus am See. Luftige, schneeweiße Pavillons sollten uns vor Regen schützen. Doch an diesem Tag regnete es nicht einen Tropfen. Und selbst, wenn es anders gewesen wäre, ein Gewitter hätte uns vielleicht im Regen tanzen lassen, wer weiß? Unsere Trauzeugen, mein bester Freund Sven und seine Freundin Enya hatten sich etwas Besonderes einfallen lassen. Sven fragte nach unserem alten Holzboot, mit dem wir nur ein einziges Mal auf dem See gerudert waren. Erst jetzt bemerkten wir die leere Stelle am Steg. Lachend zogen sie uns zum Schuppen. Und da stand unser Boot: Sie hatten es blau angestrichen und es wirkte fast wie neu. *Pia & Pete* stand auf der Seite, daneben waren zwei ineinander verschlungene Ringe aufgemalt. Sie ließen es zu Wasser und Pia und ich mussten uns hineinsetzen. Enya gab ein paar hektische Anweisungen und die anderen Gäste trugen einen Baldachin heran, dessen Stützen aus Bambus in spezielle Vorrichtungen am Ruderboot gesteckt wurden.

»Wie romantisch!«, hauchte Pia. Sven und Enya stiegen mit ein, und während Sven ruderte, streute Enya Rosenblätter ins Wasser. Für meinen Geschmack war die Aktion etwas zu kitschig, aber Pia und ich waren viel zu glücklich, um irgendetwas an diesem Tag nicht toll zu finden. Enya drückte mir eine Flasche eisgekühlten Schampus in die Hand und ich ließ den Korken knallen.

»Los, Leute, lasst uns eurer grandiosen Zukunft entgegen rudern. Vier alle im See«, rief Sven ausgelassen. Eine Ente schwamm schnatternd neben uns her. Wir lachten. Es war ein herrlicher Tag. Einen, den man nie vergisst.

Nach unserer Hochzeit holte uns der Alltag schnell wieder ein. Wir arbeiteten viel, entweder im Büro oder zu Hause, pflückten Äpfel, Pflaumen und wieder Äpfel und, ja, wir waren zufrieden. So vergingen zwei Jahre. Vermutlich hätte alles ewig so weitergehen können, wenn nicht eines Abends Sven angerufen hätte. Mein guter alter Freund Sven.

Sven hatte mittlerweile seinen Traum wahrgemacht. Zusammen mit Enya hatte er in Berlin eine kleine Aufzugsfirma gegründet. Ganz Berlin sei im Baufieber, berichtete er mir. Überall Kräne, die ganze Stadt schien voll davon. Sven war völlig aus dem Häuschen. »Das ist unsere Zeit, Pete! Hier herrscht echte Goldgräberstimmung. Menschenskinder, Berlin ist im Aufbruch. Und weißt du, was das Geilste daran ist?« Er lachte. »Die Leute wollen Aufzüge! In Neubauten, in Altbauten, überall schreien sie nach Aufzügen. Junge, ich hab Arbeit ohne Ende. Ich brauche dringend Hilfe. Ich will einen Partner. Aber nicht irgendeinen. Was ich hier brauche, ist ein Freund, der mit mir das Ding zusammen ans Laufen bringt. Einen, dem ich vertrauen kann. Der anpacken kann. Verstehst du mich?«

»Hm«, brummte ich, obwohl ich überhaupt noch nichts verstand.

»Mensch, Pete, ich brauch dich hier. Komm nach Berlin!«, beschwor er mich.

Ist es nicht seltsam? Da ist der Mensch zufrieden in seiner kleinen, beschaulichen Welt, er ist felsenfest davon überzeugt, dass es nichts, wirklich gar nichts gibt, was ihn noch glücklicher machen kann. Und doch steht das Glück auf wackeligen Beinen. Immer ist es die Sichtweise, die alles verändert. In den Gärten Asiens findet man Torbögen wie Fenster, die scheinbar ohne Grund in der Landschaft stehen. Je nach Standpunkt des Betrachters verändert sich die Wahrnehmung. Schaut er geradeaus durch solch einen Bogen, sieht er ein anderes Bild als von der Seite aus. Von einer Position aus entdeckt er vielleicht einen sich schlängelnden Weg, von einer anderen aus einen See und von einer dritten schließlich einen Bambusstrauch. Ich glaube kaum, dass sich Sven diese Gedanken gemacht hatte, bevor er mich anrief. Dennoch, Sven hatte mir eine neue Perspektive eröffnet.

Die Zweifel waren gesät und keimten. Die Freiheit, nicht mehr ins Amt zu müssen, erschien mir auf einmal sehr verlockend. Bunte Bilder kreisten in meinem Kopf umher. Ein Motorrad. Pia mit Baby und Aquila im ferrariroten Cabrio. Versonnen lächelnd träumte ich am helllichten Tag auf dem Balkon über dem See, während Pia unermüdlich die Erde unter dem Rhododendron harkte. Und langsam, ganz langsam schlich sich ein Gefühl ein, das ich nur schwer in Worte zu fassen vermochte. Eine Empfindung, von der ich meinte, sie nicht mehr zu kennen. Ein Wort, das ich, seit ich mit Pia zusammen war, nicht mehr zu meinem Vokabular gezählt hatte. Unzufriedenheit. Mit jedem Tag wurde sie stärker. Immer häufiger fragte ich mich, ob das schon alles gewesen sein sollte, ob ich all meine Lebensziele schon erreicht hatte.

In Wahrheit machte mir die Arbeit im Sozialamt schon länger keinen echten Spaß mehr. Man hatte mich in ein anderes Büro versetzt. Die Kollegen waren so alt und verstaubt wie das Inventar. Eigentlich wollte ich immer schon mein eigener Chef sein. Und die Kollegen! Dieses eintönige Nebeneinander zwischen uralten Aktenschränken. Ich konnte den Büromief nicht mehr ertragen. Die Frustration, wenn ich einem Antragsteller etwas anderes sagen musste, als ich eigentlich gewollt hätte. Gerade gestern noch hatte ich so einen Fall gehabt. »Sie haben leider keinen Anspruch ...«, hörte ich mich sagen. Dabei hätte ich gern Unterstützung bewilligt. Doch die Gesetzeslage ließ es nun mal nicht zu. Die Augen der jungen Mutter füllten sich mit Tränen. Es brach mir fast das Herz. Diese gottverdammte Bürokratie!

Das Gehalt für die Plackerei war so weit in Ordnung, wir lebten ja nicht schlecht, aber weder Pia noch ich verdienten die Wahnsinnskohle. Und während ich hier in Krefeld herumkrauchte, machte Sven mit seinem fetten BMW Berlins Straßen unsicher. Er bewohnte ein Haus am See irgendwo in der Umgebung von Berlin. Mit Anlegesteg. Das hatte er bei unserem Telefonat eher beiläufig erwähnt. Genauso wie: »Ich hab mir ein echt geiles Boot gekauft. Was soll man sonst mit so einem Steg?«, hatte er gelacht. Ich sah aus dem Fenster.

Unser kleines Holzboot war bis oben hin gefüllt mit nassem Laub. Es sah zwar idyllisch aus, in Wirklichkeit war es aber schon wieder recht vergammelt. Es schien Sven ziemlich gut zu gehen. Na und? Mir ging es doch auch gut. Ich hatte einen sicheren Job. Und überhaupt! Sven sah das alles ziemlich locker.

Als er wieder einmal am Telefon nach meiner Anwesenheit verlangte, blaffte ich ihn wütend an: »Ich kann doch nicht einfach alles hier aufgeben, Sven! Du stellst dir das zu leicht vor. Wo sollen wir denn wohnen?«

»Bei uns. Ich habe ein komplettes Haus gemietet. Und weißt du was, Alter? Es ist ein Zweifamilienhaus und die andere Wohnung steht leer. Mit anderen Worten, es ist ganz simpel. Ihr zieht hier ein und wir teilen die Miete. Vier alle im Haus am See. Wär' doch geil.«

Pia und ich machten Nägel mit Köpfen.

Glücklicherweise suchte Tim, ein Freund aus Sandkastentagen, zu der Zeit gerade eine Wohnung. Ich schlug ihm vor, unser schönes kleines Häuschen zu übernehmen. »Mensch, Pete«, lachte Tim, »das habe ich mir immer schon gewünscht.«

Na bitte, war doch alles bestens! Der Vermieter war froh, wieder junge Leute als Mieter zu kriegen, sicher teilte er sie innerlich frohlockend bereits zum Gartendienst ein.

Zum ersten Mal seit langem hatte ich wieder das Gefühl, etwas selbst in die Hand zu nehmen. Dem Schicksal den Schubs in die richtige Richtung zu geben. Einerseits fiel es uns schwer, unser schönes Zuhause zu verlassen, andererseits erwartete uns eine vielversprechende Zukunft. »Immerhin werden wir dort auch in einem Haus am See wohnen!«, meinte Pia. Das war tröstlich. »Mit einem richtigen Boot.« Das war noch tröstlicher.

Kurz vor Weihnachten zogen wir zu Sven und Enya nach Brandenburg. Sven blieb weiterhin Inhaber des Unternehmens, Pia kümmerte sich um Anfragen, Aufträge und Termine und schrieb Rechnungen, Enya übernahm das Marketing und die Akquisition, und Sven und ich waren draußen vor Ort, überwachten die laufenden Projekte, führten die Gespräche mit Investoren und regelten die Finanzen.

Wir hatten das Haus so eingerichtet, dass jedes Paar eine eigene abgeschlossene Wohnung hatte und das größte Zimmer im Erdgeschoss, also eigentlich in der Wohnung von Sven und Enya, eine Art Aufenthaltsraum für uns alle war. Wir nannten es Viererzimmer in Anspielung auf Svens vielzitierten Ausspruch »Vier alle im Haus am See«, aber eigentlich war der Raum viel mehr als das. Die breite Fensterfront bot einen umwerfenden Blick auf den See. Der Boden war mit Fischgrätparkett ausgelegt. Korbmöbel und riesige Terrakottatöpfe, in denen exotische Pflanzen dank des üppigen Lichts prächtig gediehen, gaben dem Raum ein mediterranes Flair. Die verputzten Wände hatte Enya lachsfarben gestrichen. Im Viererzimmer frühstückten wir zusammen, Pia nutzte es für ihre Morgengym, Enya zur Meditation und Sven und ich trafen uns hier auf ein gemeinsames Bier. Später sollten wir ihn auch zum Streiten nutzen, doch das ahnten wir am Anfang noch nicht. »Läuft doch alles bestens«, rief Sven zufrieden, als wir uns wieder einmal im Viererzimmer trafen und ein Bier zischten. Ich nickte. In der Tat hatten *Vier alle* einen sauberen Senkrechtstart hingelegt. In der Branche galten wir als zuverlässiger und kompetenter Partner für den Aufzugsbau, die Auftragslage war ausgezeichnet, und Svens Unternehmen konnte mittlerweile außer Pia und mir fünf weitere Festangestellte vorweisen. Die Banker kriegten angesichts der Umsatzzahlen gute Laune, und Kredite zu bekommen, war überhaupt kein Problem. Wir hatten wirklich Grund zur Freude, befand ich. Wir schwammen voll und ganz auf der Erfolgswelle. Nicht im Traum wären wir darauf gekommen, dass etwas an unserer Rechnung nicht aufging.

Einige Monate später mussten wir feststellen, dass fällige Zahlungen ausblieben. Es brauchte nicht lange, da wusste ich, wo der Hase im Pfeffer lag: Sämtliche Aufträge wurden durch Generalunternehmer abgewickelt, die sich dann Subunternehmer suchten, wie uns zum Beispiel. Ein Drittel der vereinbarten Auftragssumme erhielten wir bei Auftragsvergabe, ein Drittel nach Montage-Ende und das letzte Drittel sollten wir vereinbarungsgemäß nach Abnahme durch den TÜV und den Bauherrn erhalten. Und genau hier war der Knackpunkt: Der Bauherr fand bei der Abschlussinspektion garantiert etwas zu meckern und behielt kurzerhand einige Millionen ein. Der Generalunternehmer wiederum, um einen erheblichen Batzen verprellt, holte sich das Geld bei den Subunternehmern zurück, indem er ganz einfach das letzte Drittel nicht zahlte. Als letztes Rädchen im Getriebe waren wir dagegen völlig machtlos. In der Branche gab es einige Subunternehmer, die den Versuch starteten, ihre Forderungen gerichtlich einzutreiben. Und so mancher Generalunternehmer, der vorher ganz vorn im Rennen gewesen war, meldete Insolvenz an, firmierte neu und machte weiter wie zuvor. Andere verabschiedeten sich so schnell wie sie gekommen waren. Wie man es auch drehte und wendete, für uns entwickelte sich das fehlende letzte Drittel zum Desaster: Unser Unternehmen, das so gut gestartet war, rutschte in die roten Zahlen.

Die Idee, eine Firma zu gründen, die Wartungsverträge ausführt, kam mir beim Zähneputzen. In der Hoffnung, damit das sinkende Schiff aufzuhalten und Svens Unternehmen zu retten, gründete ich im Sommer 1996 ein eigenes Unternehmen. Das Konzept war simpel, aber effektiv: Der Kunde schloss mit mir einen Jahresvertrag ab und zahlte monatliche Pauschalbeträge. Im Gegenzug inspizierten wir vierteljährlich oder auch in kürzeren Abständen die Aufzüge. Falls Ersatzteile benötigt wurden, bezahlte der Kunde sie extra. Um möglichst wenig Personalkosten entstehen zu lassen, einigte ich mich mit Sven darauf, seine Mitarbeiter in meine Projekte einzubinden, dafür erhielt Sven eine prozentuale Beteiligung an meinem Unternehmen. Svens Firma installierte die Aufzüge, und wenn Wartungsarbeiten daran durchgeführt werden mussten, erledigten das die gleichen Mitarbeiter vor Ort. Sven profitierte also in beiden Fällen. Bei Neukunden ging die Einnahme komplett auf mein Firmenkonto. Die Wartungsfirma lief ganz gut und endlich kam wieder Geld rein. Wir arbeiteten Tag und Nacht. Dennoch, als wir unsere Jahresbilanz zogen, hatten wir es schwarz auf weiß. Bei der Installationsfirma zahlten wir drauf. Wir strampelten uns weiter ab, konzentrierten uns auf Neukundenwerbung, schlossen weitere Wartungsverträge ab. An guten Tagen dachte ich, wir könnten es schaffen, an schlechten Tagen meinte ich, nach Seifenblasen zu greifen. Ich spürte, nein, ich wusste, dass die Rettung unseres Unternehmens nur noch eine Illusion war. Wir waren gezwungen, zu handeln. Schweren Herzens entließen wir nach und nach unsere Angestellten. Auf eingehende Rechnungen folgten Mahnungen, unsere Konten wurden immer magerer.

Sven wollte es nicht wahrhaben. Im Viererzimmer versuchte ich, ihm die Situation beizubringen: »Wir haben alles getan, um die Aufzugsinstallationsfirma zu halten. Dass diese Schweinehunde das letzte Drittel nicht zahlen würden, damit konnte doch keiner rechnen! Ich bin nach wie vor davon überzeugt, dass es richtig war, die Wartungsfirma zu gründen, um das Minus der Aufzugsfirma wieder auszugleichen. Und das hat ja auch eine Zeit lang geklappt. Die Wartungsfirma läuft gut.«

»Du meinst, deine Wartungsfirma.«

»Ist doch egal, wer auf dem Papier steht.«

Er warf mir einen unergründlichen Blick zu. »Mir ist das nicht egal. Meine Firma ist mein Baby.«

»Sei froh, dass sie kein Baby ist. Es würde nämlich nicht mehr leben.«

»Du bist ein Schwarzmaler.«

»Sieh dir die Unterlagen an, die Enya für den Steuerberater zusammengestellt hat. Dann wird es dir klar werden.«

»Was?«

Ich zuckte mit den Achseln. »Wir müssen die Firma auflösen.«

»Welche?«

»Deine, Sven.«

»Wird schon wieder.«

»Das wird nichts mehr.«

Sven verdrehte genervt die Augen. Später warf er dann aber doch einen Blick auf die Unterlagen.

Mit dem finanziellen Desaster kam der Streit. Als seine Firma Anfang 1997 den Bach runterging und die Insolvenz nicht mehr aufzuhalten war, handelte Sven schnell. Erst verkaufte er das Boot und dann packte er in einer Nacht- und Nebelaktion die Koffer und seine Enya. Stumm standen wir uns im Viererzimmer gegenüber. Diesmal verzichteten wir auf ein Bier.

»Ausgeträumt«, stellte Sven sachlich fest. Dann grinste er schief und meinte: »Aber es hätte was werden können.«

»Hm, ich weiß.«

»Hör mal, ich kann das alles nicht hier abwickeln. Ich bin völlig ausgepowert. Enya und ich, wir ...« Er zögerte kurz, so als müsse er sich einen Ruck geben. »Wir fahren nach Hause.«

Ich starrte ihn mit großen Augen an.

»Wir ziehen übergangsweise zu meinen Eltern nach Bonn, bis wir eine Wohnung gefunden haben.«

Ich nickte stumm.

»Tja dann, ich rufe mal Enya, damit wir uns verabschieden können. Ich dank dir für alles.«

Übersetzt hieß das: »Danke, dass du jetzt den ganzen Mist hier regelst. Ach, und denk an meine Beteiligung an deiner Firma. Wenn Geld eingeht für Wartungen von Aufzügen, die meine Firma gebaut hat, dann sei doch bitte so gut und schick es mir.« Ich war wie vor den Kopf gestoßen, und suchte nach Worten. Endlich fand ich meine Sprache wieder: »Macht euch keine Sorgen, ich verkaufe die Wartungsfirma und dann rollt der Rubel wieder.«

Ich hatte das leicht daher gesagt. Ich hatte ja keine Ahnung. Von da an ging es erst richtig los! Waren die letzten Monate schon schwer gewesen, von jetzt an lasteten die gesamte Abwicklung und die damit verbundenen Probleme auf meinen Schultern. Nächtelang lag ich wach in meinem Bett neben der schlafenden Pia und zermarterte mir das Hirn, wie wir aus dieser Misere rauskommen sollten. Das Haus kostete uns 6000 Mark monatlich, die Miete allein war ein ordentlicher Batzen, dazu kamen die Nebenkosten und unsere Lebenshaltungskosten. Wir würden das Haus nicht halten können, das wurde mir eines Nachts klar.

Gleich am nächsten Morgen nahm ich Kontakt zum Vermieter auf. »Sie haben das Haus bis Ende 1998 gemietet«, klärte er mich auf. Dumm, dass wir seinerzeit auf diese Klausel nicht geachtet hatten, als wir mit in den Vertrag eingestiegen waren. Danach war ich verpflichtet, die Miete für das Haus weiter zu zahlen, auch wenn Sven und Enya nicht mehr hier wohnten. »Sie können sich allerdings selbst um solvente Nachmieter bemühen. Dann würde ich Sie selbstverständlich aus dem Vertrag lassen«, sagte der Vermieter. Natürlich schaltete ich sofort eine Annonce in der Tageszeitung. Ein hoffnungsloses Unterfangen, es meldete sich nicht ein einziger Interessent. Das Haus war einfach zu teuer. Sven war draußen, die Miete wurde weiterhin abgebucht und ich spürte die Last meiner Verantwortung von Tag zu Tag mehr. Von Sven war nichts mehr zu holen, er war pleite. Pia und ich schraubten unseren Lebensstil drastisch nach unten und sannen über Möglichkeiten nach, unsere Haushaltskasse wieder zu füllen.

»Was könnten wir verkaufen?«, fragte Pia. Ihr Blick wanderte zu meinem Autoschlüssel, der auf der Anrichte in der Küche lag.

»Auf keinen Fall«, rief ich entsetzt, als mir schwante, was sie vorhatte. »Den BMW brauche ich, Pia! Allein schon aus Imagegründen. Ich kann schlecht mit einem Polo bei solventen Kunden vorfahren, die kaufen mir im Leben nichts ab!«

Den Wagen behielt ich, aber meine Münzsammlung musste ebenso dran glauben wie Pias antike Märchenbücher und der Sextant meines Urgroßvaters.

Von früh bis spät arbeitete ich wie ein Besessener. Von früh? Na ja, ich will ehrlich sein, vor elf Uhr morgens fing ich nicht an. Ich war immer schon ein chronischer Langschläfer gewesen. Als Teenager musste ich mir immer drei Wecker stellen, davon schob ich einen unter mein Bett. So war ich jeden Morgen in der Woche gezwungen, darunter zu kriechen, um den plärrenden Wecker zum Schweigen zu bringen. Auf diese Weise schaffte ich es, wenigstens halbwegs pünktlich zur Schule zu kommen. Nun hatte ich die Freiheit auszuschlafen. Ich musste nicht mehr um acht Uhr auf der Matte stehen. Also legte ich wichtige Gespräche auf den Mittag. Dafür arbeitete ich bis spät abends. Nach dem Auszug von Sven war es mir gelungen, einen vielversprechenden Kontakt zu *Verto,* einer führenden Aufzugsfirma, aufzubauen. *Verto* hatte Interesse an meiner Wartungsfirma bekundet. Wenn ich es schaffte, sie zu verkaufen, wären wir fürs Erste wieder flüssig. Wenn, wenn, wenn ... manchmal überkam mich die Angst, dass meine Rechnung vielleicht nicht aufgehen würde. Dass wir schon morgen nichts mehr zu essen haben würden und ich früher oder später als Obdachloser in der Gosse enden würde.

Trotz all dieser Sorgen ging es uns gut. Denn ein Wunder überstrahlte mit gleißendem Licht all meine düsteren Gedanken. Pia war im siebten Monat schwanger. Wir würden ein Baby bekommen. Ein Baby! Es würde wunderbar werden. Wir drei im Haus am See, schwelgte ich in meinen Träumen. Ich sah mich bereits einen pausbäckigen, jauchzenden Säugling in die Luft werfen. Wie in einem Werbespot sah ich mich, den glücklichen Vater, das Baby und Pia, die uns lächelnd zusah. Wir drei würden eine tolle Familie abgeben. Eine richtige Bilderbuchfamilie! Allerdings müssten wir gucken, dass wir unsere finanzielle Misere rasch wieder in den Griff kriegten, durchzuckte es mich. Schnell wischte ich den Gedanken beiseite. Wo ein Wille ist, ist auch ein Weg. Ich beschloss, dass dies fortan meine Maxime sein sollte.

Glück? Wenn die Kunden morgens ein Lächeln für einen übrig haben.
Dann hat sich das frühe Aufstehen schon gelohnt.
Aber mal ernsthaft: Wenn meine Enkelkinder zu Besuch sind,
wenn sie mit den kleinen Katzen spielen, das ist für mich Glück.
Es ist schön bei uns. Kommen Sie uns doch mal besuchen.
Im Sommer haben wir Erdbeeren ...

Marlies Horft, 57 Jahre, Bäuerin auf dem Wochenmarkt

---

03. Realität

Ich weiß nicht mehr genau, wie lange die Fahrt im Mannschaftswagen dauerte. Mag sein, dass wir eine halbe Stunde durch Berlin fuhren, vielleicht auch länger. Wie hatte es nur so weit kommen können? Ich war so sehr damit beschäftigt, zu rekonstruieren, was genau mich in diese Situation gebracht hatte, dass ich nichts um mich herum registrierte. Irgendwo in Berlin war die Klinik und genau dort brachten sie mich hin. Man führte mich in einen Aufenthaltsraum mit rund zwanzig Leuten, die überhaupt nicht verrückt auf mich wirkten. Endlich wurde ich aufgerufen und in das Büro einer Ärztin geleitet. Ich schilderte ihr meine Situation. Sie nickte und sagte: »Es sieht folgendermaßen aus: Sie wohnen im Land Brandenburg. Das heißt, wir sind nicht für Sie zuständig. Wir müssen Sie nach Brandenburg verlegen.«

»Muss das wirklich sein?«

»Ja. Es muss sein. Tut mir leid.«

Also wieder ab in den Mannschaftswagen. Vorbei an Häuserfassaden, vorbei an Landschaften. Während ich dort hockte und aus dem Fenster sah, äußerlich total gelassen, innerlich ziemlich aufgewühlt, überlegte ich fieberhaft, was ich tun könnte. In meiner Situation. Immer schön langsam, eins nach dem anderen. Sie hatten mir meine Sachen nicht abgenommen. Ich hatte immer noch mein Handy. Christian Krudewig fiel mir ein, er war Anwalt. Ich hatte ihn auf der letzten Silvesterparty kennengelernt. Menschenskinder, dass ich da nicht schon früher drauf gekommen war! Ich rief die Auskunft an und ließ mir seine Nummer geben. Ich hatte Glück. Er meldetet sich sofort. Das erste positive Erlebnis an diesem Tag.

»Hallo, Christian, hier ist Peter Kluth. Erinnerst du dich an mich?«

»Pete! Ja, klar. Silvester. Du bist der mit der Aufzugsfirma.«

Ich grinste. »Genau.«

Ohne Umschweife erklärte ich ihm, was vorgefallen war. Christian war entsetzt. »Das muss ein riesiges Missverständnis sein«, sagte er. Und: »Mach dir keine Sorgen, ich hol dich da raus.«

Etwas beruhigt beendete ich das Gespräch. Wieder fragte ich mich, wie ich bloß in diese verflixte Situation reingeraten war. Immer wieder spulte vor meinem inneren Auge die Szene ab, als ich Pia eine geknallt hatte. Wie konnte ich nur? Unfassbar, dass ich das getan hatte. Aber was hätte ich denn sonst tun sollen?

Mein Handy klingelte. Es war Mandy. Wir hatten sie in Berlin bei einer Theatervorführung kennen gelernt. In der Pause. Wir unterhielten uns mit ihr, sie war uns auf Anhieb sympathisch. Im Laufe der Zeit entwickelte sich aus dieser flüchtigen Begegnung eine innige Freundschaft. Wir sahen uns zwar nicht oft, aber wenn, war es immer herzerfrischend, nie oberflächlich. Mandy war unkompliziert, ehrlich und natürlich. Pia und ich mochten sie sehr.

»Du ahnst nicht, wo ich gerade bin«, begann ich.

»Lass mich raten. Du steckst in irgendeinem Aufzug fest und weißt nicht mehr, wie du rauskommen sollst. Außerdem machst du dir Sorgen, wie lange die Atemluft wohl noch reicht und verdammst innerlich den nicht anwesenden Monteur. Während du eine winzig kleine Rohrpumpenzange aus dem Werkzeugkasten fischst, tauen die tiefgefrorenen Meeresfrüchte auf, die du in der Mittagspause für euer Abendessen gekauft hast ...« Mandy machte kichernd eine Atempause.

»Ich wüsste nicht, was Meeresfrüchte neben dem Werkzeugkasten zu suchen haben«, schalt ich sie. »Aber ehrlich gesagt, im Moment wäre mir nichts lieber als genau in dieser Lage zu sein. Selbst wenn die Krabbeltiere anfangen würden zu stinken. Meine Realität sieht allerdings völlig anders aus. Leider. Glaub mir, meine Liebe, alles wäre besser, als in einem Mannschaftswagen zu sitzen auf dem Weg zu irgendeiner beschissenen psychiatrischen Klinik.«

»Du scherzt, oder?«

»Nein. Das ist mein Ernst.«

»WAS?«

»Das heißt Bitte.«

»Bitte, was sagst du da?«

Ich erzählte ihr die ganze Story. Mandy war schockiert. Sie versuchte mich zu trösten. »Pass auf, Pete. Wenn du wieder draußen bist, fahren wir mit Pia und Maxi nach Rügen. Ihr müsst mal raus! An die Sonne, ans Meer. Was hältst du davon?«

Ich antwortete, das sei gar keine schlechte Idee. Insgeheim dachte ich an die Arbeit, die liegen bleiben würde. »Vielleicht machen wir das wirklich irgendwann mal. Ich muss Schluss machen, Mandy. Ich melde mich wieder, wenn ich alles geregelt habe.«

»Ist gut. Bis bald«, antwortete sie und wünschte mir viel Glück. Wieder raste die Landschaft an mir vorbei.

Was ist Glück? Ist es nicht das große Klingen in dir selbst? Liegt es nicht vor allem in den Sekunden, Minuten und Stunden, in denen man wirklich lebt? Gilt es nicht im Unscheinbaren das Köstliche zu finden? Und hinter dem Unhörbaren das Geheimnis zu erlauschen, anstatt außen das Leben zu suchen? Sollten wir nicht fähig sein, den Augenblick zu werten, anstatt in der Vergangenheit zu kramen? Und nur in die Zukunft zu hoffen, während diese Minute verrinnt?

Gisela Ochs, 66 Jahre, Referentin beim Deutschen Frauenring

---

04. Ollisweg

Olli war immer sehr genau gewesen. Alles in seinem Leben schien in geordneten Bahnen zu verlaufen. Als er siebzehn war, hatte ihn sein Vater mit auf Geschäftsreise nach Italien genommen. Sie besuchten die Familie eines Kunden und dort lernte er sie kennen. »Oh! Oh ... Verena!«, stöhnte Olli. »Du ahnst nicht, was für eine tolle Frau das ist!«, schwärmte er mir fortan pausenlos vor.

Frau! Ich meine, Verena war dreizehn. Aber für Olli war sie es eben. Eine tolle Frau. Ein wundersames Geschöpf. Eine süße Maus. Eine Fee. Eine Prinzessin ... Einerseits nahm ich sein liebestolles Gefasel nicht so recht ernst. Andererseits hatte ich ihn so noch nie erlebt. Von dem Tag an, an dem er Verena kennen gelernt hatte, wollte Olli keine andere mehr.

»Eines Tages werde ich sie heiraten!«, behauptete er steif und fest.

Natürlich glaubte ich ihm kein Wort. Olli war ein charismatischer Typ, die Frauen flogen auf ihn. Besonders, wenn er als Sänger einer Band auf der Bühne stand. Die Frauen himmelten ihn an! Jede von ihnen glaubte, er singe nur für sie. Olli verstand es meisterhaft, sie zu umgarnen. Doch echtes Interesse für eine andere als Verena hatte er nie. Olli hatte sich entschieden. Jedes Jahr fuhr er mit seinem Vater wieder in dieses kleine Dorf irgendwo im Süden Italiens und besuchte seine Angebetete. Als Olli seine erste Bude anmietete, war das Erste, was er dort an die Wand nagelte, Verena. Ich meine natürlich ihr Bild. Ein ein Meter hohes Porträt, das den ganzen Raum dominierte. Ich hätte es damals schon wissen müssen. Wenn Olli sich einmal etwas in den Kopf gesetzt hatte, machte er es auch wahr. Früher oder später.

Fünf Jahre nach ihrem ersten Zusammentreffen war es endlich so weit: Verena zog zu ihm nach Deutschland. Genauer gesagt nach Krefeld. Mehr schlecht als recht erlernte sie seine Sprache. Kaum konnte sie halbwegs Deutsch, teilte sie ihm unmissverständlich mit, wie sie sich ihr künftiges Leben an seiner Seite vorstellte: »Keine Sexe vor die Ehe!« Olli musste nicht lang überlegen. Gut, okay, Verena war erzkatholisch, dafür hatte sie Charme und Anmut und, herrje, um Olli war es ohnehin geschehen. Er wollte nur eins: mit Verena auf Wolke sieben sitzen. Und liegen natürlich. Sie heirateten, schließlich wollte Olli nicht sein Leben lang auf seine kleine Jungfrau warten. Ungefähr ein Jahr später kam Vincent zur Welt. Ein aufgeweckter Lockenschopf mit großen, braunen Augen. Er war seiner hübschen Mutter wie aus dem Gesicht geschnitten.

Ich mochte Verena sehr. Vor allem schien sie Olli das zu geben, was er am meisten brauchte. Stabilität. In den letzten Jahren war es ihm nicht immer gut gegangen ... Aber diese Zeit war ja nun glücklicherweise vorbei.

»Besuch mich mal in Berlin!«, stand auf der Karte, die ich ihm zuletzt geschickt hatte. Er antwortete nicht darauf. Ich machte mir keine Gedanken darüber. Sicher hatte er genauso viel um die Ohren wie ich.

Es war ein freundlicher Morgen, so gegen elf. Ich lümmelte mit einer Tasse Kaffee in unserem alten Viererzimmer im Korbsessel herum, als das Telefon klingelte. Erst hörte ich nur ein Schluchzen.

Dann meldete sie sich: »Hier ... hier ist Verena. Pete! Es ist etwas Schreckliches passiert.« Ich war alarmiert. Warum rief sie mich an? Und nicht Olli? War dem Kurzen etwas zugestoßen?

»Ist etwas mit Vincent?«

Sie weinte.

»Verena, bitte, so antworte doch!«, rief ich.

»Nein, nicht mit Vincent.« Lautes Schluchzen.

Mein Magen krampfte sich zusammen. Etwas an der Art, wie sie es gesagt hatte, jagte mir eine Eiseskälte durch die Venen. Olli war einer meiner engsten Freunde. Warum rief er mich nicht an, wenn etwas Schreckliches vorgefallen war? Ich wagte kaum, meine nächste Frage zu stellen.

»Ist Olli etwas passiert?«

Gepresstes Atmen am anderen Ende der Leitung.

»Ollisweg. Verstehst du, Pete?«

»Er ist weg? Wohin?«

»Ist tot, Pete. Hat sich umgebracht.«

Die Beerdigung sollte am nächsten Morgen um neun stattfinden. Um drei Uhr, in aller Herrgottsfrühe, fuhr ich los. Für die rund sechshundert Kilometer brauchte ich üblicherweise fünf Stunden. Pia konnte nicht mit. Sie war hochschwanger. Das Baby konnte jeden Augenblick zur Welt kommen. Trotzdem hatte sie darauf bestanden, dass ich fuhr. »Du wirst dort gebraucht, Pete«, hatte sie gesagt.

»Aber hier doch auch«, hatte ich geantwortet.

»Fahr hin. Bitte.«

»Du meinst, wir kriegen das trotzdem hin?«

Sie hatte genickt. Ich hatte ihren Bauch getätschelt und das Baby inständig gebeten, auf meine Rückkehr zu warten. Ich hoffte, es würde mich verstehen.

Auf der Autobahn begleiteten mich die Gedanken an Olli. Schon zweimal hatte er versucht, sich das Leben zu nehmen. Doch das lag so weit zurück, dass es mir schon unwirklich erschien. Während seiner Zeit bei der Bundeswehr hatte er es mit Schlaftabletten versucht. Ein Jahr später hatte er seinen Wagen mit hundertachtzig Sachen gegen einen Baum gesetzt. Außer einem Totalschaden am Auto war nichts passiert. Olli hatte nicht eine Schramme abgekriegt. Ich hatte Zweifel, ob es tatsächlich ein Unfall gewesen war. Als ich ihn darauf ansprach, leugnete Olli nicht, es mit voller Absicht getan zu haben. Er hatte sogar den Ansatz einer Erklärung versucht. Er sei so mutlos gewesen. Einsam. »Ich fühlte mich allein. Furchtbar allein. Trotz all der Menschen um mich herum. Ich dachte, mein Leben habe keinen Sinn. Keinen echten, verstehst du?« Ich schüttelte den Kopf. Er lachte und zuckte mit den Achseln. »Jetzt verstehe ich mich auch nicht mehr«, sagte er und versprach, mich beim nächsten Mal anzurufen, wenn er wieder mal am Boden sein sollte.

Seit er mit Verena zusammen war, hatte ich tatsächlich geglaubt, seine depressiven Phasen gehörten der Vergangenheit an. Er war glücklich wie schon lange nicht mehr, seine Schwermütigkeit war wie weggeblasen.

Auch, wenn ich noch so sehr Gas gegeben hatte, zur Beerdigung schaffte ich es nicht rechtzeitig. Zu viele Baustellen. Als Verena mir die Tür öffnete, erschrak ich. Sie schien um Jahre gealtert. Ollis Eltern saßen im Wohnzimmer. Wir umarmten uns. Ollis Vater klopfte mir auf den Rücken. »Ich bin dir dankbar, dass du gekommen bist, Pete.« Seine Stimme klang brüchig.

Vincent hockte zusammengekauert am Ende der Couch. Ich begrüßte ihn und setzte mich zu ihm. »Papa ist im Himmel«, flüsterte er. Er hielt ein Spielzeugtelefon in der Hand. »Damit kann ich telefonieren«, erklärte er. Und zu meinem Entsetzen rief er: »Mama, ich will Papa anrufen.«

Warum nur? Warum? Warum hatte Olli seinen kleinen Sohn im Stich gelassen? Warum seine Frau? Seine Familie? Hatte er denn nicht bedacht, dass sie alle daran zerbrechen könnten? Ich schluckte trocken. Eine unbändige Wut machte sich in mir breit.

»Papa? Papa? Bist du da?«, plapperte Vincent in den roten Plastikhörer. Die Situation war grotesk. Das war zuviel für Verena.

»Papa kann nicht antworten!« Ihre Stimme überschlug sich. Ohne Vorwarnung entriss sie dem Kleinen das Telefon. Vincent begann zu heulen.

Unfähig, etwas zu sagen, stand ich auf und ging in die Küche. Sinnigerweise fiel mir in diesem Moment ein Zeitungsartikel ein, den ich kürzlich gelesen hatte. In Neuseeland war ein Mann während der Feier seines achtzigsten Geburtstags gestorben. Nun hatte seine Lieblingsenkelin aber geplant, zwei Tage später zu heiraten. Ohne Opa? Undenkbar, stellte die Braut fest. Kurzerhand bahrte man ihn im Wohnzimmer auf und hielt Hochzeit. Das, so stand es in der Zeitung, habe der Witwe sehr geholfen. Auch die restliche Familie bezeugte, sie habe so in aller Ruhe Abschied nehmen und zugleich den Alten an der Hochzeit teilnehmen lassen können. In Deutschland hätte man die Hochzeitsfeier verschoben, überlegte ich jetzt und sah aus Verenas Küchenfenster hinaus. In Deutschland hätte man mindestens zwei Mal zusammengehockt. Zum Beerdigungskaffee und zur Hochzeit. Feierten die Deutschen so gern oder wollten sie das nur nicht kombinieren, fragte ich mich. Ich schüttelte den Kopf. Meine Güte, was hatte ich für krause Gedanken!

Vincent plapperte immer noch ins Telefon, ich konnte hören, wie er stolz verkündete, mit seinem Papa telefoniert zu haben. Wie soll man da noch einen klaren Kopf bewahren? Ich merkte, wie sich in meinem Bauch etwas zusammenbrodelte. Vielen Dank Olli, zischte ich böse. Wie bitte sollte ich das bewerten, dass mein Freund sich mir nichts, dir nichts aus dem Staub gemacht hatte? Dass er seinen kleinen Sohn und seine Frau im Stich gelassen hatte? Dass er sich nicht einmal von mir verabschiedet hatte? Ich empfand es als Verrat an uns, den Lebenden, als Zurückweisung derer, die ihn liebten. Warum nur hatte er das getan? Warum hatte Olli sein Leben weggeworfen? Er schien doch glücklich zu sein. So sehr ich mich auch bemühte, vermutlich würde ich nie eine Antwort finden. Der einzige Mensch, der mir diese Fragen hätte beantworten können, war tot.

Ollis Vater betrat die Küche. Wortlos reichte er mir eine Tasse Kaffee. »Er hat die Abgasc ins Wageninnere geleitet«, sagte er. Ich nickte stumm. »Er muss das ganz genau geplant haben.«

Natürlich hatte er das. So wie er alles in seinem Leben geplant hatte, so hatte er auch seinen Abgang minutiös organisiert. Er war in einen Baumarkt gegangen, hatte sich Schläuche und Isolierband besorgt. Das sah ihm ähnlich. Nur nichts dem Zufall überlassen. Nicht nach zwei missglückten Versuchen. Er hatte sich sogar Shit besorgt. Um sorglos hinüberzugleiten. Und nicht am Ende noch Gewissensbisse zu kriegen. Auf dem Beifahrersitz lag das Cover einer CD von Queen. Vermutlich hatte er beim Sterben *We are the champions, my friend* gehört. Oder so ähnlich. Er hatte sich ein ruhiges Plätzchen am Rhein ausgesucht. Den Abschiedsbrief fand man in seiner Hand. Er war an Verena gerichtet. Für seine Eltern, seine Freunde und mich hatte er sich die Mühe nicht gemacht. Allerdings, so erfuhr ich, hatte er alle seine Krefelder Freunde in den letzten Tagen vor seinem Tod abgeklappert. Sie ahnten nicht, dass es Abschiedsbesuche waren. Offenbar hatte niemand etwas Ungewöhnliches an ihm bemerkt. Nein, er sei wie immer gewesen, völlig normal! Mich hatte er nicht einmal angerufen.

»So ein Idiot!«, dachte ich. Nebenan hörte ich Vincent weinen. So eine Scheiße! Mein Kopf war wie in Watte gepackt. Nur langsam drang ein merkwürdiges Vibrieren an meiner Brust in mein Bewusstsein. Von weit her hörte ich ein Handy klingeln. Ich sah wieder aus dem Fenster. Das Handy klingelte weiter. Vor dem Fenster stand eine Birke. Die langen dünnen Äste schwangen leicht im Wind. Das Vibrieren an meiner Brust hörte nicht auf. Erst jetzt ordnete ich es zu. Ich griff in meine Hemdtasche und zog das Handy heraus. Ein Blick aufs Display ließ mich ahnen, was gleich kommen würde.

»Pia?«

»Es geht los! Die Wehen kommen im Zehn-Minuten-Takt. Ich bin auf dem Weg in die Klinik.«

»Ist ja gut, Kleines. Ich setze mich sofort ins Auto und komme.«
»Fahr vorsichtig«, hechelte Pia.
»Alles wird gut, Süße. Halte durch. Bis gleich!«

Bis gleich, hatte ich gesagt. Von Krefeld bis Berlin sind es 585 Kilometer. Ich wusste es genau, denn auf einer Kreuzung mitten im Zentrum hatten die Leute vom Straßenverkehrsamt diverse Schilder angebracht. Eins führte zur Autobahn, ein anderes wies den Weg zu einem winzigen Vorort mit einer Burg. Und dann eben noch das Schild, mit dem in dieser Stadt kein Schwein etwas anzufangen wusste: BERLIN 585 Kilometer. Ganz ruhig bleiben. Ganz ruhig! Der BMW brachte locker 200 Sachen. Aber vorher würde ich mich noch von Olli verabschieden.

Ich musste eine Weile nach dem frisch aufgeschütteten Grab suchen. Da lag er drin. Acht Kränze waren auf dem Hügel verteilt, mit Schleifen, auf denen *Wir werden dich nie vergessen* stand. Tränen rannen mir übers Gesicht. »Warum hast du mich nicht angerufen?« Ich sah hoch zum Himmel und wartete auf eine Antwort. »Warum hast du nicht angerufen? Wozu gibt es Telefon? Wir hätten über alles reden können, du Spinner!« Ich wartete. Auf irgendetwas. »Okay, letzte Chance«, giftete ich. »Warum hast du nicht angerufen? Mann! Jetzt antworte!« Nichts. Keine Antwort. Stille. Nicht mal ein zwitschernder Vogel. Ich warf einen letzten Blick auf die Kränze. Dann wandte ich mich ab. »Tschüss, Olli.« Ich hob die Hand wie zum Abschied. Blanker Unsinn, er konnte mich ja nicht mehr sehen. »Mein Baby kommt, ich muss gehen.«

Die Autobahn zog sich, ich gab Vollgas und fuhr fast ausschließlich auf der linken Spur. Im Radio spielten sie den Uralthit *Another brick in the wall: We don't need no education ...* Ich hörte kaum hin. Immer wieder stellte ich meine Frage. Warum, Olli? Warum? WARUM? Sie verhallte irgendwo im Universum. Kein Echo. Keine Stimme, die mir alles hätte erklären oder mich trösten können. Nichts. Nicht mal der Hauch einer Antwort. Nichts.

»We don't need no education ...« Immer noch lief das Lied. Natürlich würde unser Kind so etwas wie eine Erziehung bekommen. Werte, Religion, gute Güte, es war noch nicht auf der Welt, es hatte sein ganzes Leben noch vor sich. Der eine geht, der andere kommt. Mir ging so vieles durch den Kopf. Die ganze Arbeit, die Rennerei der letzten Wochen, die Verhandlungen mit Verto, die sich wie nasses Holz zogen, der riesige Kostenapparat, den ich zu füttern hatte, Ollis Freitod, unser Baby ... Schlagartig wurde mir bewusst, wie müde ich war, wie erschöpft. Und dass ich zum ersten Mal richtig über unsere Zukunft mit Kind nachdachte. Bisher hatte ich mir immer nur einen kleinen Wonneproppen vorgestellt. Pia und ich mit Baby am See. Aber nie, nicht ein einziges Mal, hatte ich den Faden weitergesponnen und über unser Leben als Familie nachgedacht. Wozu auch? Es kommt, wie es kommt. Mann, was hatten wir uns gefreut, als Pia mit großen Augen den Teststreifen aus der Hülle zog und er uns dieses kleine Wunder angezeigt hatte. Wann hätte ich über unsere Zukunft als Familie nachdenken können? Dieses dauernde Arbeiten von früh bis spät, endlose Gespräche mit *Verto.* Die Übernahme der Wartungsfirma hätte längst in trockenen Tüchern sein sollen. Ich würde da mal richtig Dampf machen müssen. Fakt war, das gestand ich mir jetzt ein, ich war nicht gut vorbereitet auf meine Vaterrolle.

Nach viereinhalb Stunden erreichte ich die Klinik in Berlin. So schnell hatte ich die Strecke noch nie geschafft. Ich hatte sämtliche Geschwindigkeitsbegrenzungen außer Acht gelassen und dem Wagen alles abverlangt. Auf alles war ich gefasst, als ich endlich die Klinik erreichte. Nur nicht darauf, dass Pia noch immer in den Wehen liegt. Die arme Maus.

»Wenigstens bist du jetzt da«, sagte sie tapfer lächelnd in einer Pause zwischen den Wehen. Nebenan kreischte eine Frau, als würde sie abgestochen. Ich tupfte Pia die Stirn ab. Es ging wieder los. Pia jammerte. Sie wand sich vor Schmerz. Oh Gott, sie tat mir so unendlich leid! Ihre ganze Qual ... ich spürte ihre Schmerzen buchstäblich am eigenen Leib.

»Pia, ganz ruhig, ganz ruhig, wir werden das Kind schon schaukeln«, sagte ich. Erst später merkte ich, welchen Stuss ich da von mir gab. Welches Kind denn? Es war ja noch nicht mal da! Pia schrie auf. »Pia, Pia, ganz ruhig. Es wird alles gut. Das verspreche ich dir. Ganz ruhig!« Ich redete auf sie ein wie ein Wahnsinniger. Bloß um irgendetwas zu tun. Sie schrie lauter. Griff nach meinem Bein. Verkrallte sich darin.

»Ja, so ist es gut«, ermutigte ich sie. Auch wenn es höllisch wehtat. So musste sie wenigstens nicht allein Schmerzen ertragen. Sie schrie weiter. Die Wehen kamen in immer kürzeren Abständen. Wo zum Teufel war eigentlich der Arzt? Sollten wir hier bloß mit der Hebamme ... Pia schrie und schrie. Himmelherrgott, was sollte ich bloß tun?

»Mein armer Schatz, mein armer Schatz«, tröstete ich sie. Ich strich ihr übers Haar und sagte immer wieder: »Mein armer Schatz, mein armer, armer Schatz.«

»Hör endlich auf mit dem Gejammer«, brüllte sie.

Ich verstummte abrupt. Was konnte ich nur machen? Wie gern hätte ich ihr all das abgenommen! Sie so leiden zu sehen, brach mir schier das Herz. Was sollte ich bloß tun?

»Atmen, atmen!«, schrie ich. Das hatte ich mal im Fernsehen gesehen. Außerdem rief die Hebamme das auch. Also blafften wir Pia zusammen an. »Atmen, atmen!« Unauffällig sah ich zur Hebamme rüber. Jetzt hielt sie die Hand auf Pias gewölbten Bauch.

»Und pressen!«, schrie sie.

Voller Inbrunst fiel ich mit ein. »Pressen. Und pressen, Pia! Pressen!« Auf einmal fühlte ich mich nicht mehr so hilflos. »Pressen!«, rief ich, wieder ganz Herr der Lage, und stützte Pia den Kopf.

Die Hebamme gab eine neue Instruktion, während Pia sich vor Schmerzen aufbäumte und knallrot anlief. »Und wieder ruhig atmen, wie Sie es gelernt haben.« Pia stöhnte.

Endlich erschien ein Arzt. Er hatte eine auffallend große Nase. Unpassenderweise fiel mir der alte Spruch ein: Wie die Nase eines Mannes, so auch sein Johannes. Grinsend nickte ich ihm zu. Er drängelte sich wichtigtuerisch an Pias Seite.

»So ist es gut, und ruhig atmen, wie du es gelernt hast«, versuchte ich Pia zu beruhigen. Pia schnaufte. Die nächste Wehe setzte ein. Auf einmal schnellte ihre Hand hoch und verkrallte sich im Hosenlatz des Arztes. Der schrie entsetzt auf. Pias Hand blieb, wo sie war. Die Knöchel traten weiß hervor.

»Pressen!«, rief die Hebamme.

Pia brüllte. Der Arzt auch. Ihre Hand würgte immer noch seinen Johannes. Ihre Hand wurde von seiner traktiert, höchstwahrscheinlich, weil der Arzt einen Befreiungsakt anstrebte. Ein aussichtloses Unterfangen. Jetzt brüllten sie beide wie von Sinnen. Und die Altstimme der Frau von nebenan ergänzte den Chor.

Dann ging plötzlich alles ganz schnell. Endlich! Unser Baby! Unser Baby war da! Es schrie und wir heulten. Unsere kleine Prinzessin. Endlich war sie da! Wie winzig sie war! Diese klitzekleinen Finger. Sogar mit Fingernägeln! Alles perfekt. Und wie viele Haare sie hatte! Was für ein süßes Gesicht! Ich war glücklich! Ich war so glücklich, ich hätte am liebsten die ganze Welt umarmt. Was für ein Wunder ... oh, Mann!

Ich durfte sie halten. Ein kleiner Mensch in meinen Armen. »Meine kleine Prinzessin, du bist meine kleine Prinzessin! Für dich werde ich ein Königreich schaffen«, flüsterte ich. Vor lauter Glück standen mir die Tränen in den Augen. Pia strahlte übers ganze Gesicht. Selbst der Arzt wirkte glücklich, froh und erleichtert.

»Das war eine ... nun ja, sagen wir mal eine turbulente Geburt.« Er hüstelte verlegen. »Aber nun haben Sie es ja glücklicherweise geschafft.« Er strich sich den verknitterten Hosenlatz glatt.

Wir lachten. Alles Leid der Erde schien vergessen zu sein. Es war der 4. Juni 1997, für uns ein ganz besonderer Tag. Unsere Prinzessin war da. Sie war gesund, wog 3650 Gramm und war ganze 56 Zentimeterchen groß. Ein kleiner Mensch auf dieser Erde. Und das Größte für uns. Wir nannten unsere Tochter Maxima.

Glück, das bedeutet Gesundheit, eine liebe Familie und Freunde.
Glücksmomente an einem freien Nachmittag in der Sonne,
im türkisblauen Meer, im Wald bei Vogelgezwitscher.
Es blitzt auf bei Grillduft an einem warmen Sommerabend,
es zeigt sich in der Vorfreude oder im Stolz, wenn man eine
schwierige Aufgabe erfolgreich gelöst hat.

Inge Haase, 32 Jahre, Bibliothekarin

---

05. Intermezzo

Die Leute in der Klinik in Brandenburg waren fix. Mein Handy, meine Brieftasche, meine Uhr, alles wurde mir abgenommen. Man lud mich in einer Art Aufenthaltsraum ab. Dort spielten ein paar Leute Darts. Ich beschloss, maximal ein Stündchen hierzubleiben und war fest davon überzeugt, dass ich mithilfe meines Anwalts wahrscheinlich sogar noch schneller herauskam. Christian würde mich hier schon herausboxen. Ich setzte mich auf einen Stuhl am Fenster und zählte die Sekunden. Eine Weile passierte gar nichts, dann öffnete sich die Tür und Pia trat herein. Sie war blass. Das Haar hing ihr wirr ins Gesicht. Sie trug eine vollgepackte Reisetasche. Wie zur Entschuldigung zuckte sie stumm mit den Achseln.

»Du hast doch nicht wirklich unterschrieben?«, blaffte ich sie an.

»Ach, Pete, nun reg dich nicht gleich wieder auf!«, versuchte sie mich zu beschwichtigen. »Es ist doch nur für eine kurze Weile. Bis du wieder Boden unter den Füßen hast.«

Ich schüttelte stumm den Kopf.

»Sieh mal, wie nett sie den Raum hergerichtet haben«, hörte ich Pia sagen. Mit leerem Blick wandte ich mich ihr zu. »Es wird alles gut, Pete«, behauptete sie und lächelte schief.

Meine Zelle war ganze zehn Quadratmeter groß. Nur ein Bett, festgeschraubt am Boden, sonst nichts. Schäbig. Kein Klo, kein Tisch, kein Stuhl. Ein kleines vergittertes Fenster weit oben. Ich konnte nicht herausgucken. Selbst, wenn ich hochspringen würde, könnte ich keinen Blick auf die Welt da draußen erhaschen. Ich setzte mich aufs Bett. Sie hatten mich weggesperrt. Ob sie mich beobachteten? Mein Blick tastete die schmutzigen, mehr oder weniger weißen Wände ab bis zur Decke. Ich konnte keine Kameras entdecken. Ich wollte raus hier, raus aus dieser engen Zelle, wo es keine Reize für die Augen und keine für die Ohren gab, wo keine Pflanzen und kein geöffnetes Fenster für Sauerstoff sorgten. Raus hier aus der luftleeren Enge, in der ich allein mit mir und meiner Furcht war. Ich sprang auf. In wenigen Schritten war ich an der Tür und rüttelte an der Klinke. Die Tür war verschlossen, sie hatten mich tatsächlich eingesperrt. Was, wenn ich mal zur Toilette musste? An die Tür klopfen, hatten sie gesagt. Nur nicht ausflippen! Darauf warteten sie nur. Mir war klar, wie sie es mir auslegen würden, wenn ich jetzt Krach schlug. Ich musste ruhig bleiben. Koste es, was es wolle. Einen kühlen Kopf bewahren. Nur keine Panik! Ich lief auf und ab. Da nur wenige Schritte von der Tür bis zur Wand möglich waren, änderte ich die Route. Lief jede Wand ab. Dann kreuz und quer. Ich musste dringend nachdenken. Musste mich vorbereiten auf das, was da womöglich noch käme. Dann fiel mir Qigong ein. Es war schon eine Weile her, dass Mandy es mir beigebracht hatte. »Qigong«, hatte sie erklärt, »steht für Energien sammeln, sie bündeln, sich auf eine ruhige Atmung fixieren. Das ist wichtig für die Harmonie!« Sie hatte mir zugezwinkert. Und ich glaube, dies war der eigentliche Beginn unserer Freundschaft gewesen. Mandy wusste eine Menge über Qigong. Sie arbeitete nebenbei als Trainerin in so einem Gymnastikcenter. Neben ayurvedischen Kochkursen wurden auch Qigong, Tai-Chi-Chuan und Konditionstrainings angeboten. Mandy war sehr vielseitig. Bei dem Gedanken an sie musste ich lächeln. Qigong. Das war genau das, was ich jetzt brauchte! Ich setzte mich also aufs Bett, atmete tief ein, hielt den Atem an, atmete wieder aus. Und wieder einatmen. Luft anhalten. Ausatmen. Einatmen. Luft anhalten. Ausatmen. Die Gedanken ziehen lassen. Sie kommen und ich lasse sie wieder ziehen. Nichts ist wirklich wichtig. Ich bin. Ich bin. Ich konzentrierte mich auf diese zwei Worte und wurde allmählich ruhiger. Sammelte mich. Ließ die Gedanken zu und wieder ziehen. Man kann zwar meinen Körper einsperren, aber nicht meine Seele. Nach einer Weile konnte ich wieder klar denken. Mein Aufenthalt hier konnte nur ein kurzes Intermezzo sein. Ich steckte zwar in einer verfahrenen Situation, dennoch, Probleme waren dazu da, um sie zu lösen.

Glück ist, wenn man trotzdem lacht,
auch wenn mal nicht alles glatt läuft.
Glück ist, wenn man den richtigen Riecher hat.

Hartmut Krügler, 51 Jahre, Devisenhändler

---

06. Senkrechtstart

Unsere Existenz als junge Familie stand auf wackeligen Füßen. Mein Unternehmen warf einfach nicht genug Geld ab. Die Verhandlungen über eine mögliche Übernahme durch *Verto* zogen sich hin, wir waren noch zu keinem nennenswerten Ergebnis gekommen. Im Februar 1998, Maxi war gerade ein halbes Jahr alt, beschloss ich, nicht weiter untätig zu verharren, sondern mir einen neuen Job zu suchen. *Spike,* ein angesagtes Softwareunternehmen mit Sitz in München, hatte eine interessante Stelle inseriert. Sofort, nachdem ich die Anzeige in der Tageszeitung entdeckt hatte, entwarf ich eine Bewerbung und schickte sie ab. Drei Tage später lud man mich zum Vorstellungsgespräch ein. Es ging um ein ausgeklügeltes Internetprogramm, das dem Anwender die unkomplizierte Einrichtung eines virtuellen Einkaufsparadieses versprach. E-Commerce, Einkaufen über das Internet, war seinerzeit schwer im Kommen. Das Programm ermöglichte die Gestaltung des E-Commerce-Shops nach individuellen Anforderungen und war relativ einfach zu bedienen. Das Angebot von *Spike* richtete sich an Unternehmen, die künftig auch über das Internet ihre Waren verkaufen wollten. Internet, davon war ich fest überzeugt, würde sich fest etablieren. Ich war Feuer und Flamme. Ungeahnte Möglichkeiten würde es geben: Dank Internet schrumpfte die Welt vor meinen Augen auf die Größe eines Tischtennisballs. Sechs Außendienstler mit Gebietsschutz sollten für *Spike* neue Kunden akquirieren und dieses neuartige Shopsystem verkaufen.

Weil mein Wohnsitz in Brandenburg war, lagen die Dinge für *Spike* auf der Hand: »Sie können das Gebiet Brandenburg bekommen.«

Die Sache lief mir zu glatt. »Ich werde darüber schlafen«, sagte ich, freundlich, aber distanziert lächelnd. Da hatte ich mir die ganze Zeit über den Kopf zermartert, wie ich an möglichst viel Kohle herankommen könnte, und nun stand ich hier in einem Unternehmen irgendwo in München und die Typen, leger gekleidet, mit ziemlich lockeren Sprüchen auf den Lippen, redeten von ausgesprochen guten Verdienstmöglichkeiten. Sie boten mir sogar eine Beteiligung von zwei Prozent an der Firma an. Somit würde ich zum Miteigentümer, wenn auch nur zu einem kleinen Teil. »Ihr seid maßgeblich am Erfolg beteiligt. Dem wollen wir Rechnung tragen«, lautete die Erklärung. Bei mir schrillten alle Alarmglocken. Irgendwo musste ein Haken an der Sache sein, da war ich mir fast sicher. Die machen mich doch nicht einfach mir nichts, dir nichts zum Miteigentümer an einer Firma, die womöglich zum Konzern mutieren würde. In den folgenden Tagen und Nächten ließ ich mir die Sache gründlich durch den Kopf gehen. Okay, ich war Quereinsteiger. Ich hatte von Tuten und Blasen keinen blassen Schimmer. Who care's? Und wenn schon! Ich war schließlich lernfähig.

Zweites Treffen: Die anderen fünf Jungs waren Quereinsteiger genau wie ich. Bernd kam aus der Textilbranche. Fred war früher Friseur.

»Und du?«, wollte Achim wissen.

»Ich war selbstständig«, antwortete ich. Bewunderndes Nicken. »In Sachen Aufzügen«, fügte ich hinzu. Damit schien keiner etwas anfangen zu können. Im Gespräch gab ich mich äußerst souverän.

Insgeheim wunderte ich mich, dass ich offenbar verdammt selbstsicher wirkte. Ich selbst wusste, dass die Wahrheit ganz anders aussah und ich diesen Job verdammt noch mal haben wollte. Ja, ich *fühlte* mich tatsächlich so, als hätte ich nichts zu verlieren! Die ausgesprochen guten Verdienstmöglichkeiten konnten sich sehen lassen: *Spike* bot mir ein Jahresgehalt von 240.000 Mark an. Per Handschlag besiegelten wir den Vertrag.

Ich fuhr zurück nach Berlin. Auf der Autobahn ging mir alles Mögliche durch den Kopf, besonders an die zermürbenden Sorgen der letzten Monate musste ich denken. Ein halbes Jahr lang hatten wir nicht gewusst, wovon wir alles bezahlen sollten. Die fixen Kosten von sechs Mille monatlich, der immense Druck, die Wartungsfirma loszuwerden. Mir brummte der Kopf. Und dann lichtete sich ganz plötzlich das Gewirr in meinem Hirn. Alles würde wieder so laufen, wie ich es wollte. Wir würden das Haus halten können, wir würden alles bezahlen können! Alles! Ein enormes Glücksgefühl durchflutete mich. Die ganzen Sorgen fielen von mir ab. Mein Hals war ganz trocken. Ich schluckte schwer. Meine Hände am Lenkrad begannen zu zittern. Ich fuhr die nächste Raststätte an und parkte den Wagen. Und dann schüttelte es mich. Die Tränen rannen mir übers Gesicht und tief in mir schluchzte etwas. Schluchzte so laut, dass ich erschrak. Ich versuchte mich zu beruhigen, doch es gelang mir nicht. Eine halbe Ewigkeit saß ich so am Steuer. Heulend, schluchzend und zitternd. Ich konnte nicht mehr aufhören zu weinen. Vor Glück.

Irgendwann beruhigte ich mich dann doch. Bevor ich wieder losfuhr, kaufte ich noch eine Flasche Sekt an der Tanke.

Pia war außer sich vor Freude. Immer wieder musste ich ihr das Gespräch in allen Einzelheiten wiedergeben. »Schatz, wir sind reich!«, kicherte sie. Wir tranken Sekt, lachten, redeten bis tief in die Nacht. Und hinterher hatten wir bombastischen Sex.

Zwei Tage später wurde mir der Vertrag zugestellt. Er sah gut aus. Zur Sicherheit gab ich ihn einem Anwalt zur Prüfung. Der checkte ihn und war zufrieden. Ich unterschrieb fröhlich pfeifend und sandte ihn zurück.

Danach folgte ein Einführungsseminar in München. Man musste nur sagen, welche Arbeitsmittel man brauchte. Ich wurde mit Handy und Laptop ausgestattet. Und dann hieß es loslegen.

Jetzt hatte ich zwar ein super Equipment, aber keinen einzigen Kunden. Also musste ich Kontakte knüpfen, um das Programm zu vermarkten. In der Baubranche war nichts zu reißen. Ich rief Max an. Max war als Programmierer bei *Bits and Bytes*, einem führenden Software-Anbieter, beschäftigt. Ich erklärte ihm, worum es bei unserem Programm ging.

»Das hört sich gut an. Mein Chef ist der Leiter der Technik. Ich werde ihm von deinem Programm erzählen. Lass mich nur machen«, meinte er.

»Ich denke, es ist sinnvoller, den Kontakt zum Vertrieb aufzubauen«, antwortete ich. Max gab mir die Direktwahl des Vertriebs-Managers.

»Ich bringe dich mit den richtigen Leuten in Kontakt«, lachte er. Na bitte! Mit den richtigen Connections würde es schon gut laufen. Bei dem Meeting mit *Bits and Bytes* ging alles glatt. Die Chemie zwischen mir und dem Vertriebs-Manager stimmte. Das war schon mal der richtige Einstieg. Mir fiel auf, mit welcher Coolness ich aufgetreten war. Obwohl ich von der Technik null Ahnung hatte. Egal, meine Vision, E-Commerce weiter zu verbreiten, stimmte. Einzig darauf kam es an. Ich präsentierte eine Demoversion mit dem Beamer. Mir ging es nicht so sehr darum, das Zeug zu verkaufen. Vielmehr hatte ich die Vorstellung, unser E-Commerce-Programm vielleicht in die Programme von *Bits and Bytes* mit einzubinden. Für mich war erst mal der Kontakt als solcher interessant. Danach würde man weiter sehen. Zwei Tage später rief mich der Vertriebs-Manager an.

»Mich interessiert die Vollversion Ihres Systems«, sagte er. Ich war begeistert. Wir vereinbarten einen weiteren Termin. Zufrieden legte ich den Hörer auf.

Die letzten fünf Tage und Nächte hatte ich kaum geschlafen. Zu viel Arbeit, zu viele Visionen. Nachts hockte ich im Dachstudio und dachte nach. Pia fragte ein paar Mal morgens nach, warum ich nicht ins Bett gekommen wäre. »Ich habe eben eine hochenergetische Phase«, antwortete ich. »Ich wittere den Erfolg, er ist greifbar nahe!« Der chronische Langschläfer seit der Kindheit war zum Frühaufsteher mutiert. Pias Bedenken wischte ich grinsend fort. Einmal in der Woche telefonierte ich mit Martin, dem Geschäftsführer von *Spike.* Er war mehr als zufrieden mit mir.

Merkwürdig: Selbst die Gelenke machten keine Schwierigkeiten mehr. Bis dahin hatte ich immer Probleme damit gehabt. Arthrose in den Sprunggelenken. Jeden Morgen Anlaufschwierigkeiten, mindestens eine halbe Stunde lang musste ich die Füße einlaufen. Als ich 16 war, stellten die Ärzte fest, dass ich Bluter bin. Daher rührten die geschwollenen Fußgelenke beim Squash. Faktor-Sieben-Mangel. Durch Mikroblutungen in den Gelenken, die man selbst nicht registriert, wird der Knorpel zerstört, das wiederum zerreibt die Gelenkinnenhaut. Klassischer Verlauf einer Arthrose. Sport war verboten. Ich machte trotzdem weiter, wie es mir passte. Ich meine, ich war 16! Verdrängte den Bluter in mir. Später folgten diverse Untersuchungen. Der fehlende Faktor Sieben sollte mir intravenös zugeführt werden. Die Vorstellung, mir selbst Spritzen zu geben, konnte ich nicht ertragen. Danke, kein Bedarf. Im Laufe der Jahre gewöhnte ich mich an die Schmerzen, sie wurden zu meinen ständigen Begleitern. Um sie zu mildern, veränderte ich Bewegungsabläufe. Als auch das nicht mehr half, machte ich einen Spezialisten in der Schweiz ausfindig. Nach einer Operation, so sagte er, könne ich sogar Skilaufen, wenn ich das wollte. Ich zögerte nicht lange, er operierte mich an den Sprunggelenken und ich musste erkennen, dass an Skilaufen nicht zu denken war. Tatsächlich konnte ich nicht mal schnell spazieren gehen. An manchen Tagen schaffte ich nicht einmal hundert Meter.

Ich sah auf die Uhr. Fünf Uhr morgens. Wieder hatte ich die ganze Nacht durchgearbeitet. Die ganze Zeit am Schreibtisch gesessen.

Und trotzdem schmerzten die Gelenke nicht. Unglaublich. Ich hatte es nicht einmal sofort bemerkt. Vorsichtig stand ich auf, machte zaghafte erste Gehversuche. Abrollen. Hoch auf die Zehenspitze. Keinerlei Beschwerden. Ich schüttelte ungläubig den Kopf. Wurde kribbelig. Ich wollte es ganz genau wissen. Ich zog meine Schuhe an und hastete die Treppe hinunter. Raus auf die Straße. Ich begann, langsam zu traben. Leichter Laufschritt, schön langsam bleiben. Nur nichts überstürzen. Trabte schneller. Begann zu laufen, dann zu rennen. Rannte noch schneller und dann gab ich alles. Vollgas! Vollgas, Pete! Lauf so schnell du kannst! Ich legte einen saugeilen Sprint ein. Die Straße rauf und wieder runter. Es war irre. Ich kam nicht mal aus der Puste. Ich lief 100, 200 Meter. Null Beschwerden. Kein Schmerz. Ich konnte sprinten! Ein schier unbeschreiblicher Zustand. Eine wundersame Heilung. Doch ein Rest Skepsis blieb. Als ich wieder in meinem Dachstudio saß, kamen mir Zweifel. Ängstlich wartete ich auf den nächsten Tag. Aber die Schmerzen kamen nicht zurück. Keine Schwellung an den Fußgelenken, nichts. Wieder machte ich einen Test. Lief wieder die Straße auf und ab. Unglaublich. Ich musste es unbedingt Pia erzählen. Musste es ihr zeigen.

Glück ist, frei entscheiden zu können.
Glück ist, wenn man auf Menschen trifft, die das zulassen.
Glück ist, wenn die Sonne scheint.

Bernhard D., 71 Jahre, obdachlos

---

07. Eingesperrt

Plötzlich holten sie mich aus meiner Zelle ab. Ich sollte mich mit einer Ärztin unterhalten. Sie stellte sich mir als Doktor Fransig vor. Rasch klärte sie die Formalitäten.

»Herr Kluth, Ihre Frau hat mir erzählt, Sie haben in letzter Zeit sehr viel Geld ausgegeben. Warum haben Sie das getan?«

Frau Doktor Fransig trug einen weißen Kittel, eine altmodische Brille und streng zurückgekämmte Haare. Sie wirkte auf mich wie eine Hardcore-Lesbe.

Himmel, was hatte Pia alles zum Besten gegeben? Ich wusste gleich, worauf sie anspielte. Auf den Tag etwa Mitte März, an dem ich festgestellt hatte, dass mein Büro viel zu behelfsmäßig eingerichtet war. Ich hatte gerade meinen Job für *Spike* angefangen, saß in meinem Dachstudio und merkte plötzlich, dass ich nicht einmal einen ordentlichen Locher besaß. So konnte ich nicht arbeiten.

»Ich will nur rasch ein paar Einkäufe erledigen. Bin gleich zurück«, rief ich Pia zu und fuhr schnurstracks zu einem Schreibwarengeschäft hinterm Ku'damm, dessen Auslage ich schon oft bewundert hatte. Ich war mir ganz sicher, hier fündig zu werden. Bei einem Monatseinkommen von 15.000 Mark netto und einem Kreditlimit von 10.000 Mark konnte ich ganz beruhigt aus dem Vollen schöpfen. Und genau das hatte ich vor. Ich wollte keinen Schrott, sondern Schreibtischutensilien vom Feinsten. Schließlich musste auch mein Büro repräsentativ sein. Als Erstes befingerte ich einen Stifthalter aus Marmor.

»Wirklich edel«, stellte der Verkäufer fest.

Ich nickte begeistert. »Er hat Stil.« Wie für mich gemacht. Ich entschied mich spontan für das ganze Set. Der Tesafilmabroller hatte es mir besonders angetan, er lag getarnt unter einem anthrazitfarbenen Marmordeckelchen. Aber was soll man mit einem Schreibtischset ohne einen passenden Füller? Ich entschied mich für einen von Mont Blanc. Außerdem brauchte ich einen Timer. Und zwar in einem ebenfalls anthrazitfarbenen Ledereinband, ferner mehrere dezente Ordner, eine schweinslederne Aktentasche mit Laptopfach und winzig kleinem Solartaschenrechner. Nun hatte ich meinen Schreibtisch ausgerüstet, aber was nützt einem der schönste Schreibtisch ohne … Ich entschied mich für einen bequemen Bürostuhl Marke Chefsessel von Philippe Starck aus schwarzem Leder mit ergonomisch geformtem Rücken. Der Clou war ein winziger Aschenbecher, den man aus einer der beiden Armlehnen herausziehen konnte. Das gefiel mir auf Anhieb.

»Auch das hat Stil«, lobte mich der Verkäufer.

»Das finde ich auch.« Ein guter Verkäufer ist wirklich Gold wert, dachte ich und folgte ihm zu den Schreibtischunterlagen. Ich entschied mich für eine aus Glas.

»Sehr extravagant.« Der Verkäufer nickte euphorisch. So einen entschlussfreudigen Kunden wie mich erlebte er sicher nicht alle Tage. Die zurückhaltende Art des Verkäufers gefiel mir. Vielleicht sollte ich ihn gleich als meinen persönlichen Betreuer engagieren? Ich würde später darüber nachdenken.

»Sollen wir die Ware anliefern?«, fragte der Verkäufer.

Ich entschied mich für eine Anlieferung am nächsten Tag, denn ich hatte noch einiges vor. Der Verkäufer hackte in den PC.

»Das macht dann 4023 Mark. Zahlen Sie mit Scheck oder Karte?« Lässig überreichte ich ihm meine Eurocard. Bargeldloses Zahlen hat doch was für sich.

Ich hatte das Gefühl, etwas wirklich Erhebendes vollbracht zu haben. Der Grundstein für meine Karriere war gelegt. Jetzt brauchte ich nur noch die passende Armbanduhr. Im Business achteten die Leute nämlich auf solche Nebensächlichkeiten. Zwei Geschäfte weiter fand ich DIE Uhr. Für nur 1500 Mark. Ich hatte den Laden schon wieder verlassen, da kam mir plötzlich eine richtig gute Idee. Auf dem Absatz machte ich kehrt. Der Juwelier schien sich zu freuen, mich an diesem Tag zum zweiten Mal begrüßen zu können. Er zeigte mir ein wirklich sehr schönes Titanhalsband mit einem Brilli. Sehr geschmackvoll. Es kostete 4000 Mark.

»Das ist ja fast geschenkt«, lachte ich. »Könnten Sie es mir nett verpacken?«

Er lächelte verschmitzt, zog ein Lederetui aus einer Schublade und ließ die Kette hineingleiten. Mit einem Druckknopf verschloss er das Etui.

»Es sieht ja fast aus wie ein Portemonnaie«, stellte ich fest.

Er lächelte wieder sehr freundlich. »Es lässt zumindest keine Rückschlüsse auf den überaus wertvollen Inhalt zu«, versprach er mit einem Augenzwinkern. Schleunigst fuhr ich mit meinen Errungenschaften heim.

»Pia!«, rief ich schon beim Betreten des Hausflurs. »Komm schnell, ich hab eine Überraschung für dich.«

»Ich bin hier«, rief sie aus der Küche.

»Ich hab dir etwas mitgebracht«, jubelte ich. »Für dich.« Ich überreichte ihr das Etui.

Wie sehr sie sich freute! Sie strahlte übers ganze Gesicht und betrachtete gerührt das Lederetui.

»Ein neues Portemonnaie, Pete, das ist ja so lieb! Wie aufmerksam von dir. Bei meinem alten platzen schon die Nähte auf.«

»Mach's mal auf«, sagte ich.

Verwirrt runzelte Pia die Stirn und öffnete den Druckknopf. Erst zog sie vorsichtig die Kette heraus, dann stieß sie einen hohen Schrei aus, riss die Augen weit auf und dann presste sie eine Hand auf den Mund. »Bist du wahnsinnig? Die muss ein Vermögen gekostet haben«, flüsterte sie. Plötzlich änderte sich ihr Gesichtsaudruck. Auf ihrer Stirn bildete sich eine steile Kerbe, die ich gar nicht an ihr mochte. »Bist du völlig verrückt geworden?«, fuhr sie mich an und pfefferte die Kette auf den Tisch. Ihre Freude schien vorüber zu sein. Sie kehrte auch nicht zurück, als ich ihr vorrechnete, wie hoch mein Monatsgehalt mittlerweile war.

Am nächsten Morgen erklärte sie mir wortreich, dass sie sich wirklich große Sorgen um meine Gesundheit mache.

»Herr Kluth! Können Sie mich hören?« Die Stimme der Ärztin riss mich aus meinen Gedanken.

»Was heißt, viel Geld?«, fragte ich betont lässig zurück.

Frau Doktor Fransig zog die rechte Augenbraue hoch. Ich ließ mich nicht beirren.

»Wahr ist, ich habe mein Büro eingerichtet, für meine Frau eine Kette gekauft und für mich eine Uhr. Ich habe rund 10.000 Mark ausgegeben. Die Situation ist aber die, dass ich seit einiger Zeit eine neue Arbeitsstelle habe und ein Jahresgehalt von 240.000 Mark beziehe. Wenn Sie das in Relation sehen, dann werden Sie doch sicher auch zu dem Schluss kommen, dass ich mir über solche Ausgaben keine großen Sorgen machen muss, oder?«

Die Ärztin stutzte: »Haben Sie gerade gesagt, Sie beziehen ein Jahresgehalt von 240.000 Mark?«

»Ja, genau so wurde es vereinbart. Ich habe jetzt leider den Vertrag nicht bei mir und auch keinen Gehaltsnachweis. Aber das können Sie gern überprüfen.« Täuschte ich mich oder flackerte tatsächlich kurz ein wissendes Lächeln auf in ihrem Gesicht? Es verschwand so schnell wie es gekommen war, übrig blieb mir nur die schale Erkenntnis, dass sie mir nicht ein einziges Wort glaubte. Ich redete ohne Unterlass, sie sah nur hin und wieder von ihren Notizen auf. Ich hatte das Gefühl, um mein Leben kämpfen zu müssen. Für die Verhältnisse in Brandenburg war das eine astronomisch hohe Summe. Mit Sicherheit verdiente sie als Ärztin wesentlich weniger als ich. Glaubte sie mir nicht, weil sie neidisch war? Ich wusste es nicht. Dennoch, ich hatte die Wahrheit gesagt und hoffte sehr, dass mir das nicht zum Verhängnis werden würde.

Mitten in der Nacht wachte ich auf. Ein irrsinniges Schreien drang an mein Ohr. Atemlos lauschte ich, mein Herz klopfte bis zum Hals. Warum schrie der Mann so? Was für grauenvolle Gespenster mochten ihn wohl quälen? Hatte er einen Albtraum? Hatte er Schmerzen? Ja, ganz sicher. So wie es sich anhörte, litt er schreckliche Qualen. Der arme Kerl.

Am nächsten Morgen öffnete mir ein Pfleger die Tür. Ich konnte mich endlich wieder frei bewegen. Ich stellte fest, dass es sogar einen Raucherraum gab. Dort stank es erbärmlich nach kalter Asche und war noch dazu bitter kalt, weil das Fenster sperrangelweit geöffnet war. Ursprünglich mal weiß getüncht, waren die Wände mittlerweile leicht vergilbt. Im Zimmer verteilt standen ein paar einfache Holztische mit Stühlen im Sechzigerjahrestil. Drei junge Typen um die 18 hockten an einem Tisch und spielten Karten. Sie hielten inne und starrten mich an. Mir wurde bewusst, dass ich in meinem Outfit etwas fehl am Platze wirkte. Immerhin trug ich noch den Anzug vom Vortag.

»Hey, Anzugfuzzi«, rief ein schmalbrüstiger Typ. »Setz dich doch zu uns.«

Ich zog mir einen Stuhl heran und setzte mich zu ihnen. Irgendetwas flatterte mir die ganze Zeit im Kopf herum. Ein Gedanke, der wie ein Schmetterling davonflog, wenn ich auch nur den kleinsten Versuch machte, ihn zu fassen.

»Willst du mitspielen?«, fragte die Hühnerbrust.

»Was spielt ihr denn?«, fragte ich. Nach der Menge der Karten zu urteilen, war es nicht Skat.

»Mau-Mau«, antwortete Hühnerbrust.

»Klar«, sagte ich und dachte, ich sollte mich vielleicht mal vorstellen. »Ich bin übrigens der Pete.«

»Kommst du aus England?«, wollte Hühnerbrust wissen.

»Nein, aus Deutschland«, antwortete ich.

Hühnerbrust zog die Nase kraus. »Wieso nennst du dich dann Pete und nicht Peter?«

Ich grinste. »Weiß nicht, klingt besser. Pete klingt eindeutig cooler als Peter, findet Ihr nicht?«

Die drei nickten.

Hühnerbrust teilte mir sieben Karten zu. Meine Spielkumpanen schienen ganz nett zu sein. Warum sie hier waren, wollte ich besser gar nicht erst wissen. Überhaupt wollte ich nichts über sie wissen. Ich würde ja eh bald entlassen werden und diese Typen vermutlich nie wiedersehen. Allerdings wirkten sie recht normal auf mich. Wir spielten zusammen Mau-Mau und die Welt schien in Ordnung.

Ich hatte mich gerade eingespielt, da erschien Christian, mein Anwalt. »Sorry, Jungs«, sagte ich und setzte mich mit Christian in eine ruhigere Ecke des Aufenthaltsraums. Endlich, dachte ich. Endlich!

»Ich bin echt froh, dich zu sehen, Christian«, sagte ich.

Er nickte freundlich. »Lass uns gleich anfangen, Pete. Bitte erzähl mir ganz genau, was passiert ist. Die ganze Story, von Anfang an.«

Ich schilderte ihm die Geschehnisse der letzten Tage in allen Einzelheiten. Christian unterbrach mich nicht ein einziges Mal.

»Ja, und jetzt bin ich hier, stecke in diesem Irrenhaus fest, und das alles nur, weil meine Frau der Meinung ist, ich bin ein Fall für die Klapse.« Ich lächelte schief.

Christian atmete schwer und fuhr sich durch die Haare. »Pete, wir kennen uns ja nicht besonders gut, nur von dieser Party. Ich muss dir ehrlich sagen, du wirkst schon ein bisschen aufgekratzt auf mich.« Aufmerksam beobachtete er mich. Ich schluckte trocken.

»Christian, ich bin hier eingesperrt. Gegen meinen Willen! Da fühlt man sich nicht zum Meditieren aufgelegt!«

Er grinste. »Klar, das verstehe ich schon. Ein bisschen neben der Spur wäre wohl jeder in deiner Situation. Ich will dir auch nicht verschweigen, dass Pia draußen wartet. Und wenn du aufgekratzt wirkst, dann ist sie schon eher hysterisch.« Er lächelte schräg.

Warum kam Pia nicht rein? Hatte sie Angst davor, mich zu sehen? Christian unterbrach mich in meinen Gedanken.

»Also, Pete, ich will ganz ehrlich zu dir sein. Wir müssen aufpassen! Wenn du dich nicht richtig verhältst, dann bleibst du erstmal eine Weile hier, verstehst du? Dann können wir nichts, wirklich gar nichts tun.«

Mir wurde speiübel.

»Reiß dich am Riemen, dann kriegen wir das hin. Ich kenne eine sehr gute Anwältin.« Er strich sich das Haar nach hinten und wirkte auf einmal richtig seriös. Ich konnte ihn mir gut im Gerichtssaal vorstellen.

»Ich habe sie während des Studiums kennen gelernt. Sie hat sich auf Psychiatrie spezialisiert. Ich werde versuchen, sie einzuspannen ...«

»Du wirst es versuchen?«, unterbrach ich ihn ungläubig. Das war mir eindeutig zu wenig.

»Ja, ja, ich weiß, was du denkst. Aber bitte«, er hob beschwörend die Hände, »vertrau mir einfach.« Er machte eine kurze Pause und wartete offenbar auf eine Reaktion.

Ich nickte stumm.

»Okay, dann werde ich sie bitten, alles Notwendige in die Wege zu leiten.« Er bemerkte meinen fassungslosen Blick. Vermutlich stand mir die Verzweiflung im Gesicht geschrieben. »Keine Sorge, wir holen dich hier raus.«

Er würde es versuchen ... Ich schob den Gedanken weit von mir, dass er es womöglich nicht schaffen würde. »Wie lange muss ich hier noch bleiben?«

Christian sah aus dem Fenster und antwortete nicht. Keine Ahnung, wo er gedanklich gerade war, jedenfalls nicht bei mir.

»Wie lange noch, Christian?« Meine Stimme klang gepresst und es gelang mir nur mühsam, meine Ungeduld zu unterdrücken.

Er sah mich ernst an. »Im schlimmsten Fall drei Tage«, sagte er und atmete hörbar ein.

Drei Tage sind überschaubar. »Mach dir keine Sorgen, das pack ich schon«, entgegnete ich. Es kam mir vor, als müsste ich ihn trösten. »Warum kommt Pia nicht rein?«

Christian zuckte stumm mit den Achseln.

»Kann ich sie sehen?«

Christian schüttelte den Kopf. »Sie will nicht.«

»Ach so. Na dann.« Sie wollte mich nicht sehen. Es gab Schlimmeres als das. Drei Tage in einer psychiatrischen Klinik zum Beispiel.

Drei Tage mache ich mit links, sagte ich mir und schüttelte meine düsteren Gedanken ab. So gut es ging, fügte ich mich in den Klinikalltag ein. Immerhin wusste ich ja jetzt, dass es nur für kurze Zeit war. Mit Hühnerbrust, er hieß eigentlich Hannes, und den anderen beiden, Ralf und Jo, spielte ich noch öfter Mau-Mau. Die, die hilflos wirkten, nahm ich unter meine Fittiche. Meine Sozialamtsader kam wieder durch, für jeden hatte ich ein offenes Ohr. Mit allen verstand ich mich prächtig. Wenn die Weißkittel nicht gewesen wären, hätte ich mir einbilden können, in einer Jugendherberge zu sein.

Ich war froh, dass ich keine Medikamente nehmen musste. Das gab mir das Gefühl, meine missliche Lage wenigstens noch unter Kontrolle zu haben. Wahrscheinlich hatte man in der Klinik bereits bemerkt, dass ich gar nicht hierher gehörte. Warum sonst musste ich keine Pillen schlucken? Alle anderen wurden zugedröhnt.

In der zweiten Nacht wurde ich wieder durch dieses grauenhafte Geschrei geweckt. Ich saß mit klopfendem Herzen in meinem Bett. Als es endlich wieder ruhig war, klopfte ich von innen an die Tür.

»Was willst du?«, fragte der Aufseher, dessen breites Gesicht in dem Rähmchen erschien. Warum duzte der mich? Ich nahm mir vor, das meinem Anwalt zu berichten.

»Zur Toilette. Ich muss mal zur Toilette«, antwortete ich. Die Tür öffnete sich.

»Das nächste Mal gehst du aufs Klo, bevor du ins Bettchen hüpfst, Spasti«, knurrte der Pfleger. Er hatte das Format eines Kleiderschranks. Der andere Nachtpfleger wirkte genauso ekelhaft. Um seinen Mund zeichnete sich ein gemeines Grinsen ab.

»Dich knöpfen wir uns auch noch vor«, zischte er, als ich an ihm vorbeiging. Ich zog es vor, darauf nichts zu entgegnen. Reiß dich am Riemen, hatte Christian gesagt.

Am nächsten Tag wurde ich wieder zu Frau Doktor Fransig zitiert. »Haben Sie sich gut eingelebt?«, fragte sie in einem merkwürdigen Singsang, während sie mich mit Argusaugen beobachtete.

»Ja, ganz gut. Ich verstehe mich mit allen Insassen gut.«

Sie nickte wissend. »Sie fühlen sich also wohl?«

Versuchte sie mir eine Falle zu stellen?

»Nicht so sehr, dass ich auf Dauer bleiben möchte, Frau Doktor Fransig«, antwortete ich freundlich lächelnd. Nicht, dass sie mir auf falsche Gedanken käme.

»Herr Kluth, wir müssen Sie einstellen. Ich würde gern mit Ihnen über die medikamentöse Therapie sprechen.«

»Ich werde keine Medikamente nehmen«, entgegnete ich. Ganz ruhig sagte ich das, aber auch sehr bestimmt. Bloß nicht ausrasten, beschwor ich mich.

Die Fransig zuckte zusammen und verzog missbilligend die schmalen Lippen. Sie war es nicht gewöhnt, Widerworte zu bekommen. Das war mehr als deutlich zu sehen.

»Wir können Ihnen die Medikamente auch zwangsweise zuführen«, stellte sie kalt lächelnd fest und sah mir dabei ungerührt in die Augen. Ich überlegte fieberhaft, wie ich aus dieser Sackgasse wieder herauskommen sollte. Dann kam mir der rettende Gedanke.

»Ich habe einen Faktor-Sieben-Mangel. Ich bin Bluter. Wenn Sie mir irgendwelche Medikamente geben, kann das bei mir zu Hirnblutungen führen.« Ich war mir nicht mal sicher, ob das stimmte, aber es erzielte offenbar eine Wirkung.

Wortlos griff die Fransig zum Telefon. Hoffentlich ließ sie mich jetzt nicht in eine Gummizelle verfrachten. Während des Telefonates, das sie offenbar mit der Klinikleitung führte, um meine Aussage zu überprüfen, machte sie mehrfach »Hm … hm ... ich verstehe.«

Sicher hatte Christian bereits mit der Klinikleitung gesprochen. Bestimmt hatte er darauf insistiert, dass man mich in Ruhe zu lassen hatte, sonst gäbe es ein Nachspiel.

»Sie werden vorerst keine Medikamente erhalten«, stellte Frau Doktor Fransig nüchtern fest, nachdem sie das Telefonat beendet hatte, und warf mir einen ernsten Blick zu. Ich meinte, in ihren Augen einen Anflug von Enttäuschung zu sehen.

Als ich am nächsten Morgen mit Ralf, Hannes und Jo im Aufenthaltsraum Karten spielte, fiel mir wieder ein, was an mir nagte.

»Was ist das nachts für ein Geschrei?«, fragte ich leichthin, während ich eine Sieben aufdeckte.

Die Jungs wechselten vielsagende Blicke, antworteten aber nicht. Nach einer Weile hatte Ralf seine Sprache wiedergefunden. »Sieben weiterleiten. Das kommt von dem hier.« Mit dem Kinn nickte er in Richtung Hannes. Hannes, der Hühnerbrüstige. Eigentlich ein ganz netter Typ.

»Wie lange bist du schon hier?«, fragte ich ihn.

Hannes blickte auf die Tischkante. Er legte seine Karten offen auf den Tisch. Offenbar wollte er das Spiel beenden. »Sechs ziehen. Zwei Jahre.«

Ich nickte. Da konnte man schon mal durchdrehen. Ralf schien meine Gedanken lesen zu können.

»Bube. Wünsch dir was. Es ist nicht so wie du denkst. Zwei Pfleger nehmen sich Hannes nachts vor.«

Ich schluckte. Das, was mir durch den Kopf ging, konnte es nicht sein. Ich hatte immer schon viel Fantasie gehabt.

»Wie? Was heißt, die nehmen sich den nachts vor?«, platzte ich heraus und vergaß alle Vorsichtsmaßnahmen. Ich hatte es offenbar doch mit Gestörten zu tun. Oder etwa nicht?

»Die ficken den nachts durch. Zweimal die Woche.«

In dieser Nacht lag ich hellwach in meinem Bett und grübelte darüber nach, was die Jungs mir erzählt hatten. Mit Grausen dachte ich daran, was der Pfleger mir im Vorbeigehen zugeraunt hatte. »Dich knöpfen wir uns auch noch vor«, klang es in meinen Ohren. Ich wusste nicht, wie ernst diese Drohung zu nehmen war, ob überhaupt ein Funken Wahrheit in der Geschichte der Jungs steckte. Aber ich wusste, ich durfte nicht mehr lange hier bleiben. Andernfalls würde ich wahrscheinlich wirklich verrückt. Irgendjemand hatte mir erzählt, dass die Klinik im Zweiten Weltkrieg als Euthanasiezentrum von den Nazis genutzt worden war. Wie viele Menschen waren hier wohl gestorben? An einem solchen Ort sollten keine Kranken kuriert werden, überlegte ich. Es schauderte mich, wenn ich daran dachte, wer schon alles in meiner Zelle gelegen hatte. Die Schmerzen, die Qualen und all die düsteren Gedanken schienen sich im Laufe der Jahrzehnte ins Gemäuer gefressen zu haben. Ich betrachtete die kahlen, glatten Wände und spürte einen Druck auf meiner Brust. Mir war kalt.

Am dritten Tag durfte ich sogar in den Innenhof, den hohe Mauern umgaben. Alles in allem besser als meine Zelle. Trotzdem immer noch bedrückend. Mein Freiheitsdrang nagte an mir. Das Gefühl, eingesperrt zu sein, würde ich nicht mehr lange ertragen können.

Das musste ich glücklicherweise auch nicht. Die Anwältin hieß Franziska von Schelter. Christian hatte es tatsächlich geschafft, sie für meinen Fall zu erwärmen. Später erfuhr ich, dass es sich um eine brillante Anwältin handelte. Sie hatte den Ruf, eisern, intelligent, diszipliniert und hochgradig engagiert zu sein. Nebenbei war sie sehr attraktiv. Bisher hatte sie jeden ihrer Prozesse gewonnen. Bekannt geworden war sie durch einen Fall, der durch die Medien ging: Sie hatte einen prominenten Politiker aus einer Klinik für Demenzkranke herausgeholt. Der Typ war dort gelandet, weil diverse Leute ihn offenbar loswerden wollten. Entsprechende Gerüchte, die gezielt in die Welt gesetzt worden waren ... Am späten Nachmittag des dritten Tages erschien die Anwältin in Begleitung von Christian und wurde vom Klinikleiter empfangen. Mich holte man auch dazu.

Franziska von Schelter kam sofort zur Sache. »Aus welchem Grund wird Herr Kluth hier festgehalten?«, fragte sie den Klinikleiter und ihre stahlblauen Augen nagelten ihn fest. Der machte den Versuch einer Erklärung. Dabei wanderte sein Blick ungeniert über ihre schlanken Beine bis zu den Stöckelschuhen ...

»Fakt ist, Herr Kluth kann so viel Geld ausgeben, wie er will. Das ist kein Grund, ihn hier festzuhalten. Wenn er und seine Gattin eine tätliche Auseinandersetzung haben, ist das sicher nicht schön, aber ebenfalls kein Grund, ihn in eine psychiatrische Klinik einzuweisen. Das ist Sache der Eheleute Kluth. Sehen Sie das auch so?«

Wie Christian vorausgesagt hatte, stampfte Franziska von Schelter den Leiter unangespitzt in den Boden. Sie forderte, dass man mich sofort gehen zu lassen habe. Andernfalls würde sich die Klinik wegen Freiheitsentzugs verantworten müssen.

»Das muss ein Missverständnis sein ...«, stammelte der Anstaltsleiter. Diesmal sah er ihr ins Gesicht.

»Das mag sein«, entgegnete Franziska von Schelter. Unterkühlt blickte sie ihrem Gegenüber in die Augen. Sie strahlte Respekt aus.

»Nun, wir waren der Meinung, dass ...« Der Anstaltsleiter ruckelte an seinem Krawattenknoten und fuhr fort: »dass Herr Kluth nicht in der Lage war, sein Fahrzeug zu führen. Und dass er sein Geld verprasste, erschien uns als ein weiteres Symptom für ...« Darauf hatte meine Anwältin nur gewartet.

»Dass er sein Geld verprasste?«, fauchte sie. »Mein Mandant bezieht ein stattliches Jahresgehalt. Er kann über sein Geld verfügen, wie er will«, insistierte sie und begann, einen Monolog über unrechtmäßigen Freiheitsentzug und dessen Konsequenzen für die Klinik zu halten. Nach ein paar Minuten unterbrach sie der hilflose Anstaltsleiter und entschuldigte sich bei mir.

»Das Ganze ist ein Missverständnis und ich bedaure das außerordentlich. Wir haben Sie hier nur festgehalten, weil Sie offenbar nicht mehr in der Lage waren, Ihr Fahrzeug zu führen.«

»Das ist nicht korrekt«, zischte Franziska von Schelter.

Man konnte mir nichts anhaben. Ich hatte lediglich mein »Vermögen verprasst«, aber dafür konnte man mich nicht einsperren. Der Streit mit Pia, bei dem ich handgreiflich geworden war, stand nicht zur Debatte, es lag keine Anzeige gegen mich vor, somit hatte man keine gesetzliche Grundlage, auf die man sich berufen konnte. Also schob man es auf mein Auto. Ich will nicht sagen, dass mir die Gründe egal waren, aber letztlich zählte für mich nur eins. Freiheit. Ich erhielt meine Sachen zurück und durfte gehen. Ich war wieder frei.

Später erzählte ich Franziska von Schelter alles, was mir in der Klinik widerfahren war. Ich berichtete ihr von dem nächtlichen Geschrei, und was die Insassen mir über den Grund gesagt hatten. Ich konnte nicht beurteilen, ob es tatsächlich zu Vergewaltigungen kam, aber diesen Nachtpflegern hätte ich alles zugetraut. Franziska von Schelter regte sich furchtbar auf und erklärte mir, dass diese Klinik bereits auf dem Index zu überprüfender Einrichtungen stünde, weil dort offenbar einiges nicht mit rechten Dingen zuginge.

Der erste Schritt in die Freiheit fühlte es sich verdammt gut an. Die Kliniktür schloss sich hinter mir. Endlich war dieses Kapitel abgeschlossen. Ich wollte schleunigst nach Hause.

»Ich fahr dich heim«, sagte Christian. Netter Zug von ihm.

Pia hatte nicht ein einziges Mal angerufen, geschweige denn mich besucht. Ich wusste nicht, was mich erwartete. Unser altes Vierzimmer war in ein Halbdunkel getaucht. Überall brannten Kerzen. Gregorianische Gesänge füllten den Raum bis zum Bersten. Pia saß auf der Couch mit dem Rücken zu mir und starrte in die Flamme einer Kerze vor sich. Jetzt dreht sie völlig durch, fuhr es mir durch den Kopf. Langsam wandte sie sich um zu mir. Ihr Blick war leer. Nur zögernd schien sie zu begreifen, dass ich echt war. Kein Gespenst. Ihre Augen weiteten sich.

»Was machst du hier?«, fragte sie mit tonloser, brüchiger Stimme.

»Ich wurde entlassen.«

Noch ehe ich etwas sagen konnte, schluchzte Pia auf und schrie: »Das darf nicht wahr seiiiin!«

Sie schien völlig schockiert, mich zu sehen. Ich versuchte mit ihr zu reden, drang aber nicht durch zu ihr. Meine Worte verhallten im Raum. Sie schluchzte laut und zitterte am ganzen Körper.

Im Nachhinein ärgerte ich mich, dass ich mir nicht jede Einzelheit dieses Abends eingeprägt habe. Aber ich konnte ja damals noch nicht wissen, was danach kommen würde. So ist es immer: Nie weiß man im Leben, was als Nächstes kommt. Jeder Augenblick ist vergänglich, er kehrt niemals zurück. Ich stellte die Musik ab. Sie atmete hörbar ein.

»Du musst zum Psychiater, Pete«, stellte sie fest. Ihre Stimme klang jetzt sehr eindringlich.

»Pia! Nicht schon wieder die Kacke! Das hatten wir doch gerade erst.« Entnervt verdrehte ich die Augen.

»Du brauchst Hilfe und zwar schnell«, fuhr sie mich an. »Wenn du dir nicht helfen lässt, Pete, geht hier alles zu Bruch.« Sie nahm das Weinglas in die Hand, hielt es sich dicht vors Auge und drehte es hin und her. Dann packte sie es fester und ich dachte schon, sie würde es gleich an die Wand donnern. Doch sie stellte es mit Bedacht auf die Tischplatte zurück. »Dieses Glas ist sehr zerbrechlich. Wenn ich es fallen lasse, wird es in tausend Scherben zerspringen. Genauso ist es mit unserer Beziehung, Pete. Wenn du nichts für uns tust, wird es uns genauso ergehen wie diesem Glas.« Mit einer raschen Handbewegung wischte sie über die Tischkante. Klirrend fiel es zu Boden. Mit einer diebischen Freude bemerkte ich, dass das Glas heil geblieben war. Pia nahm es nicht wahr. »Eine Beziehung ist etwas sehr Fragiles, Pete. Sie funktioniert nur, wenn beide daran arbeiten. Maxi ist noch klein. Sie hat es verdient, dass Mama und Papa alles dafür tun, dass wir eine Familie bleiben. Aber ich sehe doch, wie du dich verändert hast ...«

»Piaaa! Nicht schon wieder!«

Sie ließ mich nicht zu Wort kommen. »Du bist krank!«, schrie sie. »Krank! Wann geht das endlich mal in deinen Kopf rein!«

Als sie endlich sah, dass das Weinglas heil geblieben war, rastete sie völlig aus. Wie besessen trampelte sie darauf herum und schnitt sich dabei. Sie schien es nicht zu merken. Selbst den blutenden Fuß nahm sie nicht wahr. »Du bist krank, krank«, stammelte sie und rannte in die Küche, um dort weiterzutoben. »Dir ist einfach nicht zu helfen.« Sie riss die Schränke auf, schnappte sich die Kaffeetassen und warf sie eine nach der anderen an die Wand. »Dein Hirn ist krank«, schrie sie. Dann folgten die Untertassen.

Das ist doch kein normales Verhalten, dachte ich, während ich ihr Treiben beobachtete. Einmal mehr fragte ich erst mich und dann Pia, ob nicht vielleicht sie es war, die ärztlicher Hilfe bedurfte. Das brachte sie noch mehr in Rage.

»Du bist ja wohl total bescheuert!«, kreischte sie und lachte hysterisch. »So geht das nicht weiter«, schrie sie dann. »So geht das nicht weiter.«

»Du bist verletzt, Pia.« Ich versuchte sie zu besänftigen. »Setz dich erst mal hin und beruhige dich.«

Doch sie lief völlig außer sich auf und ab und redete wirres Zeug. Der Boden war voller Blut.

»Lass mich deinen Fuß verbinden«, bat ich.

»Du bist krank, krank! Du bist total meschugge!«, kreischte sie. »So geht das nicht weiter, so geht das nicht weiter, nicht weiter!«

Da hatte sie Recht. So ging es nicht weiter.

Ich nahm meine Tasche wieder auf, ging hinaus und schloss die Tür leise hinter mir.

Draußen wartete Christian im Auto. Vermutlich hatte er geahnt, was passieren würde. »Fahr mich ins nächste Hotel«, sagte ich.

Er nickte und ließ den Motor an.

Nachdem ich eingecheckt hatte, hockten wir uns an die Bar und redeten über alles.

»Halt den Ball flach in den nächsten Tagen«, sagte Christian zum Abschied. »Versprichst du mir das?«

Ich nickte.

»Wir bleiben in Kontakt.« Er winkte den Ober heran. »Zahlen, bitte.«

»Lass mal, das geht auf mich. Ich bin dir sehr dankbar für alles, was du für mich getan hast«, sagte ich.

Er lächelte verschmitzt und klopfte mir auf die Schulter. »Halt die Ohren steif.«

»Mach selber.«

Ich bestellte mir noch ein Bier und zappelte mit den Beinen. Meine Gedanken kreisten um Pia. Und wie ich zum ersten Mal wieder richtig rennen konnte.

Ich spüre Glück ganz unterschiedlich:
Es kann quasi als Flash aufblitzen, als kurze, aber heftige Explosion positiver Empfindungen. Das Gefühl, platzen zu müssen, weil es mir so gut geht, dass Herz und Bauch, Geist und Körper die Fülle an Gefühlen nicht mehr aufnehmen können, so z. B. wenn ich abends in das Zimmer meiner Tochter komme, vor ihrem Bett stehen bleibe und sie anschaue, während sie friedlich schläft.
Glück kann sich aber auch ganz leise und behutsam einstellen: Ich jogge durch einen Wald oder sitze an einem Strand und beobachte das Meer. Ich fühle mich ausgeglichen und entspannt, bin mit mir und meiner Umwelt im Reinen. Mit all meinen Sinnen fühle ich mich als Teil eines großen Ganzen, eines beeindruckenden Universums. Dann scheint sich mein Herz zu öffnen und warme Gefühle und Zufriedenheit durchströmen mich ... Glück ...

Sabine Stang, 42 Jahre, Diplom-Ingenieurin

---

08. Sprint

Ich zog Pia mit hinaus auf die Straße. Maxi musste auch mit. Aquila ließ sich mitreißen. Vermutlich spürte sie meine innere Anspannung, dauernd sprang sie an mir hoch.

»Schaut genau hin!«, rief ich ausgelassen und begab mich in Startposition. »Ich verspreche euch, ihr werdet staunen!«

Pia lächelte unsicher.

»Also, los, seid ihr soweit?«

Maxi guckte mit großen Kulleraugen von Pias Arm aus zu mir hoch. Aquila machte artig Sitz, sie ahnte wohl, dass gleich etwas Großartiges passieren würde. Pia warf mir einen beunruhigten Blick zu.

»Okay, Pia, du gibst das Kommando«, befahl ich.

Pia nickte und folgte meiner Anweisung. »Achtung, fertig, los!«

Ich sprintete los. Spürte das Zusammenspiel der Muskeln. Den Wind im Gesicht. Mein Puls schnellte nach oben. Ich rannte, rannte, rannte. So schnell ich konnte. Die Straße entlang bis zum Ende und wieder zurück. Es war, als hätte ich Flügel. Ich flog die Straße rauf und wieder runter. Dabei lachte ich aus tiefstem Herzen. Ich rannte und lachte, rannte und lachte. Ich hätte die ganze Welt umarmen können. Als ich Pia mit Maxi am Ende der Strecke stehen sah, überflutete mich ein Gefühl tiefster Dankbarkeit. Meine beiden Frauen. Meine kleine Familie. Und ich konnte laufen, rennen, fliegen. Und wenn ich das wieder konnte, dann konnte ich alles andere auch. Ich war glücklich. So mussten sich Marathonläufer fühlen, die gerade den Sieg errungen haben.

Dann hatte ich sie wieder erreicht. Ich stoppte.

»Und? Was sagst du?«, hechelte ich.

Pia sah mich seltsam berührt an. »Schön«, antwortete sie. Irritiert nahm ich ihren Gesichtsausdruck wahr. Sie wirkte überhaupt nicht begeistert, sondern zog ein Gesicht, als habe sie soeben ganz tief in die Grütze gegriffen.

»Freust du dich denn gar nicht?«

»Doch«, antwortete sie lahm.

Nicht sehr überzeugend. Was war bloß los mit ihr? War es ihr am Ende egal, dass ich keine Schmerzen mehr hatte? Ihr, die meine ständigen Kämpfe mit den Gelenken kannte! Ihr, die sich an mein mühsames Einlaufen der Füße Tag für Tag gewöhnt hatte. Wenn überhaupt jemand ermessen konnte, was mir diese neugewonnene Freiheit bedeutete, dann war es Pia. Warum sah sie es dann nicht? Warum freute sie sich nicht? War ich ihr gleichgültig geworden? Unsinn! Ich schalt mich insgeheim für diese Gedanken. Schob sie einfach beiseite. Warum sich mit solch dummen Zeug belasten? Ich war glücklich. Demütig und dankbar. Und plötzlich fiel es mir wie Schuppen von den Augen. Nur einer konnte für dieses Wunder verantwortlich sein. Kein Schweizer Spezialist, keine Tabletten, keine regelmäßige Bewegungstherapie, einzig und allein Gott konnte die Lahmen wieder gehend und die Blinden wieder sehend machen. Dass ich darauf nicht schon früher gekommen war!

Im tiefsten Innern hatte ich es immer schon gewusst. Eigentlich war ich auch schon immer religiös gewesen. Im katholischen Glauben erzogen, beendete ich jeden Tag mit einem Gebet.

So in dem Stil: »Lieber Gott, mach, dass ich morgen ein neues Auto bekomme.« Mit der Kirche hatte ich nie viel am Hut gehabt, obwohl ich als Jugendlicher sogar Messdiener gewesen war. Aber ich hatte meinen Glauben. Ja, ich glaubte, und zwar felsenfest, an eine höhere Macht, die unsere Geschicke lenkt. Es half mir, niemals fühlte ich mich allein, denn ich wusste, Gott hatte immer ein Auge auf mich. Zum ersten Mal in meinem Leben wurde mir klar, wie sehr Gott auf mich achtete. Bei dem Gedanken daran erfasste mich wieder eine Welle des Glücks. Im Stillen bedankte ich mich auch bei Schwester Blandine. Hatte es doch geholfen, dass meine Mutter die französische Schutzheilige zu meinem Engel erkoren hatte! Und dass sie in Trier an ihrem Schrein gebetet hatte. Als meine Mutter erfahren hatte, dass ihr Sohn Bluter ist, noch dazu mit dem überaus seltenen Faktor-Sieben-Mangel, pilgerte sie erst nach Kevelaer und wenige Wochen später nach Trier. »Reine Vorsichtsmaßnahme, doppelt gemoppelt hält besser«, sagte sie. Von jeder dieser Reisen brachte sie geweihtes Wasser und diverse Heiligenbildchen mit. »Trink das!«, befahl sie. »Das reinigt dein Blut!« Ich war 16. Den Teenie möchte ich sehen, der das mitmacht! »Mutter!«, protestierte ich. »Das sind fünf Liter. Du glaubst doch nicht etwa an den Quatsch?« Meine Mutter zeigte sich unerbittlich. Bis auf den letzten Tropfen musste ich das geweihte Wasser trinken. Innerhalb eines Tages.

»Sonst verliert es seine heilende Wirkung«, behauptete sie. Schwester Blandine ... sie hatte sich meiner erbarmt. Ich würde meine Mutter bitten, mir ein Heiligenbildchen zu schicken. Das konnte nicht schaden.

Ich war dankbar und glücklich. Ich wusste, nichts konnte mich mehr umwerfen. Ich hatte keine Angst mehr. Vor nichts und niemandem. Vielleicht sind Ängste gut, philosophierte ich im Stillen. Doch wozu? Wovor haben die Menschen Angst? Vor Veränderungen? Ist es nicht so, dass man immer etwas anderes will als das, was man gerade hat? Immer anders sein will als man ist? Hat nicht jeder Träume? Und wenn die Träume Wirklichkeit werden, was tun die Menschen dann?

Sie haben Angst. Jede Veränderung bedeutet ein Ende des bisherigen Zustandes, ein Abschied von vielleicht liebgewordenen Gewohnheiten. Menschen haben Angst vor dem Neuen, und sie haben Angst, nie mehr zum alten Zustand zurückkehren zu können, die Brücke hinter sich abzuschlagen. Und deshalb ändern sie nichts. Für die einen bedeutet Angst eine Hemmschwelle, schlimmstenfalls eine Blockade, für die anderen ist Angst ein Schutzschild. Sollten sich die anderen damit bewaffnen, ich brauchte das nicht. Wenn jetzt dank göttlicher Fügung meine Schmerzen verschwunden waren, so wusste ich, was das bedeutete. Nie wieder würden mich Ängste vor irgendetwas zurückhalten. Ich brauchte sie nicht. Jetzt nicht mehr.

Es war sonnenklar: Ich befand mich in einer hochenergetischen Phase. Meine Arbeit machte mir Spaß, sie brachte mich nach vorn. Dass ich dafür nicht nur den Tag, sondern auch die Nacht nutzte, erschien mir durchaus legitim. Zwischendurch kümmerte ich mich um Maxi und hielt Pia bei Laune. Oder ich peste die Straßen rauf und runter, um aufzutanken. Ich fühlte mich grandios. Unschlagbar. Und ich kam zu einer weiteren Erkenntnis: Schlafen taugt nichts. Sollten die anderen ruhig alle pennen. Für mich war das nichts. Ich hatte Wichtigeres zu tun als nutzlos im Bett herumzugammeln. Ich konnte es mir leisten, nie fühlte ich mich müde oder schlapp. Noch nicht mal ein Sekundenschläfchen hielt ich, zumindest war es mir nicht bewusst. Schlafen war nur etwas für Schläfer. Ich brauchte den Schlaf genauso wenig wie Ängste! Manchmal entspannte ich mich, indem ich eine gute Stunde Musik hörte. Danach fühlte ich mich wie nach einem Tiefschlaf. Frisch und ausgeruht machte ich mich wieder an die Arbeit.

Mit meinem Job ging es gut voran. Ich hatte ein Irrsinnsgehalt und meine Vision, wie man das Superprogramm von Spike vermarkten konnte. Dafür brachte ich vollen Einsatz: Ich führte unzählige Telefonate mit potenziellen Kunden, Programmierern und Leuten, von denen ich meinte, dass sie mir bei der Anbahnung neuer Geschäftskontakte nützlich sein könnten. Um ständig erreichbar zu sein, trug ich mein Handy immer bei mir.

Eines Nachmittags, als ich gerade joggen wollte, rief mein Bruder an. »Wie geht's, Alter?«, fragte ich leichthin. Mein Bruder ist zwar jünger als ich, aber aus irgendeiner Marotte heraus nenne ich ihn »Alter« und er mich Pete.

»Ach, immer das Gleiche. Heute waren wir wieder auf Streife ...« Claus war Polizist und zwar aus echter Überzeugung. Für ihn war das nicht einfach nur ein Job, mit dem er Geld verdiente. Ich glaube, insgeheim steckte ein kleiner Moralapostel in ihm. Aber warum auch nicht? Er hatte genau wie ich seine Visionen. Er von einer besseren Welt und ich von dem ganz großen Deal.

»... und dann komme ich nach Hause und da bricht mir die blöde Kiste zusammen.« Offenbar hatte ich ganz kurz nicht zugehört und deshalb den Faden verloren. Ich fragte mich, von welcher Kiste er sprach. Meinte er den Fernseher?

»Nichts mehr zu machen. Ich müsste mir eigentlich eine neue kaufen. Die Kiste ist schon acht Jahre alt.« Vermutlich sprach er von seinem PC.

»Dann kauf dir doch eine neue Kiste.«

Mein Bruder seufzte tief. »Würd ich ja gern, aber das geht momentan nicht. Irgendwie scheint bei mir zur Zeit alles Essig zu sein. Dauernd geht etwas kaputt. Vor zwei Wochen war's die Waschmaschine, letzte Woche hat mein Auto den Geist aufgegeben, der Vergaser ist fratze, oh Mann, Pete, ich sag's dir ... Und jetzt auch noch der Computer.« Ich verstand ihn gut.

»Wie viel brauchst du?«, fragte ich.

Schweigen am anderen Ende der Leitung. »Zu viel«, meinte er nach einer kleinen Ewigkeit.

»Lass das mal meine Sorge sein«, antwortete ich. »Also, wie viel?« Er wollte läppische 5000, ich überwies ihm 10.000 Mark. Ich wollte es nicht zurückhaben. Wozu denn? Ich verdiente eine Menge Holz, und wenn ich Claus damit eine Freude machen konnte, warum nicht?

Überhaupt hätte ich am liebsten allen geholfen. Pia wurde immer misstrauischer.

»Du hast dich verändert«, stellte sie fest. Dabei drehte sie im Zeitlupentempo eine Haarsträhne zwischen den Fingern um die eigene Achse.

»Der Mensch ändert sich, Pia. Das ist gut und richtig so. Sich nicht zu verändern bedeutet Stillstand«, begann ich. Ich hätte am liebsten ein bisschen über meine neu gewonnenen Erkenntnisse doziert, doch sie unterbrach mich.

»Irgendetwas stimmt nicht mit dir«, murmelte sie, mehr zu sich als zu mir, und grübelnd zwirbelte sie ihre Haarsträhne weiter. So wie sie das immer tat, wenn sie nachdachte.

»Menschen reifen, Pia. Sie werden älter und klüger. Mit 30 hast du nicht mehr die Einstellungen, die du als 16-Jähriger mit deinen Freunden geteilt hast. Und falls doch, ist in deiner Entwicklung etwas schiefgelaufen. Ich wollte nie arbeiten. Mit 16 war mein Traumberuf Rentner«, sinnierte ich. »Das sehe ich heute natürlich anders.« Ich legte eine kurze Pause ein, um ihr Gelegenheit zu geben, mir zuzustimmen. Sie reagierte nicht. Ich fuhr fort. »Ich kann mir denken, was dir aufgefallen ist. Ich befinde mich momentan in einer energiegeladenen Phase. Es geht mir so gut wie schon lange nicht mehr«, fügte ich hinzu.

»Seit diesem Seminar bist du so …«, Pia suchte nach Worten, drehte weiter an ihrer Haarsträhne und fand die Sprache wieder, »du bist so anders, Pete.« Ich wollte schon etwas erwidern, doch sie kam mir zuvor. »Ich weiß nicht so recht, wie ich das einordnen soll, aber irgendetwas stimmt hier nicht.« Sie hatte wieder diesen weichen Unterton, doch diesmal straften ihre Augen sie Lügen.

»Was genau meinst du?«, fragte ich.

Sie warf mir einen strengen Blick zu, atmete tief ein und sagte dann: »Du kommst mir vor wie nach einer Gehirnwäsche!«

Das schlug dem Fass den Boden aus. »Also ehrlich, Pia! Du hast echt Paranoia!«

»Paranoia? Ich?« Falscher Schachzug. Jetzt wurde sie sauer. »Ich werde dir sagen, was ich habe! Ich habe den konkreten Verdacht, dass etwas nicht stimmt. Das ist keine unbegründete Angst, Pete. Lass mich ausreden!«, fuhr sie mich an, obwohl ich noch gar nichts gesagt hatte. Allerdings, das hatte sie richtig interpretiert, war ich drauf und dran, sie zu unterbrechen. Dieses Geschwafel war kaum auszuhalten, fand ich.

»Dieser Wochenendausflug, den *Spike* für euch komplett bezahlt hat, meinst du, das machen die so ganz ohne Hintergedanken?«

»Nein, sie schulen uns.«

»Pah! Dass ich nicht lache!«, stieß sie aus, lachte aber nicht. »Sie haben euch einmal komplett auf links gedreht, Pete! Und dass du das nicht einmal bemerkt hast, zeigt mir nur, mit wie viel Raffinesse sie vorgegangen sind.«

»Das ist Schwachsinn, Pia. Bitte, denk doch einmal in Ruhe darüber nach.« Ich sprach betont ruhig mit ihr. In diesem Zustand konnte man sie nur so erreichen. Doch es zeigte wenig Wirkung, genau genommen gar keine, wie ich feststellen musste. Sie echauffierte sich weiter.

»Da haben wir es! Du wagst es nicht einmal, in Zweifel zu ziehen, dass dieses Unternehmen eigene Interessen verfolgt.«

»Wenn du mir zugehört hättest, dann hättest du sehr wohl registriert, dass ich das keineswegs infrage stelle. Ich wiederhole es gerne noch einmal: Sie schulen uns. Der einzige Zweck dieses Seminars war, dass man am Ende Mitarbeiter hat, die wissen, worüber sie reden. Sie bringen uns alles bei, was wir drauf haben müssen. Das ist der ganze Sinn und Zweck gewesen. Und dass sie Spaß mit Arbeit kombinieren, empfinde ich als sehr positiv. Sie verbinden Motivation mit Training, das ist doch gut! Ich finde sogar, dass sie das optimal gelöst haben. Sie laden uns ein, wir pauken und fahren hinterher Ski, besser kann es doch gar nicht laufen. Es hat Zeiten gegeben, da hättest du das ganz genauso gesehen. Wo liegt dein Problem?«

»Mein Problem? Du fragst mich allen Ernstes, wo mein Problem liegt?« Ihre Stimme klang ein bisschen zu schrill für meine Ohren. »Ich will es dir sagen, Pete, auch wenn du es nicht hören willst. Mit *Spike* stimmt etwas nicht.« Sie stieß die Luft aus wie ein wild gewordener Stier.

Ich musste mich doch sehr wundern! Was war nur mit meiner Frau geschehen? War ich vielleicht nicht oft genug für sie da? Fühlte sie sich vernachlässigt? War es das? Gut, okay, sie hatte schon ziemlich zurückstecken müssen in letzter Zeit, das sah ich jetzt ein.

»Pia, ich mache das für uns! Ich sehe ein, dass ich in letzter Zeit nicht viel Zeit gehabt habe fürs Familienleben …«

»Das ist es nicht.«

»Was ist es dann?«

»Diese Firma …«

»*Spike.*«

»Genau. Ich habe mich gefragt, ob die infiltriert worden ist.«

»Bitte?«

»*Scientology Church.*«

»Was?« Mir blieb fast die Spucke weg.

»Es ist doch allgemein bekannt, dass die sich in florierende Unternehmen einkaufen, um dort ihre …«

Ungläubig verfolgte ich ihre weitschweifigen Ausführungen über Dogmen, Sekten und wie sie das Wirtschaftssystem zu beeinflussen beabsichtigten.

»Ich habe es überprüft«, schloss sie.

»Aha.«

»Willst du gar nicht wissen, zu welchem Resultat ich gekommen bin?«

Ich seufzte. »Du wirst es mir bestimmt gleich sagen.«

»Sie sind nicht an *Spike* beteiligt.«

»Das dachte ich mir.« Sie warf mir einen stummen Blick zu und hatte dem nichts mehr hinzuzusetzen. Endlich, dachte ich.

»Willst du jetzt vielleicht, nachdem du dich hinreichend erklärt hast, meine Meinung hören?«

Sie nickte. »Bitte.«

»Menschen verändern sich. Ich bin weder einem Guru verfallen, noch habe ich mich einer Gehirnwäsche unterzogen. Ich habe nur für mich festgestellt, dass es eine weitere Art gibt, die Dinge anzugehen. Ich will mir und auch dir nicht mehr das Leben schwer machen, indem ich mir Sorgen über unsere Zukunft mache oder eine unbestimmte Angst mich lähmt. Denk doch mal nach, Pia! Wir haben eine schwere Zeit hinter uns gebracht. Das ist Schnee von gestern, und darüber bin ich sehr froh. Jetzt will ich nach vorn schauen! Ich habe zugegriffen, als sich mir eine Chance bot. Der Job für *Spike* macht mir Spaß, er wird gut bezahlt und ich werde erfolgreich sein, da bin ich absolut sicher. Es wäre wirklich schön, wenn du dich mit mir freuen könntest.«

Sie wirkte nicht sehr überzeugt. Ich nahm sie in den Arm. »Du wirst sehen, es wird alles gut«, sagte ich. Sie lehnte ihre Stirn an mein Kinn und ließ es dabei bewenden. Vorerst. Ich spürte, dass das Ende ihrer Fragen und Zweifel noch nicht erreicht war. Dafür kannte ich Pia zu gut.

Etwa zwei Wochen später lud ich einen Vertriebskollegen zu uns nach Hause ein. Er hatte wie ich gerade erst bei *Spike* angefangen. Ich hatte beschlossen, ihm ein bisschen unter die Arme zu greifen. Zwar hatte er auch an dem Wochenendseminar teilgenommen, allerdings hatte der arme Kerl immer noch überhaupt keine Ahnung von dem Programm. Wir tranken gerade in der Küche einen Kaffee, als Pia sich zu uns gesellte. So ganz nebenbei stellte sie ihm ein paar Fragen. Dabei ließ sie das naive Dummchen heraushängen. In Wahrheit war sie das niemals auch nur für eine Sekunde gewesen. Äußerlich eher desinteressiert verfolgte ich jeden ihrer geschickt getarnten Schachzüge. Sie riss die jadegrünen Augen einen Tick weiter auf als sonst, warf ihr Haar zur Seite, legte den Kopf ein wenig schief, und hing gebannt an seinen Lippen, während mein nichtsahnender Kollege ihr bereitwillig Antworten gab. Er ging ihr voll auf den Leim. Frank gestand Pia freimütig, dass er keinen blassen Schimmer von der Materie habe. Das hatte ich vermeiden wollen. Pia war ohnehin schon misstrauisch genug. Und genau in diesem Moment, als Frank schon munter weiterquatschte, erkannte ich, welche Folgen dieses Gespräch für mich haben würde: Noch mehr Fragen, die zu nichts führten als zu noch mehr Bedenken. Ich versuchte, die Unterhaltung in andere Bahnen zu lenken. Doch Pia überging mich und lullte Frank ein. Und sie bekam, was sie wollte. Frank redete ohne Punkt und Komma. Begeistert faselte er von unserem Ski-Ausflug nach Österreich. Nach der letzten Diskussion mit Pia hatte ich keine weiteren Einzelheiten mehr preisgegeben. Kein Wunder, dass sie nun hoffte, mehr darüber von Frank zu erfahren.

»Das war ein Supertrip«, schaltete ich mich ein. »Und ein großartiges Coaching. Wie ich dir schon sagte, Pia, es war eine tolle Gelegenheit, sich gegenseitig kennenzulernen in einem zwanglosen Rahmen. Das ist wichtig fürs Betriebsklima.« Ich warf einen demonstrativen Blick auf meine Armbanduhr. »Schon so spät? Da sitzen wir hier und quatschen, als hätten wir nichts zu tun«, sagte ich und sah ernst zu Frank. »Wir sollten jetzt wirklich mal loslegen. Lass uns ins Dachstudio gehen und uns an die Arbeit machen.«

Doch der Bursche war nicht zu stoppen. »Ja sicher, gleich. Ich muss das Pia eben noch zu Ende erzählen. Du, das war nicht nur ein toller Trip, das war auch verdammt großzügig von *Spike.*«

»Ach ja?«, hakte Pia nach.

»Na klar! Die haben doch alles bezahlt. Auch unsere Saufgelage in der Pistenbar.«

»So, genug gequatscht. Lass uns hoch gehen, Frank. Wir haben noch eine Menge zu tun.«

Der Volltrottel hörte nicht auf zu quatschen. »*Spike* hat sämtliche Kosten übernommen. Alles, die Anreise, die Unterkunft, die Verpflegung, selbst für unsere Sperenzchen in der Hotelbar kamen die auf. Zwischendurch hatten wir Verkaufsseminare.«

»Da habt ihr sicher viel gelernt, oder?«, erkundigte sich Pia unschuldig.

»Oh ja!«, schnatterte Frank weiter. »Sprecht nie mit Vorstandsmitgliedern über Geld. Das dürft ihr nie machen! Unser Seminarleiter war ein saugeiler Rhetoriker. Weißt du, was er uns beigebracht hat?«

Pia zog fragend die Augenbrauen hoch.

»Geld kommt zu Geld!« Wie zu seiner eigenen Bestätigung nickte Frank mit dem Kopf. »Simpel, aber bestechend in seiner Klarheit.«

Mir fiel ein, dass der Seminarleiter uns eine weitere Weisheit mit auf den Weg gegeben hatte. »Liebe wird zu Liebe«, hatte er erklärt. Ich nahm mir vor, meine nächste Firma *Liebe* zu nennen. Ich war mir sicher, dass ich schon bald in der Lage sein würde, ein eigenes Unternehmen in dieser Branche zu gründen. Natürlich erst, wenn ich meine Aufzugswartungsfirma endlich verkauft hatte. Leider ließ der Interessent, *Verto*, sich sehr viel Zeit. Noch immer war die Sache nicht in trockenen Tüchern. Unwirsch schob ich den Gedanken beiseite und konzentrierte mich lieber auf meine Zukunft als erfolgreicher Unternehmer in der Softwarebranche. Bis dahin galt es noch einige Hürden zu nehmen. Ich würde mir noch mehr Fachwissen aneignen müssen. Und ich bräuchte ein ordentliches Startkapital. Bei *Spike* konnte ich beides erreichen. Wissen und Geld. Das ist Macht, dachte ich. Bevor Frank weiterreden konnte, riss ich das Gespräch wieder an mich. »Wir hatten unseren eigenen Skilehrer. Ich habe gar nicht gewusst, dass Skifahren so einfach ist. Abfahrten machen irre viel Spaß. Ehrlich, ich hab mich rundum wohl gefühlt. Und auch die Leute waren echt klasse drauf.« Frank nickte begeistert. »Alles in allem ein gelungener Ausflug«, schwärmte ich weiter. »Und ich denke, dass wir eine Menge von dem, was wir dort gelernt haben, zukünftig nutzen können.«

Frank runzelte die Stirn. »Das habe ich dir ja schon mal gesagt: Ich habe null begriffen von dem, was sie während der Schulung gelabert haben«, hörte ich ihn zu meinem großen Entsetzen sagen.

Pia nickte verständnisvoll.

Du solltest besser jetzt die Klappe halten, dachte ich, sprach es aber nicht aus. Stattdessen jagte ich ihn in mein Arbeitszimmer.

Als er weg war, kam das Unvermeidbare. Pia bat mich um ein Gespräch am Küchentisch.

»Ich habe nachgedacht, Pete.« Sie drehte wieder an ihrer Haarsträhne. Nicht schon wieder, betete ich innerlich.

»Du hast dich verändert.«

»Pia! Das haben wir doch schon hundert Mal durchgekaut!

Menschen verändern sich nun mal im Laufe ...« Pia ließ mich nicht ausreden.

»Deine Veränderungen in letzter Zeit führe ich keineswegs auf Reife zurück. Falls dich überhaupt interessiert, was ich davon halte«, fauchte sie. Sie sprang von ihrem Stuhl auf. »*Spike* gehört zwar nicht zu den Scientologen, allerdings könnte es auch eine andere Sekte sein. Wie sonst ist es zu erklären, dass sie Leute einstellen, die von Tuten und Blasen keine Ahnung haben?«, zischte sie.

»*Spike* stellt Leute ein, die verkaufen können. Ob du nun Klamotten verkaufst oder PC-Programme, das ist doch egal! Hauptsache, du stehst hinter dem Produkt und bringst es überzeugend an den Mann! Und überhaupt, wer kennt sich mit dem Internet schon großartig aus? Die Entwicklung steckt doch noch in den Kinderschuhen! Gut, du hast Recht, Frank hat wirklich null Ahnung. Er kommt aus der Textilbranche. Deshalb will ich ihm ja auch helfen. Die Firma stellt Persönlichkeiten ein, Leute, die präsent sind. Fachkenntnisse sind uninteressant.«

»Der Typ hat zugegeben, dass er NULL Ahnung hat, Pete. Und eine Persönlichkeit ist er auch nicht.« Pia ahmte Franks Körperhaltung nach. Sie ließ die Schultern leicht nach vorn hängen und die Arme am Körper baumeln, als wüssten sie nicht, was sie dort zu suchen haben. Wenn Frank einem die Hand zur Begrüßung reichte, fühlte sich die an wie ein halbtoter Fisch.

»Er ist unsicher. Er hat eben noch keine Visionen«, rief ich. Sie runzelte die Stirn. Offenbar verstand sie mich nicht.

»Er weiß eben noch nicht, was man mit dem Shopsystem anfangen kann. Mensch, Pia! Denk doch mal nach! *Spike* hat ein E-Commerce-Programm entwickelt. Da kannst du übers Internet Bücher, CDs, Klamotten und alles, was du willst, bestellen!«

Pia schien nachzudenken. Der Groschen würde schon noch fallen. Ich musste nur noch ein bisschen nachhelfen und ihr das Ganze ausführlicher erklären.

»Also, stell dir vor, du sitzt an deinem Computer und suchst dir die Schuhe aus, die du immer schon haben wolltest. Kein endloses Suchen in den Läden auf elendig langen Shoppingtouren.

Theoretisch brauchst du überhaupt nicht mehr einkaufen zu gehen. Kein lästiges Shoppen, kein Anstellen an der Kasse mehr.

Einfach gemütlich zu Hause am PC sitzen und anklicken, welche Schuhe es sein sollen, verstehst du? Du gibst deine Größe ein und ab damit in den virtuellen Warenkorb. Dann tippst du deine Kontonummer ein und einen Tag später werden dir die Schuhe geliefert. Ist doch toll, oder?« Ohne ihre Bestätigung abzuwarten, fasste ich meine Begeisterung in wenigen Worten zusammen: »Das ist der helle Wahnsinn! Frank hat noch keine rechte Vorstellung von den Möglichkeiten, die dieses Shopsystem bietet. Der braucht eben etwas länger. Jeder hat sein eigenes Tempo. Trotzdem ...«, und hier legte ich eine Kunstpause ein, um meinen Worten Nachdruck zu verleihen, »trotzdem wird er seinen Weg schon finden. Aber darüber brauchst du dir doch keine Sorgen zu machen, Pia! Das ist doch gar nicht deine Sache.«

Pias Skepsis, was meinen neuen Arbeitgeber betraf, war durch Frank Plaudertasche weiter genährt worden. Fakt war, mir ging es supergut. Ich verdiente eine Schweinekohle und der Job machte Spaß. Das war mir wichtig. Ich ließ meine Visionen nicht aus dem Auge. Ich würde das Geschäft richtig nach vorne bringen.

Eines Abends Ende April, als ich wie immer in meinem Dachstudio am Schreibtisch arbeitete, rief der Geschäftsführer von *Verto* an. Mein Herz machte einen Hüpfer. Wollte er mir nun endlich ein Angebot für meine Wartungsfirma machen?

Es sah ganz danach aus: »Ich biete Ihnen 80.000.«

Wenn er 80.000 sagte, hatte er doch sicher einkalkuliert, dass wir in Verhandlung treten würden, überlegte ich.

»Tja, das tut mir leid, Herr Obermaier«, antwortete ich. »Unter 120.000 läuft gar nichts«, schob ich mit fester Stimme nach. Ich legte meine Füße auf den Schreibtisch. Es würde ein längeres Gespräch werden, das hatte ich im Blut.

»Das ist sehr viel mehr, als wir erwartet haben«, antwortete Herr Obermaier. Maxi, die zuvor ruhig auf dem Teppich gespielt hatte, krabbelte in Richtung Treppe. Verdammt. Das Treppengitter stand offen!

Ich bat Herrn Obermaier um einen Moment Geduld, sprang auf und hechtete zu Maxi. Dann schloss ich das Treppengitter und nahm Maxi auf den Arm.

»Darfst du doch nicht!«, schalt ich sie. »Das ist viel zu gefährlich! So, jetzt gehen wir wieder zurück in Papas Arbeitszimmer«, erklärte ich ihr und setzte sie wieder neben meinem Schreibtisch auf den Boden. Dann drückte ich ihr ein paar Duplo-Steine in die kleinen Hände.

»Hier, Schatz, spiel schön«, forderte ich sie auf. Dann widmete ich mich wieder meinem Telefonat.

»Ach, Sie haben auch eine Tochter?«, lachte Herr Obermaier.

»Ja. Sie auch?«

»Oh ja. Meine ist fünf Jahre alt. Wie alt ist denn Ihre?«

Er wollte mich einseifen. Ganz klar.

»Noch zu klein, um etwas vom Geschäft zu verstehen. Da haben wir ihr etwas voraus. Wo waren wir stehen geblieben? Richtig. Unter 120.000 läuft bei mir gar nichts.«

Wir plänkelten noch eine Weile, das Gespräch zog sich wie nasses Holz. Mir war es egal. Ich hatte Zeit.

»Wissen Sie, Herr Kluth, ich habe noch nie jemanden erlebt, der so dreist ist wie Sie. Aber Sie gefallen mir«, stellte Obermaier fest. Ich wusste nicht so recht, was ich darauf antworten sollte. Noch bevor mir etwas einfiel, sagte er: »Wir machen das, Herr Kluth. 120.000 Mark und keinen Pfennig mehr. Ich werde mit dem Leiter der Technik sprechen und mit dem Marketing-Manager. Dann melde ich mich wieder und wir machen einen Termin zur Vertragsschließung fix.«

»Einverstanden«, antwortete ich, und dann wünschte ich ihm noch einen schönen Tag.

Kaum hatte ich den Hörer aufgelegt, bekam ich einen Lachanfall. Maxi schaute erstaunt hoch. Sie machte große Augen. Und formte ihr Mündchen zu einem »Oh!« Ich freute mich und lachte. Lachte und lachte. Das fand Maxi komisch. Sie lachte mit.

Pia betrat das Studio. Unser Lachen hatte sie wohl angelockt. Maxi probierte vor lauter Freude Purzelbäume. Vielleicht dachte sie auch, ich lachte über sie. Pia fiel mit ein ins allgemeine Gelächter. Als sie sich halbwegs wieder eingekriegt hatte, fragte sie: »Was ist denn überhaupt so komisch?« Maxi kugelte weiter auf dem Teppich herum.

»Ich habe die Wartungsfirma an *Verto* vertickt«, kreischte ich und wieherte wieder los. »Für hundertzwanzigtau...«, und wieder musste ich lachen und lachen. Ich konnte einfach nicht aufhören.

»Ich fass es nicht!«, stammelte Pia. Sie schlug die Hände über dem Kopf zusammen. Und dann lachte sie weiter mit uns. Für einen Moment waren wir wieder ein Team. Ein unschlagbares Duo. Sie freute sich über den Deal genau wie ich.

Dann musste Pia wieder hinunter in die Küche, weil das Essen auf dem Herd stand. Als ich nach einer halben Stunde immer noch nicht aufgehört hatte zu lachen, kam sie erneut die Treppe hochgesprintet. Diesmal lachte sie nicht mehr. Auf ihrer Stirn bildete sich eine steile Kerbe.

»Das Essen ist fertig.« Ihr Gesicht war blass.

»Das Essen ist fertig, Maxi«, trällerte ich, nahm sie Huckepack und spielte Pferdchen mit ihr.

Ich habe mit 17 Jahren meinen Mann kennengelernt.
Das war vor 20 Jahren. Ich liebe ihn immer noch wie am ersten Tag.
Das ist für mich Glück.

Hanna Weilers, 37 Jahre, Rezeptionistin

---

9. Eiland. Escape. Eskapade

Es mochte so gegen zehn Uhr sein, als ich nach wenigen Stunden Schlaf erwachte. Die Sonne drang durch das Rollo ins Zimmer, und ich brauchte eine Weile, bis mir klar wurde, dass ich mich in einem Hotelzimmer befand. Ich betrachtete den dunkelblauen Vorhang und die Kringel, die die Sonne auf die Tapeten malte. Einzelheiten der letzten Tage fielen mir ein. Die schmutzigweißen Wände meiner Zelle, Hannes Hühnerbrust und die brutal aussehenden Wärter, Frau Doktor Fransig, der Klinikleiter, der auf die schlanken Fesseln von Franziska von Schelter stierte, das in Kerzenlicht getauchte Viererzimmer. Pia, wie sie ausgerastet war. Ich schloss die Augen wieder.

Nur langsam drang das Klingeln des Handys zu mir durch. Offenbar war ich wieder eingenickt. Wo ich doch nicht mehr schlafen wollte. Wer wagte es, mich anzurufen um diese Zeit? Unwirsch griff ich zum Telefon.

»Ja? Peter Kluth«, meldete ich mich.

»Herr Kluth! Gut, dass ich Sie erreiche«, meldete sich eine männliche, energiegeladene Stimme. Wann stand der Typ eigentlich auf, um sich um diese Zeit so frisch anzuhören? »Helmut Obermaier, *Verto.*«

Ich setzte mich ruckartig auf. »Guten Tag, Herr Obermaier«, antwortete ich und gab mir alle Mühe, very busy zu klingen.

»Ich hoffe, ich störe Sie nicht?«

Ich überlegte schnell. »Nein, nein, ich bin zwar gerade auf dem Weg zu einem Meeting, aber ein paar Minuten Zeit habe ich noch.« Das war gut. Er sollte nur nicht glauben, ich hätte auf seinen Anruf gewartet.

»Gut, dann mache ich es kurz«, sagte er. Das war mir nur recht. »Ich habe mit dem Marketing-Manager und dem Leiter der Technik gesprochen. Die Herren haben einen vollen Terminplan. In Kürze werden sie eine Auslandsreise antreten und sind dann über mehrere Wochen nicht im Hause. Ich weiß, es ist etwas kurzfristig, aber hätten Sie vielleicht Zeit am Dreizehnten um zehn Uhr morgens?« Bis zum Dreizehnten waren es noch genau vier Tage. Vier Tage noch, dann wäre alles wieder im Lot. Am liebsten hätte ich laut gejubelt und wild getanzt vor lauter Freude. Stattdessen befahl ich mir, ruhig zu bleiben.

»Moment, Herr Obermaier, ich sehe mal in meinem Timex nach«, antwortete ich. Hieß das eigentlich Timex oder Timer? Egal. Hauptsache, er dachte, ich sei optimal ausgestattet. Der Typ hatte bestimmt nicht viel Ahnung von solchen Dingen. In der Regel haben Geschäftsführer Sekretärinnen, die auf ihre Termine achten. Ich blätterte in der hoteleigenen Bibel auf dem Nachttisch und hoffte, er könnte das Rascheln hören.

»Nun, ich habe zwar am Dreizehnten um elf Uhr einen Termin, aber ich werde sehen, dass ich den etwas nach hinten schieben kann«, behauptete ich.

»Ginge das?«, erkundigte sich Herr Obermaier besorgt.

»Aber natürlich«, antwortete ich verbindlich. »Das kriege ich schon hin.« Schließlich war ich flexibel.

Ich musste zurück nach Hause. Der Termin sollte in meinem Büro stattfinden und alle erforderlichen Unterlagen waren dort. Obwohl ich gerade angefangen hatte, mich mit dem unpersönlich eingerichteten Hotelzimmer anzufreunden, fiel mir der Abschied nicht sehr schwer.

Als ich die Haustür aufschloss, beschlich mich ein merkwürdiges Gefühl. Würde Pia wieder apathisch auf der Couch hocken und mich anblaffen? Auf dem Boden lag haufenweise Post. Ich nahm sie auf, warf einen kurzen Blick drauf. Vermutlich wieder nur Rechnungen. Ich seufzte und legte die Umschläge auf das Schränkchen in der Diele. Darum würde ich mich später kümmern. Ich lauschte. Nichts, absolute Stille. Ich spürte, dass niemand zu Hause war.

»Pia?«, rief ich. Keine Antwort. Als ich mir sicher war, dass sie nicht da war, betrat ich das Wohnzimmer. Es sah aus wie immer. Ich ging in die Küche. Kein Zettel auf dem Tisch. Wozu auch? Nach ihrem gestrigen Auftritt konnte sie wahrlich nicht damit rechnen, dass ich zurückkommen würde. Ich lief ins Kinderzimmer. Das Spielzeug! Es war nur noch die Hälfte davon da. Die Windeln! In der Ecke hinter der Tür hatte sie sonst die großen Pakete gestapelt. Jetzt stand keines mehr da. Ich riss Maxis Schrank auf. Keine Bodys, keine Strampler, nichts. Ich knallte die Schranktür zu. Rannte zum Schlafzimmer und riss den Kleiderschrank auf. Pias Sachen fehlten.

Sie war weg. Und Maxi auch.

Ich ließ mich aufs Bett fallen. Fragte mich, wo sie sein könnten. Sabs! Pias engste Vertraute. Bestimmt wüsste die etwas! Ich suchte die Nummer von Sabs und Helge im Telefonverzeichnis. Sonst kannte ich sie auswendig, heute war ich zu nervös.

Helge meldete sich nach dem dritten Klingeln. Helge war einer meiner Kumpel aus dem harten Kern, uns verband eine langjährige Freundschaft. Sonst telefonierten wir oft über Stunden, jetzt wollte ich nur eines erfahren. »Weißt du, wo Pia steckt?«, fragte ich ihn sofort.

»Sie ist hier, Pete.« Ich nickte stumm.

»Sie ist mit Maxi zu uns gekommen. Aquila hat sie bei Mandy untergebracht. Sie geht davon aus, dass du sie dort abholst.«

»Geht klar.«

»Pia braucht Abstand, Pete.« Ich nickte wieder. Sagte aber nichts.

»Sie ist ziemlich fertig. Was ist los bei euch?«

»Helge, wenn du wüsstest, was sich hier in den letzten Tagen abgespielt hat! Pia macht gerade eine schwere Phase durch, schätze ich. Sie dreht völlig am Rad ...«

Helge unterbrach mich. »Sie sagt, du hättest eine Psychose, Pete.«

»Ich weiß. Glaub mir, ich habe keine Ahnung, wie sie darauf gekommen ist! Irgendwelche Psychofuzzis müssen ihr das eingeredet haben. Sie hat es sogar geschafft, dass sie mich in eine Klapse gesteckt haben! Stell dir das bitte mal vor!«, entrüstete ich mich.

»Ja, davon habe ich gehört«, antwortete Helge vage.

»Fakt ist, die Klinikleitung hat sich bei mir entschuldigt. Dafür, dass man mich drei Tage ohne Grund festgehalten hat. Weil ich nicht im Geringsten verrückt bin. Also, ich bitte dich, Helge! Das dürfte doch wohl Erklärung genug sein, oder?«

»Klar«, antwortete einer meiner besten Freunde. Ich meinte, so etwas wie Erleichterung in seiner Stimme zu hören.

»Ich weiß nicht, wie es so weit mit Pia kommen konnte. Ich kann auch nicht mit ihr reden. Sobald ich auch nur den leisesten Ansatz zu einem Gespräch mache, wird sie hysterisch«, beklagte ich mich. Wenn ich es mir recht überlegte, war es mir ganz recht, dass Pia das Weite gesucht hatte. In letzter Zeit war sie mir gewaltig auf die Nerven gegangen. Die Distanz würde ihr sicher guttun, und mir auch. »Kann ich sie bitte kurz sprechen?«

»Ich glaube nicht, dass das eine gute Idee ist.«

»Bitte! Sie ist sicher traurig. Das bin ich auch. Bitte, Helge, lass mich mit Pia nur ein paar Worte reden. Vielleicht kann ich sie trösten ...«

»Ein anderes Mal, Pete. Nimm's mir nicht krumm, aber sie braucht jetzt Ruhe.«

»Kann ich irgendetwas für sie tun?«

»Nein, im Moment nicht. Was sie braucht, ist eine Auszeit«, sagte Helge und unterstützte mich damit in meinen Gedanken.

»Ja. Ich glaube, da hast du Recht.« Meine kleine Tochter fiel mir ein. Mein kleiner Sonnenschein. »Wie geht es Maxi?«

Helge lachte. »Blendend! Sie fährt total auf die Natur ab. Wusstest du das?« Ich nickte lächelnd. Helge und Sabs wohnten auf einem großen Bauernhof in der Nähe von Bonn. Der winzige Ort hatte nur eine Straße. Ich stellte mir meine kleine Prinzessin im Grünen vor. Mein Hals wurde trocken. Ich schluckte.

»Sie umarmt jeden Baum.« Das hätte ich gern gesehen. Ich schluckte wieder.

»Sie ist eine richtige Frohnatur. Du kannst stolz auf sie sein.« Das gab mir einen kleinen Stich.

»Pass gut auf meine beiden Frauen auf. Versprich mir das, Helge.«

Ich wusste, ich konnte mich auf ihn verlassen. Er würde schaffen, was mir aus irgendeinem Grund verwehrt war.

»Ich verspreche es.«

Schwester Blandine fiel mir ein. Ich bat sie, alles wieder ins rechte Lot zu bringen. »Ich habe nämlich weder eine Chance dazu, noch die Zeit dafür«, erklärte ich ihr. Ich musste mich um *Verto* kümmern. Ich suchte alle erforderlichen Papiere zusammen, schaffte Ordnung im Viererzimmer, verbannte alle Kerzen und wienerte den Eingang und mein Büro. Die Post stopfte ich achtlos in die Schublade des Schränkchens. Nach dem Gespräch mit *Verto* würde ich Muße haben, alles in Ruhe durchzusehen.

Die Tage vergingen wie im Flug, und endlich war es so weit. Der Moment, auf den ich so lange gewartet hatte. Pünktlich um zehn standen sie auf der Matte.

»Für 120.000 Mark und keinen Pfennig mehr«, stellte ich nüchtern fest. Herr Obermaier lachte. Wir unterzeichneten den Kaufvertrag und ich übergab ihnen die Akten. Wir sprachen gerade über den Geldtransfer, als es an der Tür klingelte.

»Entschuldigen Sie mich bitte kurz, meine Herren«, sagte ich, stand auf und trabte die Treppe herunter. Ich öffnete die Tür und schnappte nach Luft. Unser Haus hatte einen kleinen Vorgarten, die Klingel befand sich am Tor, etwa zwanzig Meter vom Haus entfernt. Normalerweise schellten die Leute und warteten draußen auf Einlass. Diese Besucher hier nicht. Sie standen bereits direkt vor meiner Haustür. Wo war überhaupt Aquila? Verwundert wandte ich mich den beiden zu. Ein seltsamer älterer Mann und eine debil wirkende, jüngere Frau betrachteten mich, als wäre ich ein Forschungsobjekt.

»Ja?«, sagte ich, um sie zum Sprechen aufzufordern. Der Mann räusperte sich. Dann begann er langsam, wie in Zeitlupe, zu reden.

»Herr Kluth, Ihre Frau hat uns angerufen. Wir sind vom Sozialen Psychologischen Dienst. Ihre Frau hat uns darüber informiert, dass Sie völlig verwahrlost sind und nichts mehr zu essen haben. Wir«, dabei wies er auf die Debile und sich selbst, »sind gekommen, um Ihnen zu helfen.« Er warf mir einen mitleidigen Blick zu.

»Ich weiß nicht, was Ihnen meine Frau erzählt hat. Ich bin keineswegs verwahrlost und verfüge über einen gut gefüllten Kühlschrank«, zischte ich gepresst. »Außerdem stören Sie mich mitten in einem Geschäftstermin …« Die Debile begann zu schwanken. Vor und zurück. Vor und zurück. Fasziniert sah ich ihr zu. Der Alte starrte mich an. Sie machten keine Anstalten zu gehen. »Abgesehen davon haben Sie Glück, dass unser Hund nicht frei auf dem Grundstück herumläuft. Haben Sie den Warnhinweis am Tor nicht gesehen?«, fragte ich. Sie antworteten nicht. Sie scheinen schwer von Begriff, überlegte ich und beschloss, deutlicher zu werden. »Ich habe jetzt keine Zeit für so einen Quatsch!«

Doch so leicht ließ der Alte sich nicht abwimmeln. »Herr Kluth, packen Sie doch bitte ein paar Sachen. Und dann kommen Sie mit uns mit.«

Die Debile schaukelte schneller. Ich spürte, wie ich ungeduldig wurde. »Ich komme überhaupt nirgends mit«, blaffte ich ihn an. »Ich packe auch keine Sachen! Ich möchte Sie hiermit dringlichst ersuchen, dieses Grundstück zu verlassen. Sonst rufe ich die Polizei.

Haben Sie das verstanden?«, fragte ich ihn, schon etwas lauter werdend. Die Debile steigerte ihr Schaukeltempo weiter. Der Alte starrte auf seine Schuhspitzen.

»Herrgottnochmal!«, knurrte ich. »Entweder, Sie machen sich jetzt vom Acker oder die Polizei wird dafür sorgen!« Endlich zogen sie ab. Hastig stiefelte ich zurück und nahm auf der Treppe zwei Stufen auf einmal. »Entschuldigen Sie bitte die Störung. Das waren die Zeugen Jehovas«, erklärte ich.

»Ja, ja, die können hartnäckig sein«, lächelte Herr Obermaier.

Ich nickte und rollte mit den Augen. »Wo waren wir stehen geblieben?« Die letzten, noch offenen Details wurden geklärt und dann verabschiedeten sie sich von mir. Ich begleitete sie hinaus, ein strahlendes Lächeln auf den Lippen.

Nachdem ich die Tür hinter ihnen geschlossen hatte, lehnte ich mich an die Wand. Das war knapp, dachte ich. Stand die Welt kopf? Warum ließen die mich nicht einfach in Ruhe? Sie würden wiederkommen, da war ich mir sicher. Ich musste hier weg. Raus aus diesem Haus.

In den folgenden Stunden spürte ich, wie meine Anspannung immer größer wurde. Ich musste weg aus Berlin. Dringend. Und ich wusste auch schon wohin. Dorthin, wo ich Ruhe hätte. Wo ich endlich wieder frei atmen könnte. Ich wählte Mandys Nummer. Sie ging sofort dran. Ich erzählte ihr alles. Alles, was in den letzten Tagen vorgefallen war. Berichtete ihr von der Klinik. Von den ekligen Nachtwächtern. Von Pias und Maxis Auszug. Vom Deal mit *Verto.* Von den komischen Leuten an der Haustür.

»Ich will hier weg, ich muss mal raus«, schloss ich. »Verstehst du das?«

»Ich denke schon«, antwortete sie sanft. »Und weißt du was? Ich hätte auch mal wieder Lust, was anderes zu sehen.«

Aquila wedelte mit dem Schwanz, als sie merkte, dass es los ging. Sie freute sich. Ich mich auch. Mit meinem Firmenwagen, einem fetten BMW, fuhren wir zur Insel Rügen. Wir mieteten uns in Binz ein Appartement in Strandnähe. Die nächsten drei Tage verbrachten Mandy und ich mit langen Spaziergängen am Meer und endlosen Gesprächen. Es tat gut, sich alles von der Seele zu reden. Das Laptop ließ ich im Koffer. Ich wollte einfach nur ausspannen.

Ich ließ mich sogar von Mandy überreden, den Tag mit Yoga zu beginnen. Ja, es tat mir gut. Wir verstanden uns prächtig. Obwohl es mir Pia bestimmt verübeln würde, dass ich mit Mandy hier war. Vermutlich dächte sie, wir hätten was miteinander. Das war natürlich blanker Unsinn. Mandy und ich waren so verschieden wie Venus und Mars. »Uns verbindet eine Seelenverwandtschaft«, erklärte Mandy oft und gern, und so empfand ich das auch.

Pia sah das offenbar etwas anders.

Als ich in einem Anflug von Sehnsucht nach Maxi bei Helge und Sabs anrief, um mich nach ihr zu erkundigen, musste ich natürlich erzählen, wo ich mich gerade aufhielt. Und mit wem. Pia stand wohl direkt neben Helge, denn noch ehe ich erwähnen konnte, dass Mandy und mich eine rein platonische Freundschaft verband, fuhr sie barsch dazwischen. Getuschel am anderen Ende der Leitung. Pause.

Dann hörte ich Helge unglücklich sagen: »Ich soll dir ausrichten, Pia wünscht euch viel Spaß bei eurem Trip. Sie sagt, sie habe nichts anderes als solche Eskapaden erwartet und …«, Helge stockte kurz, wieder Getuschel im Hintergrund, »und dass du dich sehr rasch trösten würdest.«

Ich zuckte stumm mit den Achseln. »Okay«, antwortete ich und beendete rasch das unerfreuliche Telefonat. Alles, was ich jetzt täte, würde mir ohnehin falsch ausgelegt werden. Die Karre steckte im Dreck.

Nach drei Tagen musste Mandy zurück, sie wurde im Asia-Gym gebraucht. Ich war noch nicht bereit, wieder nach Berlin zurückzukehren. Nach Mandys Abreise zog ich in ein sehr schönes Fünfsternehotel direkt an der Strandpromenade.

»Der Hund ist selbstverständlich kein Problem«, versicherte mir der Rezeptionist.

»Prima«, antwortete ich vergnügt und checkte ein.

Ich fühlte mich frei wie ein Vogel. Ich konnte tun und lassen, was ich wollte. Natürlich würde ich nicht einfach weiter meine Arbeit liegen lassen. Ich hatte ja keinen Urlaub angemeldet. Also rief ich bei *Spike* an und erzählte, dass ich auf Rügen sei und man mich jederzeit via Handy erreichen könne. »Alles läuft weiter wie bisher«, setzte ich beruhigend hinzu. Es war herrlich! Ich lief rum, wie es mir passte. In der ganzen Zeit hatte ich nicht einmal einen Anzug an. In lässigen Freizeitklamotten lümmelte ich mich entspannt im Strandkorb, balancierte das Laptop auf den Knien und grub die nackten Füße in den Sand. Während Aquila den Möwen hinterherjagte, telefonierte ich mit wichtigen Leuten. Ich knüpfte Kontakte und arbeitete, während mir ein leichter, salzig schmeckender Wind um die Nase wehte. Ich hatte herausgefunden, dass ich über einen Telefonprovider eine Art virtuelles Büro beschäftigen konnte. Ich rief *Mein Büro* übers Handy an, sie kopierten für mich und formulierten Briefe, obwohl ich ihnen nur Stichworte nannte. Anhand von wenigen Informationen recherchierten sie Telefonnummern und Adressen, verschickten E-Mails, Faxe, Briefe – einfach genial! Sehr praktisch und nicht mal teuer. Trotzdem musste ich natürlich selbst jede Menge Informationen über vielversprechende Geschäftskontakte und angebahnte Verhandlungen ins Laptop hacken. Ich führte Buch über meine ersten Aufträge, berichtete regelmäßig an *Spike* darüber und verfolgte den weiteren Ablauf von der Bestellannahme bis zur Auslieferung. Ich hielt den Kontakt zu meinen Kunden, die sich durch mich sehr gut betreut fühlten. Gab's Probleme mit dem Programm, wählten sie die Hotline. Mir erzählten sie dann hinterher, wie toll der Service von *Spike* sei.

Es war herrlich, vom Strandkorb aus zu arbeiten. Tausendmal besser als mein Büro im Dachstudio! Hin und wieder blickte ich auf und sah Aquila bei ihrem fröhlichen Treiben zu. Immer wieder wurde ich auf sie angesprochen. Ein Hund ist immer gut, um Kontakte zu Menschen zu bekommen. »Wem gehört denn der verrückte Köter?«, fragte ein Mann in Badehose und wollte sich schier ausschütten vor Lachen, weil Aquila ein Loch in den Sand buddelte. Ihre

Schnauze war voller Dreck und der Sand hing ihr über den Augen im Fell. Erstaunt sah sie zu uns hoch. Ihre Ohren hatte sie aufgestellt, so als wolle sie ja kein Wort unserer Unterhaltung verpassen.

Überhaupt lernte ich einige sehr interessante Leute kennen auf der Insel. Interessant nicht im geschäftlichen Sinne. Es waren Menschen, die man an anderen Orten vielleicht nicht trifft. Einen Geigenvirtuosen zum Beispiel. Er war mit seiner kleinen Tochter am Strand unterwegs. Während die Kleine mit Aquila spielte, tauschten wir uns aus, der Musiker und ich. Ich bot ihm einen Platz in meinem Strandkorb an. Er machte es sich bequem.

»Ich verstehe nicht viel von klassischer Musik«, begann ich. Das schien in ihm den Ehrgeiz zu wecken, mir einen Zugang dazu zu verschaffen. Er sprach von Klangbildern. Seine Hände formten weiche, geschwungene Bögen.

»Töne, die die Seele erreichen«, sagte er und ich lächelte versonnen. Ich konnte sie fast hören, so eindringlich beschrieb er mir seine Musik. Ich nahm mir fest vor, eines seiner nächsten Konzerte zu besuchen und sagte es ihm.

»Mit einem weit geöffneten Ohr«, ergänzte ich lachend.

Er runzelte die Stirn, schüttelte den Kopf und strich sich über die widerspenstigen Locken. »Man hört nur mit dem Herzen gut«, sagte er.

Ich antwortete: »*Der kleine Prinz* von Saint Exupéry!«

»Der wahrscheinlich auch.«

Obwohl ich einerseits sehr beschäftigt war mit meiner Arbeit für *Spike*, hatte ich andererseits sehr viel Muße, um über die Dinge nachzudenken, die bis dahin eher im Hintergrund gestanden hatten. Einmal saß ich nachts auf dem Balkon. Unzählige Sterne standen am Himmel und die Brandung rauschte beständig. Eine leichte Brise wehte mir um die Nase und ich schmeckte das Salz auf der Zunge. Wieder einmal dachte ich an Pia und Maxi. Ich vermisste meine kleine Prinzessin sehr. Endlich verstand ich meine Eltern. Besonders meine Mutter, die vor Sorge fast umkam, wenn es mir nicht gut ging. Was hatte sie alles versucht, um mich zu heilen! Einmal

Bluter, immer Bluter, hatte der Arzt gesagt, doch meine Mutter wollte sich nicht damit abfinden. Schwester Blandine ... eigentlich sollte ich dankbar sein für meine Krankheit. Sonst wüsste ich vermutlich bis heute nicht, wer Schwester Blandine war. Überhaupt konnte ich dankbar sein ... Wenn Pia nicht so ausgetickt wäre, wenn sie nicht diese Verrückten vom Psychologischen Dienst zu mir geschickt hätte, dann wäre ich sicher nicht hier auf Rügen gelandet. Vermutlich hat alles im Leben seinen tieferen Sinn, mutmaßte ich. Für einen kurzen Augenblick hatte ich die untrügliche Gewissheit, ein kleines Rädchen im Getriebe der Welt zu sein. Ein winziges Rädchen als Teil eines Ganzen. Ganz gleich, wie winzig es war, ohne mich kleines Rädchen würde der Karren nicht fahren können. Plötzlich war ich ganz sicher. Wir alle sind Gott. Ich bin göttlich. Gott ist in mir und durch mich lebt und wirkt er. Ja, ich fühlte es mit all meinen Sinnen. Ich war ein Teil der kosmischen Wahrheit. Für eine Nanosekunde war es mir, als habe mir jemand einen Blick hinter den Vorhang gewährt. Ein vollkommener Moment. Die Wellen rauschten sachte. Ich fühlte mich eins. Eins mit der Welt, mit dem Meer, mit mir selbst. Ich dachte über die Einheit von Körper, Psyche und Geist nach. Der Geist, fragte ich mich, was oder wo ist der eigentlich? Mein Blick flog über das Meer, es schien mir unendlich zu sein. Und plötzlich ahnte ich es, nein, besser noch, in mir breitete sich eine tiefe Gewissheit aus. Der Geist war wie das Meer. Wie das Wasser aller Meere. Unendlich groß, überirdisch, unterirdisch als Grundwasser. Es strömte durch die Leitungen und erreichte jeden einzelnen Haushalt. Dort floss es in Waschbecken, in Badewannen, in Duschen ... Der eine benetzte sich lediglich das Gesicht damit, der andere trank es, einer fügte Spülmittel hinzu, ein weiterer benutzte es, um damit Gemüse zu blanchieren, den Rest schüttete er in den Abfluss. Letztlich floss das Wasser immer zurück ins Meer. Es wurde von den Menschen angezapft und doch floss es immer wieder zurück und wurde zum Ganzen. Wie der elektrische Strom, der floss auch von der Steckdose durch das Gerät hindurch und wieder zurück. Energie. Der Geist war also eine universale Energie, die immer und überall im Raum war, ohne dass man sie sehen oder gar messen konnte. Sie war da, nicht so sichtbar wie das Meer, aber doch spürbar. Zumindest manchmal, wie jetzt. Der Geist würde immer da sein, genauso wie das Meer immer da sein würde. Ganz gleich, welche Probleme ich hatte. In Anbetracht des weiten Meeres erschienen sie mir klitzeklein und unbedeutend. Die Wellen würden weiterrauschen. Ganz gleich ob mit mir oder ohne mich. Was waren denn das schon für Probleme? Einige Leute glaubten offenbar, ich sei krank. Dabei waren sie es doch, die sich unverständlich verhielten. Mehr als unverständlich! Unnormal! Und überhaupt, was war schon normal? Was verrückt? Ich hielt den Atem an und dachte darüber nach. Lauschte den Wellen. Sie haben ihr eigenes Lied. Klangbilder des Meeres, fuhr es mir durch den Kopf. Wie elektrisiert sprang ich auf, suchte einen Stift und wollte meine Gedanken zu Papier bringen. Doch schon als ich den Stift zur Hand nahm, spürte ich, welch sinnloses Unterfangen das war. Wie in dem Moment, in dem man halb schlafend, halb wach, zurückkehrt ins Bewusstsein, so ist es oft ein winziges Detail, das man braucht, um sich später an den Traum erinnern zu können. Sonst ist der Traum unwiederbringlich fort. Ein Buch fiel mir ein, das ich vor langer Zeit einmal gelesen hatte. Darin war die Rede von Ureinwohnern, die den Zustand im Traum als das echte Leben empfinden und das, was wir Realität nennen, ist für sie der unwichtige Teil im Leben. Eine andere Sichtweise ... Die Dinge von einer ungewohnten Perspektive aus unter die Lupe zu nehmen. Auf Rügen überraschte mich die Erkenntnis, dass es mehr als nur drei Dimensionen gibt.

Im Hotel ließ ich es mir richtig gut gehen.

Selbst Aquila schien man zu mögen, obwohl sie sich nicht immer perfekt benahm. Einmal bellte sie im Foyer. Wenn ein Dobermann bellt, ist das nicht besonders angenehm, sondern einfach nur laut. Ich schimpfte mit ihr und brachte sie zur Räson. Zufällig stand der Hotelmanager an der Rezeption. Ich las es auf seinem Namensschild. »Lassen Sie nur«, sagte er freundlich. »Das ist schon in Ordnung.«

Alles in allem fühlte ich mich rundum wohl. Ich nahm jeglichen Service des Hauses in Anspruch. Das Geld von *Verto* war sicher schon längst auf meinem Konto. Schließlich hatten sie mir die Überweisung innerhalb von 24 Stunden zugesagt. Natürlich würde ich die Hälfte davon Sven und Enya zukommen lassen. Trotzdem, nach all dem ganzen Gebrassel hatte ich ein wenig Luxus verdient. Ich wählte die Rezeption an und bestellte mir noch ein Dessert.

Eines Morgens wollte ich mit Aquila einen Ausflug zu den Kreidefelsen unternehmen. Wir liefen hinunter in die Tiefgarage. Vor meinem BMW parkte quer ein Lieferwagen. Warum hatte sich der Fahrer nicht einfach einen von den unzähligen leeren Plätzen gesucht? Verärgert stapfte ich die Treppen wieder hoch und ging schnurstracks zur Rezeption.

»Da parkt ein Auto vor meinem Wagen«, stellte ich nüchtern fest. »Ich kann nicht von meinem Stellplatz fahren.«

»Einen Augenblick«, sagte die Rezeptionistin und verschwand durch eine offene Tür im Büro hinter dem Tresen. Wenig später tauchte der Hotelmanager auf.

»Herr Kluth«, begann er, wobei er meinen Namen merkwürdig aussprach. Aus seinem Munde hörte sich das eher wie »Klutt« an. »Darf ich mich Ihnen vorstellen?« Dabei hatte ich ihn doch schon kennengelernt. Als Aquila gebellt hatte. Ohne meine Antwort abzuwarten, fuhr er fort: »Ich bin der Hotelmanager, Schütt ist mein Name.«

»Guten Tag«, grüßte ich. »Mein Auto wurde zugeparkt. Ich komme nicht raus.«

Herr Schütt nickte wissend. »Das war ich«, stellte er ruhig lächelnd fest.

»Wie bitte?« Erst dachte ich, ich hätte mich verhört.

»Wir haben noch nicht über Ihre Rechnung gesprochen«, fügte er geheimnisvoll hinzu.

»Normalerweise zahlt der Gast am Ende seines Aufenthaltes«, klärte ich ihn kühl auf. Das ließ ihn offenbar ungerührt.

»Ihre Rechnung beläuft sich im Moment auf 1470 Mark«, sagte

er und ließ seinen Blick über mein Sweatshirt und die Jeans gleiten. »Können Sie die Summe bezahlen?«

Das schlug dem Fass den Boden aus.

»Natürlich«, herrschte ich ihn an. »Ich kann sofort bezahlen, wenn Sie darauf bestehen. Aber erst mal fahren Sie Ihr Auto weg!«

Er schüttelte den Kopf.

»Sie wollen doch nicht ernstlich mein Auto, das einen Wert von locker 120.000 Mark hat, blockieren, um eine Rechnung von 1470 Mark einzutreiben! Wollen Sie mich verarschen?«, brüllte ich ihn an.

Wieder schüttelte er süffisant grinsend den Kopf. »Ich fahre das Auto erst weg, wenn Sie die Rechnung beglichen haben.«

Jetzt wurde es mir aber wirklich zu bunt! »Entweder Sie setzen jetzt Ihre Karre weg oder Sie kriegen gar kein Geld!«, schrie ich.

Darauf hatte der Typ nur gewartet. »Dann rufe ich eben die Polizei!«, sagte er triumphierend.

»Machen Sie, was Sie wollen«, entgegnete ich sauer. Glücklicherweise ließ die Polizei nicht lange auf sich warten. Meine Ungeduld war nämlich von Minute zu Minute gewachsen. Man überprüfte, ob es überhaupt mein Auto war.

»Der Wagen ist auf die Firma *Kluth Aufzugswartungen* zugelassen«, berichtete der Polizist nach einem Blick in die Fahrzeugpapiere. Der Hotelmanager wechselte die Gesichtsfarbe.

»Herr Klutt, das tut mir ja so leid«, stammelte er. Es war ihm anzusehen, dass er im tiefsten Innern nur den einen Wunsch hegte, dass sich eine Falltür im Boden öffnete und er schnellstens dadurch verschwinden könnte. Ich bedauerte ihn fast ein wenig. Immerhin, von da an ließen sie mich in Ruhe. Mehr noch, das Hotelpersonal begegnete mir äußerst zuvorkommend. Und man erfüllte mir weiterhin jeden Wunsch.

Tagsüber am Strand arbeitete ich alles Mögliche aus und abends telefonierte ich mit *Mein Büro*, diktierte Briefe und leitete meine Wünsche ans Sekretariat weiter. Wenn ich nicht arbeitete, hing ich meinen Gedanken nach. Insgeheim fühlte ich mich wie ein Philosoph mit einem kleinen Nebenberuf. Allerdings hatte ich, wenn ich wieder einmal über das Leben nachdachte, also, ich meine, über mein Leben, manchmal auch ein paar düstere Momente. Immerhin lief in meinem Leben derzeit nicht alles so glatt, wie es sollte. Hin und wieder rief ich Tim an. Zum einen wollte ich wissen, wie es ihm erging in unserem Haus am See, zum anderen wollte ich einfach nur mal mit jemandem reden. Er sagte, ihm gefalle es ausgezeichnet in seinem neuen Zuhause. Und seinen kleinen Töchtern täte die frische Luft richtig gut. Einzig seine Frau klage hin und wieder, wie viel Arbeit der Garten mache. Ich grinste. Konnte ich mir gut vorstellen. Vielleicht käme er mich mal auf Rügen besuchen, sagte er lachend. Und ich lachte mit. Warum ich das so spaßig fand, wusste ich hinterher nicht mehr. Es war mir aber auch nicht weiter wichtig.

Eines Abends saß ich in meinem Hotelzimmer und diktierte der netten Dame von *Mein Büro* einen Brief an einen Kunden. Er hatte sich beschwert, dass er schon zwei Mal 20 Minuten lang in der Warteschleife der Hotline warten musste. Während ich noch die Antwort durchgab, begann das Telefon an meinem Bett zu klingeln. Ich unterbrach mein Gespräch mit der Sekretärin und nahm den Hörer ab. Die Rezeptionistin meldete sich.

»Hier sind zwei Herren für Sie«, sagte sie.

»Wer ist es denn?«

Die Empfangsdame fragte noch einmal nach. »Ein Herr Dorn und ein Herr Krudewig«, antwortete sie.

Christian! Mein Anwalt. Was wollte der denn hier?

Glück ist für mich, wenn meine Tochter mir voller Freude in die Arme läuft, wenn ich sie vom Kindergarten abhole.

Christian Focke, 38 Jahre, Grafiker

---

10. Zuflucht

»Was machst du gerade?«, fragte Christian und sah sich misstrauisch in meinem Hotelzimmer um. Er wirkte anders als bisher. Distanzierter.

»Ich arbeite«, antwortete ich lapidar. Mit einer unbestimmten Bewegung wies ich auf mein Laptop und das Handy. Aquila hatte es sich unter dem Schreibtisch gemütlich gemacht und blickte träge auf. Christian murmelte etwas, setzte sich an den Tisch und streckte die Beine aus. Er sah mich an, sagte aber nichts. Sein Begleiter war unschlüssig an der Tür stehen geblieben. Ich räusperte mich. »Kann ich euch etwas zu trinken anbieten?« Sie schüttelten unisono die Köpfe. »Tja, dann …« Beide sahen mich stumm an. »Darf ich den Grund eures spontanen Besuchs erfahren? Was hat euch hierher verschlagen?«

Christian atmete geräuschvoll ein. »Pete, ich brauche deine Hilfe. Kannst du nicht mitkommen nach Berlin? Wir müssen da etwas regeln.«

»Was soll denn in Berlin zu regeln sein?«, fragte ich argwöhnisch.

»Hör mal, das ist eine etwas komplizierte Angelegenheit. Ich kann das jetzt nicht in ein paar Sätzen erklären. Ich bitte dich einfach nur, mitzukommen.«

Ich runzelte die Stirn. »Wozu denn das?«

»Ich brauche wirklich deine Hilfe, Pete!«, wiederholte er mit beschwörendem Unterton.

Ehrlich gesagt verspürte ich überhaupt keine Lust, abzureisen. Die Inselluft tat mir gut, mein Business vom Strandkorb aus war mehr als effektiv, ich sammelte an jeder Ecke neue Impressionen, alles in allem, ich hätte gern noch ein wenig länger easy Living auf Rügen genossen. Andererseits, wenn Christian mich um Hilfe bat, konnte ich auf keinen Fall Nein sagen. Immerhin hatte er mir geholfen, als ich in der Klinik fest saß. Wenn er nicht gewesen wäre …

»Wann?«

Christian fuhr sich durchs Haar. »Am besten sofort.«

»Jetzt sofort? Das ist nicht dein Ernst, oder?«

Rasend schnell packte ich meine wenigen Sachen. Und während Christian und sein Begleiter mein Gepäck zum Auto brachten, rief ich Aquila und ging mit ihr hinunter zur Rezeption, an der eilfertigst Herr Schütt erschien.

»Die Rechnung bitte«, wies ich ihn hoheitsvoll an. Er hackte wild auf der Tastatur seines altbackenen PCs herum. Die Seite des Gehäuses zierte ein Aufkleber. »Relax auf Rügen!« stand da.

»Das kann man hier wirklich gut«, bestätigte ich freundlich.

»Bitte?« Der Hotelmanager war mal wieder nicht auf Zack, wie mir schien.

»Relaxen«, klärte ich ihn geduldig auf. »Relaxen auf Rügen.«

Der Typ lächelte verbindlich. »Es freut mich, wenn es Ihnen in unserem Haus gefallen hat.« Er legte mir die Rechnung vor. Als ich die Summe las, wäre ich beinahe aus den Socken gekippt. 2950 Mark! Ich war doch gerade mal knapp zwei Wochen hier! Nicht auszudenken, welche Summe die berechnet hätten, wenn ich noch ein bisschen geblieben wäre. So gesehen konnte ich Christian fast dankbar sein. Wenn er nicht gekommen wäre, ich hätte munter weiter aus dem Vollen geschöpft. Die sind doch nicht mehr ganz sauber! Ich schluckte trocken.

»Na, dann runden wir doch mal auf, was?« Ich zückte meine Kreditkarte. »Buchen Sie bitte 3000 ab!« Mann, war ich souverän. Ich spürte den bewundernden Blick von Christian, der inzwischen dazugekommen war. Der Hotelmanager verzog keine Miene und schob meine Kreditkarte durch den Scanner. Das dauerte vielleicht ... Mama mia, hatten die hier lahmarschige Lesegeräte! Typisch für solche Menschen wie Schütt, die sparten immer am falschen Ende.

»Mit Ihrer Karte scheint etwas nicht in Ordnung zu sein«, bemerkte Schütt gedämpft.

»Wie bitte soll ich das verstehen?« Nur mit Mühe gelang es mir, meine Ungeduld unter Kontrolle zu halten. Die waren doch tatsächlich zu blöd, Kreditkarten ordentlich einzulesen.

»Die Zahlung wird abgelehnt«, antwortete der Stümper, diesmal mit fester Stimme. »Haben Sie vielleicht eine andere Karte?«

Tief seufzend wühlte ich in meiner Brieftasche und schmiss ihm meine *Visacard* auf die Theke. »Hier bitte«, raunzte ich ihn an. »Dann versuchen Sie es mit *Visa*. Vielleicht kann Ihr Gerät diese Karte lesen.« Beifallheischend drehte ich mich zu Christian um. Der nickte mir zu. Wieder dauerte es eine kleine Ewigkeit, ehe das Gerät überhaupt zu arbeiten anfing. Der Hotelfuzzi starrte es nervös an und atmete gepresst ein.

»Hier wird die Zahlung leider auch abgelehnt, Herr Klutt«, stellte er nach einer Weile fest. »Tut mir leid«, fügte er hinzu.

»Mir auch«, antwortete ich automatisch und erntete dafür einen verwunderten Blick. »Wenn Ihr Lesegerät nichts taugt, ist das nicht meine Schuld. Dann schicken Sie mir die Rechnung eben zu.«

Schütt sah mich an, und ich wusste genau, was er dachte. Hab ich's doch gewusst! Es stand in einer Leuchtschrift auf seiner Stirn geschrieben.

»Herr Klutt, darf ich Sie an die Situation in der Tiefgarage erinnern?«, bemerkte der Blödmann. Frechheit! Jetzt plusterte der sich auch noch auf! »Wie mir scheint, lag ich mit meiner Vermutung doch nicht so ganz daneben. Es tut mir leid, Herr Klutt, aber ich muss darauf bestehen, dass der Wagen hier bleibt.«

Mir schwoll der Kamm.

»Kann ich vielleicht weiterhelfen?«, schaltete sich Christian ein. »Ich bin der Anwalt von Herrn Kluth.«

Das beeindruckte Schütt offenbar. »Oh, oje«, stammelte er. »Das konnte ich ja nicht wissen.«

Idiot. Das hatte ihn auch nicht zu interessieren. Insgeheim ärgerte ich mich über Christians Bemerkung. Das ging den Typen nicht die Bohne an! Solche Idioten wie der machten einem das Leben nur schwer! Vor lauter Wut war ich der weiteren Unterhaltung nicht ganz gefolgt. Jetzt stellte ich fest, dass sie noch immer über eine Rechnung sprachen. Das gefiel mir nicht. Und dass Schütt meinen Wagen als Pfand behalten wollte, erst recht nicht.

»Kommt überhaupt nicht infrage«, polterte ich.

Seltsamerweise lenkte Christian ein. »Wir regeln das schon, Pete«, beschwichtigte er mich. »Wir wollten ohnehin mit meinem Wagen fahren. Wäre doch Unsinn, mit zwei Autos nach Berlin zu fahren. In der Tat …«, er setzte eine nachdenkliche Miene auf und fuhr sich mit der Hand übers Kinn, »es ist besser, wenn wir den BMW hier stehen lassen. So wie ich dich kenne, willst du doch sicher bald zurück nach Rügen.« Er zwinkerte mir zu. Auf diesen Gedanken war ich zwar noch gar nicht gekommen, aber jetzt wo er es sagte, erschien es mir als das Natürlichste der Welt.

»Ach so, ja …«, murmelte ich. »Gut, okay, dann schicken Sie mir die Rechnung, Herr Schütt«, herrschte ich den Wicht an.

»Gern, Herr Klutt. Darf ich sie an Ihre Adresse in Berlin senden?«

»Ja, herrgottnochmal!« Hocherhobenen Hauptes verließ ich das Hotel.

Als wir endlich losfuhren, spürte ich es wieder ganz deutlich. Christian war anders als sonst. Irgendetwas schien ihn sehr zu beschäftigen.

»Was ist los mit dir?«, fragte ich ihn geradeheraus.

Christian sah stur auf die Straße. Klar, er musste auf den Verkehr achten. Offenbar hatte er Schwierigkeiten, sich zu konzentrieren. Er druckste ein wenig herum. »Ich hab momentan einige Problemfälle, das ist alles. Zu viel Stress, du weißt schon.« Er machte eine vage Handbewegung.

»Da hab ich einen guten Tipp für dich. Fahr nach Rügen und lass die Seele baumeln, dann kriegst du wieder einen klaren Kopf«, riet ich ihm.

Er nickte grinsend. »Gute Idee, werde ich sicher irgendwann mal machen«, lachte er. Was bitte, war daran so komisch?

»Übrigens, Pia hat mir Vorwürfe gemacht, dass ich dich aus der Klinik geholt habe«, erwähnte er beiläufig. Hier lag also der Hase im Pfeffer! Deshalb war er so merkwürdig. »Sie sagt, du bist wirklich sehr krank. Also …«, er warf mir einen kurzen Seitenblick zu, »also in echt jetzt.«

Ich rümpfte verächtlich die Nase. Was für einen ausgemachten Unsinn die Leute um mich in letzter Zeit von sich gaben!

»Hast du Pia in letzter Zeit mal getroffen? Hast du sie dir mal bewusst angesehen? Hast du sie mal erlebt, wenn sie wieder in diesen Ausnahmezustand gerät? Wenn sie hysterisch herumkreischt und mit Tassen wirft?«, fragte ich.

»Ich weiß, was du sagen willst«, antwortete Christian.

»Na, dann ist ja wohl alles geklärt.«

Christian antwortete nicht. Wahrscheinlich war er mit seinen Gedanken längst woanders.

Den Freund von Christian kannte ich nicht. Er hieß Torben Dorn und war Prokurist in einem Elektrogroßhandel. Das fand ich interessant. Ich nahm mir vor, den Kontakt zu ihm aufrechtzuerhalten. Man konnte nie wissen, wie sich unsere Wege später einmal kreuzen würden. Vielleicht konnte ich mit ihm in Geschäftsverbindung treten. Ich sah das Potenzial bereits vor mir und rieb mir innerlich frohlockend bereits die Hände. Er stellte mir eine Frage zu einem bestimmten Netzwerk und ich war überrascht, ehrlich überrascht, dass ich ihm blitzschnell die Antwort geben konnte. Dabei hatte ich über dieses spezielle Netzwerk nur irgendwann einmal einen einzigen Artikel gelesen. Mein Gehirn schien in Bestform zu sein. Ich hatte das Gefühl, sehr schnell und klar denken zu können. Das war mir in letzter Zeit mehrfach aufgefallen: Ich erinnerte mich an alles, was ich jemals gelernt hatte. Es war, als hätte ich einen PC im Kopf. Manchmal spürte ich geradezu, wie die Informationen über die Nervenbahnen rasten. Ich grübelte noch immer über mein phänomenales Gedächtnis nach, als Torben mir über sein Steckenpferd berichtete. »Techno. Ich kenne einen DJ aus der Berliner Szene persönlich.«

Ich nickte anerkennend.

»Er lässt schon mal CDs bei mir. Manchmal höre ich mir die Mucke an. Komm doch mal vorbei, das wird dir bestimmt gefallen.« Torben sah aus dem Fenster. »Wusstest du, dass man aus Musik bestimmte Informationen abrufen kann?«

Ich nickte. »Ja, natürlich«, antwortete ich. Das war ein Zeichen. Ein Zeichen nur für mich. »Interessiert mich sehr, die ganze Sache«, fügte ich hinzu. Torben nickte. Es war klar, ich würde mich in Zukunft noch mehr der Musik widmen.

In Berlin angekommen, fuhr Christian direkt zu mir nach Hause. Zu meinem Zuhause. Jetzt, wo Pia und Maxi nicht mehr hier wohnten, zweifelte ich, ob es das eigentlich noch war. Zuhause ist man dort, wo man sich heimisch fühlt, geborgen und sicher. War ich das hier noch? Christian parkte den Wagen, öffnete den Kofferraum und übergab mir mein Gepäck. Er schien besorgt.

»Pete«, begann er und wirkte sehr ernst dabei, »sieh zu, dass du den Ball flach hältst, du musst ein bisschen ruhiger werden.«

Ich nickte. Natürlich nur, um ihn zu beruhigen. »Christian, ich habe den Eindruck, du hast momentan eine Menge Probleme. Wenn ich dir irgendwie helfen kann …« Ich führte meine Hand mit ausgestrecktem Daumen und Zeigefinger zum Mund. »Du kennst ja meine Nummer.« Er nickte. Eine steile Falte zierte seine Stirn. Ich würde mich mehr um ihn kümmern müssen. Plötzlich fiel mir noch etwas ein. »Sag mal, wobei soll ich dir denn nun eigentlich helfen?«, fragte ich.

Christian sah mich erstaunt an. »Wobei?« Er kratzte sich gedankenverloren am Kopf. »Wie jetzt? Wobei willst du mir denn helfen?« Es schien schlimmer um ihn zu stehen, als ich gedacht hatte. Armer Kerl. Jetzt wusste er noch nicht mal mehr, weshalb er mich von Rügen weggeholt hatte.

»Ich dachte, du brauchst meine Hilfe«, erklärte ich, wobei ich jede Silbe einzeln betonte.

»Ach so, das meinst du!« Er lachte verlegen. »Jetzt weiß ich ... Ach, ähm, das hat Zeit. Komm erst mal in Ruhe an. Ehrlich gesagt, du siehst ziemlich geschlaucht aus.« Besorgt sah er mich an.

Gut, gut ... ich wusste genau, warum. Vom Schlafmangel hatte ich dunkle Ringe unter den Augen, auch die Sonne auf Rügen hatte sie nicht wegzaubern können. Pia hätte sich natürlich sofort eine sündhaft teure Augencreme gekauft. Ich brauchte so einen Quatsch nicht. Zudem wirkte sich mein Gewichtsverlust nicht gerade positiv auf meine äußere Erscheinung aus. In letzter Zeit hatte ich vor lauter Arbeit und Stress wohl zu wenig gegessen. Zwar hatte ich es mir auf Rügen so richtig gut gehen lassen, trotzdem schlackerte meine Jeans immer noch an meinen Beinen. Da ich vorher auch schon schlank gewesen war, fiel meine Magerkeit jetzt natürlich besonders ins Auge.

»Pia hat gesagt, dir geht es nicht gut. Und ehrlich gesagt, so müde wie du heute aussiehst ...« Er warf mir einen vielsagenden Blick zu.

Aha! Pia zog also auch hier ihre Fäden. Das hätte ich mir denken können. Ich zeigte keinerlei Reaktion. Sah ihn nur stumm an. Christian schien noch etwas sagen zu wollen, unterließ es dann aber.

»Alles klar«, sagte ich schließlich zum Abschied und gab mir Mühe, ernsthaft auszusehen. »Mach dir keine Sorgen.«

In Wahrheit war mir ein Gedanke gekommen, der blitzschnell wie ein Pfeil auf dem Dartbrett auftraf und genau im Schwarzen landete. In Berlin kann ich nicht bleiben, hallte es in meinem Kopf. Offenbar erzählte Pia überall wilde Storys über mich herum. Alles klar.

Dann würde ich jetzt auch mal ein paar kleine Geschichten verbreiten. Konnte ich schließlich genauso. Ich nahm mir vor, jedem, ganz gleich, ob er es wissen wollte oder nicht, zu erzählen, dass ich nach Italien reisen würde. Zu Verena, die mit dem kleinen Vincent mittlerweile wieder in ihrer alten Heimat lebte. Natürlich hatte ich das nicht im Mindesten vor. Italien sollte mir lediglich als Ablenkungsmanöver dienen, um meine lästigen Verfolger abzuschütteln, die es immer ach so gut mit mir meinten. In Wirklichkeit würde ich nach Krefeld fahren. In meiner alten Hütte am See, bei Tim würde ich Ruhe finden. Ruhe, Ruhe, endlich mal Ruhe und Stille. Wieder zu mir finden ... Das war's! Das war es, was ich dringend brauchte. Dass mir das nicht vorher klar geworden war! Aufgewühlt lief ich in unserem alten Viererzimmer auf und ab und dachte nach. Verraten fühlte ich mich. Verraten und verkauft. Wie ein gehetztes Tier. Ruhelos. Nirgends konnte ich bleiben. Gab es überhaupt noch einen Menschen, dem ich trauen konnte? Mandy vielleicht. Und Christian. Gut, okay, er hatte selbst ein paar Problemchen und schien sich hin und wieder um mich Sorgen zu machen, aber immerhin faselte er nicht ständig von diesem Psychoquatsch. Außerdem besaß er ein Auto, und ich nicht. Wenigstens im Moment nicht. Ich nahm mir Stift und Papier und setzte mich an den Küchentisch. Ich musste strategisch vorgehen, soviel war klar. Ich begann zu schreiben.

Zunächst notierte ich mir unter PRO die Punkte, die für Krefeld und das Haus am See sprachen:

In Krefeld bin ich zu Hause. Ich werde dort ganz sicher zur Ruhe kommen.

Vielleicht kann ich dort interessante Geschäftskontakte für *Spike* knüpfen.

In Krefeld kenne ich viele Leute. Ich könnte die bestehenden Kontakte weiter ausbauen und mir ein weiteres Aufgabenfeld suchen. Ein zweites Standbein für mich. Man kann nie wissen.

Das Haus am See ist einfach geil. Und schön ruhig.

Ich wäre erst mal weg aus Berlin und hier könnte Gras über die Sache wachsen. Vielleicht kommen die Leute wieder zur Vernunft.

Ich wäre näher bei Maxi und Pia. Ich könnte Maxi besuchen. Sofern Pia es zulässt.

Aquila ... Ich stutzte. Meinen Hund hatte ich in meine Überlegungen nicht einbezogen. Aquila wäre in Krefeld schon ein Problem. Auf Rügen war alles so unkompliziert gewesen. Hier würde ich Geschäftstreffen vereinbaren müssen, zu denen ich unmöglich einen Hund mitnehmen konnte. Ich würde mich nicht so um Aquila kümmern können, wie ich es mir wünschte. Zumal ich Geschäftskontakte knüpfen wollte. Schließlich musste der Rubel ja rollen. Ich beschloss, mir hierüber nach der Contra-Liste Gedanken zu machen. Also schrieb ich: CONTRA Krefeld – was für Berlin respektive Brandenburg spricht: Berlin ist eine geile Stadt. Brandenburg: Hier wohne ich zwar, aber ich fühle mich hier nicht mehr zuhause, setzte ich in Klammern dahinter.

Mehr fiel mir nicht ein. Ich dachte an die seltenen Abende, an denen Pia, Sven, Enya und ich gemeinsam etwas unternommen hatten. Als wir mitten in der Nacht in einer total abgedrehten Diskothek gefeiert hatten. Als VIER ALLE bekifft am Wannsee abgehangen hatten. Einmal waren wir in Kreuzberg auf einem Festival gewesen. Multikulti, Dönerstände und ein alternativer Trödelmarkt – mal ganz nett zum Gucken. Ansonsten hatten wir von Berlin nicht viel mitbekommen. Ich beschloss, dass es Zeit war, wenigstens für ein paar Wochen oder Monate der Stadt den Rücken zu kehren.

Das Telefon klingelte. Es war Mandy.

»Hey, Mandy«, sagte ich und freute mich ehrlich. »Gut, dass du anrufst. Ich habe nämlich gerade an dich gedacht.«

»Das passiert oft bei Seelenverwandten. Manche Leute nennen das Telepathie.«

Mandy war sofort einverstanden, als ich sie bat, Aquila für eine Weile zu sich zu nehmen.

»Ich freue mich, wenn ich dir helfen kann. Wirklich, das ist überhaupt kein Problem, Pete. Wir könnten uns heute Abend treffen. Und anschließend nehme ich Aquila mit zu mir.«

Die gute alte Mandy. Was wäre ich ohne sie?

Spät in der Nacht, als ich von einem ausgedehnten Spaziergang mit Mandy und Aquila zurückkam, rief ich Christian an und weihte ihn in meine Pläne ein. Er war zwar schlaftrunken, offenbar hatte ich ihn geweckt, reagierte aber recht begeistert.

»Super«, sagte er. »Da bin ich ja echt beruhigt.«

Ich stutzte. »Beruhigt? Hast du dir schon wieder Sorgen um mich gemacht?«

Er antwortete nicht sofort, sondern schien erst seine Worte abzuwägen. Einmal Anwalt, immer Anwalt, dachte ich.

»Na ja, nein, nicht direkt. Das war nur so eine Redensart. Kann ich irgendetwas für dich tun?«

Ich grinste. Genau darauf hatte ich gewartet. »Ja. Könntest du mich nach Krefeld fahren?«

Wir starteten gleich am nächsten Tag. Von unterwegs rief ich Tim an.

»Hey, altes Haus, wie geht's denn so?«, rief ich gut gelaunt ins Handy.

Tim schien nicht überrascht, mich zu hören. »Ganz gut.« Pause. Dann, betreten: »Und dir, Pete? Wie geht es dir?«

Die Art, wie er die Frage stellte, ließ mich aufhorchen. Brodelte die Gerüchteküche etwa auch schon in Krefeld? »Ganz gut. Warum fragst du?«

Er hüstelte verlegen. »Nur so. Wie man eben so fragt. Was treibst du denn so?« Christian warf mir einen aufmunternden Blick zu.

»Bin gerade unterwegs Richtung Krefeld. Sag mal, wäre es okay, wenn ich für ein paar Tage bei euch bleibe?«

Tim überschlug sich fast vor Begeisterung.

»Na, klar, Mann. Sicher! Wann kannst du bei uns sein?«

Ich sah auf meine Armbanduhr. »Wir sind jetzt kurz vor Hannover. Ich denke, so in drei Stunden.«

Tim meinte, das sei ja echt Klasse. »Ich freu mich!«

»Also dann, bis gleich.«

Als wir in den kleinen Weg einbogen, fühlte ich mich, als wäre ich wieder zu Hause angekommen. Ich ließ die Scheibe runter. Die

Blätter der riesigen Bambussträucher, die die Strecke rechts und links säumten, raschelten im Wind. Die Luft roch nach frisch geschnittenem Gras. Ich atmete tief durch.

»Du, ich fahr gleich wieder zurück!«, murmelte Christian.

»Was denn? Willst du nicht mal auf einen Kaffee mit reinkommen?«

Christian schüttelte den Kopf. »Nein, nein«, brummelte er. »Keine Zeit. Sorry. Ich muss sofort wieder zurück. Ich habe heute noch ein paar wichtige Termine.« Der arme Kerl. Ich würde mich dringend seiner annehmen müssen, wenn ich wieder in Berlin war. Ich nahm es mir ganz fest vor. Er brauchte dringend Hilfe. Das sah ja sogar ein Blinder mit Krückstock. Alles zu seiner Zeit. Jetzt würde ich mich erst mal erholen.

»Komm rein!« Tim lachte breit und schlug mir auf die Schulter. »Mensch, Pete, ich freu mich!«

Ich betrat unser altes Haus. Nichts erinnerte mehr an Pia und mich. Dani, die kleinere von Tims Töchtern, fuhr auf ihrem Bobby-Car quer durchs Wohnzimmer. Die Räder hatten Streifen auf dem Holzboden hinterlassen. Das Sofa war voller Spielzeug und Puppen. Auf dem Tisch war kein freies Plätzchen mehr, weil Jenny, Tims Große, die Teile eines Puzzle ausgeschüttet hatte und nun dabei war, das Bild zusammenzusetzen. Sandra, Tims Frau, kam aus der Küche gehetzt.

»Jenny, Dani, spielt doch bitte in eurem Zimmer, ja?«, rief sie, bevor sie mich zur Begrüßung herzlich an ihre Brust drückte.

»Schön, dich hier zu haben. Mach's dir bequem und fühl dich ganz wie zu Hause!«, forderte sie mich auf.

Ich wusste nicht, was ich darauf entgegnen sollte. Stattdessen starrte ich die Berge von Spielzeug an und fragte mich, wo ich mich in Gottes Namen wohl hinsetzen sollte. Tim bemerkte meinen Blick.

»Kinder«, sagte er lächelnd. »Aber das kennst du ja sicher von Maxi auch.« Ich kannte es nicht. Aber das behielt ich für mich.

Sandra räumte die Couch frei und packte das Spielzeug in eine Plastikbox gleich daneben.

»Setz dich, ich mach uns einen Kaffee. Du magst doch einen?« Sie wartete meine Antwort gar nicht erst ab, sondern eilte zurück in die Küche. Ich presste die Lippen fest aufeinander. Sie hatte doch schon genug zu tun mit zwei Kindern und einem riesigen Grundstück, auf dem immer irgendetwas zu erledigen war. Machte ich ihr nicht noch mehr Arbeit? Vielleicht war es ihr gar nicht recht, dass ich jetzt hier wohnen würde? Vielleicht war es auch Tim nicht recht. Störte ich ihre Familienidylle?

»Wie geht's dir denn, Pete?« Tim betrachtete mich aufmerksam. In meinem Kopf schrillten alle Alarmglocken. Wir kannten uns schon seit Ewigkeiten, aber noch nie hatte Tim mir diese Frage gestellt. Und heute hörte ich sie nun bereits zum zweiten Mal.

»Ganz gut«, antwortete ich und unterdrückte ein Seufzen. Er also auch.

»Pia hat mir erzählt, du hast eine Psychose.« Er sagte das so, als spräche er von einem Furunkel. Und noch etwas fiel mir auf. Er hatte nicht den Konjunktiv verwendet.

»Pia ist zur Zeit psychisch ziemlich labil, Tim«, antwortete ich.

Er nickte. »Bloß, um sicherzugehen, dass dir auch wirklich nichts fehlt ...« Er lächelte schon wieder. »Du könntest doch mal zum Arzt gehen. Oder?«

Das war ja schlimmer, als ich gedacht hatte! Offenbar hatte Pia auch hier schon alle in Aufruhr versetzt.

»Pass auf, Tim«, begann ich und unterdrückte nur mit Mühe meine Ungeduld. »Ich bin hierher gekommen, weil sie mir in Berlin alle ziemlich auf die Nerven fallen mit dieser Psychokacke. Und nun redest du genau wie die anderen!«

Tim lenkte schnell ein. »Quatsch! Ich wollte dir doch bloß anbieten ...«

Ich ließ es ihn nicht weiter ausführen und unterbrach ihn. »Vielen Dank für dein Angebot. Ich werde es dich wissen lassen, wenn ich Hilfe brauchen sollte. Im Augenblick jedoch geht es mir gut.«

Er nickte. »Schön, das freut mich.«

»Prima. Dann hätten wir das Thema ja geklärt.« Ich hoffte inständig, dass das auch wirklich der Fall war.

»Nee, ja, ist klar.«

»Wunderbar.«

»Du hast ja recht. Ich kann mir schon vorstellen, wie nervig das ist, wenn alle auf einem rumhacken. Erhol dich erst mal. Und wenn du irgendetwas brauchst, sag mir Bescheid.«

»Danke. Es gibt tatsächlich etwas, das ich bräuchte.«

Tim sah mich fragend an.

»Ich brauche hier ein Auto«, stellte ich sachlich fest. Ohne fahrbaren Untersatz war ich aufgeschmissen. Wie sollte ich von der Hütte am See wegkommen, wenn mir die heile Familienwelt auf die Nerven fiel?

»Miet dir doch eine Karre«, schlug Tim vor.

»Gute Idee«, antwortete ich.

Ich wollte schon immer ein Cabrio haben. Der Fiat Barchetta in Kanarienvogelgelb hatte es mir sofort angetan. Selbst der Praktiker Tim, der mir ursprünglich einen Opel Astra empfohlen hatte, konnte sich dafür begeistern. Mit offenem Verdeck fuhr ich ihm hinterher. Ein göttliches Gefühl! Das Leben konnte wunderbar sein. Ich schaltete das Radio ein. Sie brachten gerade einen Song von Herbert Grönemeyer. Ich drehte am Lautstärkeregler und sang mit: … *stehst unter einem hellen Stern, einem hellen Stern, verträum dich in deinem Traum, verlass dich auf Zeit und Raum* … Der Text passte perfekt zu meiner derzeitigen Situation … *zwing das wahre Geschick, ein Silberstreif am Horizont, stell die Uhr auf null* … Es schien, als hätte Herbert das Lied nur für mich geschrieben … *deine Droge bist du. Es gibt viel zu verlieren, du kannst nur gewinnen* … Ich sang aus voller Brust mit … *Stillstand ist der Tod* … Dass sie es jetzt spielten, jetzt gerade in diesem Moment, das war eindeutig ein Zeichen … *auf allen Würfeln fällt die Sechs, die Limits brechen weg* … Alles wird gut … *genug ist zu wenig* … Was immer auch geschehen mochte. Ich spürte es. Ganz tief in mir drin … *der Durchbruch ist nah, der Durchbruch ist nah* … Mein Durchbruch ist nah. Ich gehe voran. Noch besser, ich fahre voran. Im Cabrio. Im Cabrio zu meiner neuen Bleibe. Ich lachte laut auf. Alles würde wieder gut werden, ich spürte es ganz deutlich. Mein altes Haus am See … Mein kleines Paradies wartete auf mich. Meine Zuflucht.

In meiner kleinen Zuflucht erwartete mich der Lärm einer ganz normalen Familie. Tim hatte sein Auto bereits geparkt und war gerade im Gespräch, wenn man es denn so nennen mochte, mit seiner Tochter, die ein ausgesprochen langes Gesicht zog. »Papaaa!«, schrie Jenny, als ich den röhrenden Motor meines Cabrios abstellte. Was für ein Sound!

»Papaaa! Dani hat sich auf meinen Eimer gesetzt. Meinen Lieblingssandeimer undjetztisterkaputt!« Sie war völlig außer sich. Rotznäschen Dani trampelte und schlug mit ihren kleinen Fäustchen auf die Schwester ein.

»Habichgarnichthabichnicht! Du hast dem Hasi am Ohr gezogen!«, maulte sie. Jenny ging auf die Kleine los. Tim sprang dazwischen.

»Nun ist es aber gut!«, sagte er mit autoritärer Stimme. »Vertragt euch wieder.«

Sandra erschien an der Tür.

»Kinder! Essen ist fertig!« Und zu uns: »Ihr kommt gerade rechtzeitig. Pete, es gibt Spaghetti Bolognese, die magst du doch so gern!« Dabei lächelte sie mich an.

»Jetzt nicht mehr«, murmelte ich, allerdings so leise, dass sie es im allgemeinen Tumult nicht hören konnte. Dani und Jenny zankten lautstark weiter.

»Hab ich nicht!« Dani trat nach Jenny.

»Hast du wohl!« Jenny trat nach Dani.

»Du hast dem Hasi am Ohr …« Jenny grapschte nach Danis geflochtenem Zopf. Hübsch. Mit Schmetterlingsspange.

»Hüja, Pferdchen, hüja!«, brüllte sie. »Du hast dem Hasi wohl am Ohr …«

»Hab ich nicht!« Dani biss Jenny in den Arm. Daraufhin brüllten beide.

»Kinder!«, donnerte Tim. »Kinder! Jetzt vertragt euch endlich!«

Dani heulte noch lauter.

»Aber das geht nicht, Papa! Jenny hat dem Hasi das Ohr abgerissen. Und mich gebissen!«, jammerte sie.

Jenny puffte Dani in die Seite. »Hab ich nicht!«

Dani stampfte mit dem Fuß auf. »HAST DU DOCH!«, schrie sie erbost.

Hm. So also sah meine Ruhe aus. Im Haus am See. Eine Idylle schien mir das nicht gerade zu verheißen. Ich zuckte mit den Schultern und trabte in die Küche. Nahm Platz am Tisch.

»Mir sind die Servietten ausgegangen«, entschuldigte sich Sandra. Unter dem Besteck lag Küchenpapier, hübsch gefaltet.

»Macht nichts«, beruhigte ich sie. Der Tisch war ansprechend gedeckt. Sandra hatte Efeu quer darüber gelegt. Das Geschirr war ein Sammelsurium aus Erbstücken, Resten eines Services und Barbie-Plastiktellern für die Kinder. Die Nudeln dampften auf dem Teller. Spaghetti Bolognese ... Plötzlich, ohne Vorwarnung spulte ein Film vor meinem inneren Auge ab. Erinnerungsfetzen flatterten auf mich herab.

Ostern, das Fest der Dankbarkeit, der Auferstehung. Für mich ganz besonders. Nach all den erdrückenden Existenzängsten. Seit vier Wochen hatte ich einen Job! Noch dazu einen mit astronomisch hohem Gehalt. Endlich wieder Aufatmen. Dieses Ostern war meine Auferstehung. Ich hatte mich grandios gefühlt. Auch wenn Pia ständig nörgelte, mit mir stimme etwas nicht. Alles funktionierte bestens. Plötzlich war meine Mutter aufgekreuzt, ohne Vorankündigung. Am Donnerstag vor Ostern. Der kurze Gedankenblitz, dass hier etwas faul war. Meine Mutter mit Pia tuschelnd in der Küche. Meine Mutter im Türrahmen, mich argwöhnisch beäugend: »Wie geht's dir denn?« Dieser Krankenschwesternton. Immer wieder die gleiche Frage. »Wie geht's dir denn?« Und: »Sag mal, was treibst du denn ständig in deinem Dachstudio?« Für so einen Hokuspokus hatte ich keine Zeit. Das Heiligenbildchen von Schwester Blandine. »Hab ich dir mitgebracht.« Das Lächeln meiner Mutter. Die warme Woge, die mich überflutete, das Glück, liebe Menschen um mich zu haben. Unser Spaziergang, schließlich wollte sie ja etwas sehen von der Gegend. Schwungvoll war ich mit ihr durch die Ossi-Villengegend getrabt und hatte jedem Nachbarn ein frohes Osterfest gewünscht. Der besorgte Blick meiner Mutter. Karfreitag, einen Tag später, der Besuch der Nachbarin. »Das ist Frau Hänseler«, flötete Pia. »Sie wohnt nur drei Häuser weiter.« Nie zuvor gesehen. Aber Himmel noch mal, es war Ostern! Ich nahm sie in den Arm, hieß sie aufs Herzlichste willkommen und bot ihr etwas zu trinken an.

»Zur Feier des Tages«, Pia spielte auf den Überraschungsbesuch meiner Mutter an, »habe ich deine Lieblingsbolognese gekocht!« Der Tisch war nur für eine Person gedeckt.

»Habt ihr schon gegessen?«, fragte ich überrascht. Ich war bis zum Mittag in meinem Büro im Dachstudio gewesen. Sie hätten mich doch nur zu rufen brauchen.

»Pia und ich sind auf Diät.« Wie aus der Pistole geschossen kam die Antwort meiner Mutter.

»Mit frischem Basilikum, so wie du es magst.« Das aufmunternde Lächeln. Meine Mutter, die mir bei jedem Happen, den ich mir in den Mund schob, zunickte, wie einem kleinen Kind, das seinen Brei aufessen soll.

»Du musst tüchtig essen«, so ihr wohlwollender Kommentar. Ich verdrehte stumm die Augen und wunderte mich insgeheim. Sehr sogar. Dieses Mal war Pia die Bolognese nicht gut gelungen. Sie schmeckte ultrabitter. Ich wollte sie nicht bloßstellen, auf Kritik an ihren Kochkünsten konnte sie manchmal sehr empfindlich reagieren. Ich kämpfte mich von Gabel zu Gabel, bis der Teller endlich leer war. Der triumphierende Blick, den sie tauschten. Gute Güte, meine Mutter hatte es gewusst! Jetzt wurde mir das klar. Ich biss mir auf die Lippe. Meine eigene Mutter! Ich spürte den metallenen Geschmack von Blut. Damals, Karfreitag, am Abend nach dem Mahl, waren mir die Beine schwer geworden. Als hätte ich zentnerschwere Steine an den Füßen.

Zeitlupenlangsames Laufen, kribbelnde Beine. Ein ekliges Gefühl. Als liefe eine Armee von Ameisen darüber. Ich kam die Treppe nicht runter. Hockte mich entkräftet auf die oberste Stufe und dachte nach. Merkwürdig. Hoffentlich kamen die Gelenkprobleme nicht zurück. Gut, ich schlief wenig, aber ich war sicher, darauf war es nicht zurückzuführen. Total aufgewühlt rief ich nach Pia. »Pia, meine Beine!«

»Was ist los?«

»Meine Beine fühlen sich an, als hingen Zementklötze daran«, jammerte ich. »Ich kann sie kaum bewegen.«

»Du bist bestimmt nur müde, Pete. Leg dich doch was hin.«

Bilder zischten an mir vorbei. Ihr skeptischer Blick, als ich die Straße entlang gesprintet war. Der Ausdruck in ihrem Gesicht, als ich den Lachkrampf hatte. Mit Pia im Auto. Satzfetzen jagten mir durch den Kopf: Du erinnerst dich doch an unsere Nachbarin … ins Essen gemischt ... haut den stärksten Elefanten um ... Zwangseinweisung ... manisch-depressiv ... Psychose ... PSYCHOSE!

»Ist was mit dir?« Sandras Stimme riss mich aus dem Strudel.

PSYCHOSE hallte es in meinem Kopf nach.

»Ist etwas nicht in Ordnung?«, schaltete sich nun auch Tim ein. Offenbar hatte ich auf meinen Teller gestarrt. Verwirrt blickte ich auf die Hackfleischsauce. Wenn sie mir nun auch was ins Essen gemischt hatten? Tim beobachtete mich lauernd. Er hatte sein Besteck noch nicht angerührt. Auch Sandra schien zu warten. Sie würden doch wohl nicht … Aber nein, das war blanker Unsinn! Tim war mein Freund. Und Pia war meine Frau, meldete sich eine andere Stimme in meinem Kopf. Und sie hatte es getan.

»Nein, nein, alles in Ordnung.«

»Tja dann, guten Appetit«, wünschte Tim.

Gebannt sah ich zu, wie er aß. Die gleiche Sauce! Vorsichtig probierte ich. Schmeckte gut. Nicht die Spur bitter. Die Kinder aßen sie auch.

Was, wenn ich tatsächlich eine Psychose hatte? Ich schlief so gut wie gar nicht mehr. Ich aß kaum. Ich war andauernd glücklich.

Manisch-depressiv. Bedeutete manisch, dass man immer glücklich war? Dass man keine Schmerzen mehr empfand? Unsinn! Ich war gesund. Völlig normal. Wozu brauchte ich Schmerzen? Ich war froh, sie endlich los zu sein. Anstatt mir die Birne zu zermartern, warum und wieso das nun so war, sollte ich mich lieber freuen. Also ehrlich! Alles im grünen Bereich! Ich brauchte nur ein wenig Ruhe. Ich wischte meine Bedenken fort. Pete, jetzt siehst du schon Gespenster, schalt ich mich innerlich.

Auch wenn Tim und Sandra sich alle erdenkliche Mühe gaben, es behagte mir nicht sonderlich, Gast in einer schrecklich nettnormalen Familie zu sein. Die Ruhe, die ich mir von der Hütte am See erhofft hatte, war mir leider nicht vergönnt. Nicht eine Minute.

»Papaaa! Dani hat ...« und »Papaaa, Jenny hat ...« waren täglich zigfach gehörte Rufe, die Kämpfe der zwei ungleichen Schwestern gingen mir ziemlich schnell an die Substanz, und da war es nur natürlich, dass ich mich ins pulsierende Stadtleben einzubringen gedachte. Mit meinem Cabrio war ich ja mobil.

»Ich werde mich in den nächsten Tagen mal ein wenig unters Volk mischen«, kündigte ich an.

»Ich dachte, du wolltest deine Ruhe?«, fragte Tim leichthin.

»Eben«, antwortete ich.

Tim grinste. »Dann mach mal.«

In der darauf folgenden Zeit knüpfte ich unzählige Kontakte in Krefeld. Ich lernte viele Menschen kennen, genoss das Nachtleben und verfolgte einige interessante Projekte.

»Hilfst du mir, den Zaun zu streichen?«

Ich grinste und drohte Tim mit dem Zeigefinger. »Hier ist immer was zu tun, aber behaupte nicht, ich hätte dich damals nicht gewarnt.«

Tim grinste breit. »Dann kennst du das ja. Schnapp dir ein altes Hemd von mir. Hängt in der Garage. Ach, und nimm dir einen Pinsel. Liegt auf der Werkbank.« Ich ging ins Gartenhaus und dachte an alte Zeiten.

»Wie läuft es denn so?«, fragte Tim, als ich zurück war. Er rührte die azurblaue Farbe um.

»Ganz gut. Das Nachtleben in Krefeld hat sich verändert. Für hiesige Verhältnisse sind die Läden nicht schlecht.«

»Musstest mal raus, oder?«

Ich nickte. »Stimmt. Nichts gegen deine Family, aber manchmal ist es mir ein bisschen zu wild hier.«

»Ich versteh dich gut. Ach, sag mal, bei der Gelegenheit ... Ich finde, du wirkst in letzter Zeit ein bisschen durch den Wind. Willst du nicht vielleicht doch mal zum Arzt gehen?« Noch ehe ich antworten konnte, zog er aus seinem Blaumann eine Visitenkarte und drückte sie mir in die Hand.

Dr. Hannes Wallenbaum, Psychologische Praxis, las ich.

»Trägst du sie immer bei dir?«, fragte ich völlig entgeistert.

»Hab nur auf eine Gelegenheit gewartet, das Thema anzuschneiden«, antwortete er ohne eine Spur von Verlegenheit.

»Und du glaubst, ich sollte da hingehen? Was denkst du, hätte ich bei einem Psychoklempner verloren?« Ich sah im direkt in die Augen. Er zögerte mit einer Antwort. »Bitte, Tim, sag's mir ganz ehrlich! Warum gibst du mir diese Karte? Und überhaupt, wo hast du sie her?«

Er holte tief Luft und schaute an mir vorbei zum Horizont. So verging eine Weile, dann wandte er sich mir wieder zu. Seine Stimme klang fest, als er mir antwortete: »Pete, ich bin dein Freund. Bitte, vergiss das nie. Ich stelle fest, dass du dich sehr verändert hast. Du vernachlässigst deinen Job, deine Familie, ja, sogar deine kleine Tochter.«

»Das ist nicht fair!«, jaulte ich auf. »Pia lässt mich nicht an sie heran!«

Tim nickte kurz. »Trotzdem, nichts scheint dir noch wirklich wichtig zu sein! Du bist permanent in Aktion, bist Tag und Nacht unterwegs und gibst eine Heidenkohle aus. Außerdem bist du hypernervös, kannst deine Beine kaum ruhig halten ...«

»Das konnte ich früher auch nicht!«

»Oh doch, Pete, das konntest du! Du warst zwar immer schon lebhaft, aber du warst kein nervöses Hemd!«

»Das bin ich jetzt auch nicht«, fuhr ich ihn erbost an. Tim war schon merkwürdig. Mein Bild von mir war völlig anders als seins.

»Das bist du doch, Pete, glaub's mir einfach. Ich habe keine Ahnung, was los ist mit dir. Vielleicht stimmt es ja wirklich, was Pia sagt und du hast tatsächlich eine Psychose. Lass dich doch einfach mal von dem Doktor Wallenbaum durchchecken, dann bist du hinterher schlauer! Wir sind doch alle nur Laien. Keiner von uns kann dir helfen ...« Erschöpft beendete Tim seine Predigt.

Ich schwieg eine Weile. »Wer ist eigentlich WIR?«

Tim wirkte irritiert. »Wir?«

»Du hast gerade gesagt, WIR sind alle nur Laien. Keiner von uns kann dir helfen. Wen meinst du mit WIR?« Jetzt war ich aber mal gespannt. Jetzt würde ich erfahren, wen Pia schon alles kirre gemacht hatte.

»Pia, ich ... deine Familie und so. Ich meine, wir sind doch keine Fachleute. Niemand von uns hat Erfahrung mit Psychotikern ...«

»Psychotikern?«

»Herrgott, leg doch nicht jedes Wort auf die Goldwaage!«, rief Tim. »Bitte, Pete, ich bitte dich als Freund. Tu mir den Gefallen und geh zu diesem Arzt! Ich mache mir wirklich Sorgen um dich.« Er sah mich eindringlich an.

Ich beschloss, ihn ein wenig hinzuhalten. »Okay. Ich werde es mir überlegen.«

»Das ist mir zu wenig.«

Ich zog die rechte Augenbraue hoch.

»Das ist mir zu wenig«, beharrte Tim.

»Na gut, wenn es dich beruhigt, ich werde einen Termin mit diesem komischen Doktor vereinbaren«, schnaubte ich. Tatsächlich hatte ich das nicht im Mindesten vor.

»Da bin ich aber froh«, seufzte Tim erleichtert auf. »Ich war mir sicher, dass du mir diesen Gefallen tun würdest. Ich war mir wirklich ganz sicher, dass du Verständnis für die Sorgen eines Freundes haben würdest. Deshalb habe ich schon alles für dich erledigt. Weißt du, erfahrungsgemäß sind diese Praxen immer ziemlich ausgebucht. Ich bin froh, dass ich überhaupt so kurzfristig einen Termin bekommen konnte.«

»Du hast einen Termin für mich gemacht?« Voller Entsetzen sah ich ihn an. Lief hier schon wieder etwas hinter meinem Rücken? Er blickte mich treuherzig an.

»Doch nur, weil ich dachte, die sind auf Jahre ausgebucht. Ich weiß doch, wie viel du um die Ohren hast, und da dachte ich mir, ich nehme dir ein wenig Arbeit ab.«

»Aha«, antwortete ich gedehnt. »Und für wann hast du diesen Termin vereinbart? Vielleicht dürfte ich das auch mal erfahren? Oder hattest du vor, an meiner Stelle hinzufahren?«

Entweder überhörte Tim meinen sarkastischen Unterton oder er nahm ihn nicht wahr. Vor lauter Glück über sein Erfolgserlebnis.

»In einem Monat. Am Montag, dem 6. Juli, nachmittags um drei Uhr.«

In der Ruhe liegt die Kraft. Wenn ich innere Gelassenheit empfinde, bin ich bereit für das Glück. Und wie das so ist mit glücklichen Menschen: Alles scheint wie von selbst zu laufen, alles geht leicht von der Hand. Ich ernte, was ich säe. Für einen fruchtbaren Boden sorge ich selbst. Ich meditiere täglich. Das gibt mir Kraft.

Antonia Schwelms, 74 Jahre, Yoga-Kursteilnehmerin

---

11. Bad News

Krefeld ist nicht Berlin. Die Stadt hat einen grünen Gürtel, so nennt man die Waldgebiete, die die Stadt einfassen. Die interessierten mich aber nicht die Bohne. Ich wollte dahin, wo was los ist. Tagsüber war die Innenstadt recht belebt. Hier waren viele Menschen in der Fußgängerzone an der Hochstraße unterwegs, nach Geschäftsschluss jedoch schienen sie wie vom Erdboden verschluckt. Mein Hauptinteresse galt dem Nachtleben. Im Vergleich mit einer Großstadt schneidet Krefeld ziemlich schlecht ab. Kaum gute Diskotheken, nur einige nette Bars, ein paar schöne Cafés und das war's. Mitten in der Woche war es abends recht ruhig in der Stadt, schon allein das hätte man in Berlin nicht erlebt. Hätte es die *Burg* nicht gegeben, ich wäre vermutlich vor lauter Langeweile vor die Hunde gegangen. Für Krefelder Verhältnisse war die *Burg* schon eine ziemlich große Diskothek, natürlich nicht vergleichbar mit den Läden in Berlin, aber immerhin mit Pool und guter Musik. Ich wusste gleich, dass das für mich die richtige Anlaufstelle war. Hier konnte ich Kontakte knüpfen, ja, ich sah sogar die Möglichkeit, als Partner mit in die *Burg* einzusteigen. Von dieser Warte aus betrachtet waren meine abendlichen Besuche dort also rein geschäftlicher Natur. Allerdings begriff das keiner in meiner Umgebung, am allerwenigsten Tim und seine Frau. Das turbulente Familienleben fiel mir immer mehr auf die Nerven.

Am schlimmsten aber war Tims penetrante Fragerei. Immer wollte er irgendetwas von mir wissen. Ein Dauerthema war meine Arbeit für *Spike*. Zugegeben, die war in letzter Zeit etwas in den Hintergrund getreten. Martin rief öfter an und wollte wissen, was zum Henker ich in Krefeld treibe. Und vor allem, wann ich endlich zurück nach Brandenburg führe.

»Krefeld hat mit Brandenburg nichts zu tun«, schäumte er.

»Das weiß ich selbst«, herrschte ich ihn an. Angriff ist die beste Verteidigung.

Es gelang mir, ihn hinzuhalten. Doch leider nicht lange. Einmal meldete er sich, als Tim gerade direkt neben mir stand.

»Mensch, Martin, mach dir mal nicht ins Hemd. Ich ziehe eben von hier aus die Fäden. Immerhin bin ich im Außendienst.«

Martin gab nicht so schnell auf. »Falls du es vergessen haben solltest, du bist für das Gebiet Brandenburg zuständig. Seit Wochen treibst du dich in Krefeld herum. Krefeld liegt in Nordrhein-Westfalen. Das ist nicht dein Gebiet, Pete!« Er schnaubte ins Telefon. »Soweit ich informiert bin, hast du keinen Urlaubsantrag eingereicht. Zumal du auch noch gar keinen Urlaubsanspruch hast ...« Ich unterbrach ihn.

»Das ist auch kein Urlaub hier, das kannst du mir glauben.« Ich sah rüber zu Dani und Jenny. Sie bewarfen sich gegenseitig mit Regenwürmern.

»Ich knüpfe Kontakte und muss hier einige Dinge regeln ...«

»Wie viele Kontakte zu Internetprovidern hast du bisher aufgebaut?«, unterbrach mich Martin in schneidendem Ton.

»Bisher einen«, antwortete ich wahrheitsgemäß.

»Einen«, wiederholte Martin. »Das ist gut, wenn etwas daraus wird. Bisher liegt mir aber noch nicht mal eine Anfrage aus Brandenburg vor. Um welches Unternehmen handelt es sich denn?« Er klang auf einmal ganz förmlich. Das machte mich wütend.

»Pass mal auf, Martin«, begann ich. »Ich habe keinen Bock darauf, dass ihr mich kontrolliert. Ich weiß genau, was ich tue. Wenn ich dir sage, ich habe ein heißes Eisen im Feuer, muss dir das reichen. Und wenn dir meine Arbeitsmethode nicht passt, kannst du ja das nächste Monatsgehalt einbehalten!«

Martin antwortete nicht.

»Ich weiß, du bist es nicht gewohnt, dass man so mit dir spricht«, lenkte ich sanft ein. »Immerhin bist du der Chef.« Ich schmierte ihm noch mehr Honig um den Bart. »Aber gerade weil du der Chef bist, hast du es verdient, dass ich ehrlich und offen mit dir spreche. Verlass dich auf mich, Martin! Ich werde für *Spike* ein paar einzigartige Kontakte an Land ziehen, die euer Mann in NRW später weiter betreuen kann. Immerhin ist das hier meine Geburtsstadt.«

Martin seufzte. »Das mag ja sein, aber Krefeld ist nicht dein Gebiet.«

»Ich kenne diese Stadt wie meine Westentasche! Ich habe hier verdammt noch mal viel versprechende Kontakte. Vertrau mir, Martin.«

Noch ein tiefer Seufzer. »Na gut, Pete«, brummte er schließlich. »Aber bleib nicht zu lange. Wir brauchen dich in Brandenburg.«

»Ist klar.«

»Wenn diesen Monat wieder keine Anfrage kommt, denke ich über dein Angebot nach.«

Ich grinste. »Alles klar, Martin. Mach das ruhig. Ich meine es ernst.«

»Werde ich.«

»Ich finde, man muss immer fair bleiben und mit offenen Karten spielen. Nur versteh bitte auch meine Position, Martin. Ich hab wirklich keine Lust auf Kontrolle. Ich meld mich bald wieder.«

Er erwarte mich innerhalb der nächsten Woche zurück, schob Martin hinterher. Ich wünschte ihm eine gute Zeit und verabschiedete mich. Tim war sprachlos.

»Sag mal, bist du verrückt geworden? Wie kannst du nur so mit ihm sprechen? Das ist dein Boss, dein Chef, dein Brötchengeber!«

Ich grinste. »Mensch, Tim. Du hast damals nicht anders mit deinem Chef gesprochen, als du noch in der kleinen Klitsche gearbeitet hast. Weißt du das nicht mehr?«

Tim konnte sich nur schwer erinnern. Ich musste ein wenig nachhelfen.

»Klar, Mensch. Du bist wahrscheinlich schon zu lange selbstständig. Du kennst dieses Gefühl nicht mehr, dauernd kontrolliert zu werden. Der Martin ist zwar ganz nett, wie eigentlich alle bei *Spike.* Aber wehret den Anfängen! Wenn ich ihm das jetzt durchgehen lasse, kommt der mir ständig auf diese Tour. Da muss ich dem ja wohl mal die Leviten lesen ...«

Tim unterbrach mich. »Aber doch nicht so, Pete! So habe ich damals nie mit meinem Chef gesprochen.«

Ich zog die rechte Augenbraue hoch. Das hatte ich im Rhetorikseminar gelernt. Damit verunsichert man die Leute. Es wirkte.

»Obwohl ... wenn ich mich recht entsinne ...« Tim grinste.

Na bitte, funktioniert doch!

»Du hast recht, manchmal habe ich auch Klartext mit ihm geredet.«

»Martin weiß genau, was für ein gutes Pferd er mit mir im Rennen hat«, stellte ich fest und lächelte souverän. Das hatte ich auch in dem Rhetorikseminar gelernt. Unglaublich, wie man mit Körpersprache Menschen manipulieren kann. Ich lächelte noch breiter. Tim beruhigte sich, ich spürte es ganz deutlich. Er war halt eine gute Seele, mein Freund Tim.

Leider versuchte auch er, mich zu kontrollieren. Jeden Morgen stellte er dieselben Fragen. »Na, wie war's denn?«, fragte er auch diesmal leichthin, während er sich in der Küche zu schaffen machte. Der Boiler war kaputt und Selfmademan Tim reparierte ihn. Also, ich könnte das nicht. Wenn ich auch im Business recht erfolgreich war, der Zugang zur Welt der Wasserpumpenzangen blieb mir verwehrt. Ich nahm einen Schluck Kaffee.

»Ganz gut«, antwortete ich. Ich fragte mich, wann es ihm wohl auffiele, dass ich immer die gleiche Antwort gab.

»Ganz gut, hmhm«, wiederholte er. »Wo warst du denn eigentlich gestern Abend?«

Diese Frage kannte ich auch schon. Auch sie beantwortete ich wie immer. »In der Burg.«

Tim griff nach einem alten Handtuch und wischte den Schmodder von dem alten Rohr. »Reich mir mal bitte die Rohrzange«, bat er.

Ich kramte in seinem Werkzeugkasten. »Wo soll die denn sein?«

Tim stutzte. »Liegt neben dem Werkzeugkasten.«

Ich gab ihm die Zange.

»War wohl gut, oder?«, wollte er wissen.

»Hmm«, brummte ich.

»Wann warst du denn zu Hause?«

Jedes Mal! Diese Frage stellte er jedes Mal. Er hätte sich mal mit meiner Mutter unterhalten sollen. Die hatte sich das schon abgewöhnt, als ich 16 war.

»Keine Ahnung«, knurrte ich. Wie sonst auch. Tim sah kurz auf. Zog die Augenbraue hoch. Das hatte er von mir! Der Knabe lernt schnell, dachte ich.

»Bin zufällig wach geworden. Es war gegen halb sechs.«

Zufällig wach geworden. Pah! Ich ließ ihn im Glauben, dass ich ihm das abnahm. Er musste sich für ziemlich schlau halten. Und mich für saublöd. Ich sagte es ihm nicht, aber in diesem Moment beschloss ich, mir schleunigst ein anderes Dach über dem Kopf zu besorgen.

Am späten Nachmittag düste ich im kanariengelben Cabrio durch die Stadt. Ich würde mir ein wenig die Beine vertreten, stellte mein Auto ins Parkhaus vom Seidenweberhaus, überquerte die Sankt-Anton-Straße und latschte über die Hochstraße durch die Fußgängerzone, vorbei an Herrenmodegeschäften, Schuhgeschäften, einer Parfümerie … lauter uninteressante Geschäfte, nirgends ein guter Plattenladen. Trotzdem, dachte ich. Es ist allemal besser, mir hier die Füße platt zu laufen als sie unter Tims Wohnzimmertisch einschlafen zu lassen. Zwischen Legosteinen und Barbies.

»Mensch, Pete, altes Haus, was machst du denn hier?« Jemand tippte mir auf die Wirbelsäule. Ich drehte mich um. Und sah auf eine Halbglatze.

»Boris!« Mit allem hätte ich gerechnet, aber nicht mit Boris dem Kurzen! Er und ich hatten Schreibtisch an Schreibtisch zusammen im Sozialamt gehockt.

»Das ist aber eine Überraschung!«, quäkte er hoch erfreut. Und ehe ich antworten konnte, quasselte er weiter: »Menschenskinder, wie klein die Welt ist! Da denk ich, du bist in Berlin, und dann treffen wir uns hier wieder. Mitten in der Fußgängerzone.« Beherzt boxte er mich in den Bauch. »Komm, ich lad dich auf einen Kaffee ein. So jung kommen wir nie mehr zusammen!«

Er dirigierte mich durch die Fußgängerzone. Trotz seiner kurzen Beine war er erstaunlich flink. Boris der Kurze war um die Einmeterfünfzig groß, hatte eine Halbglatze und eine penetrant hohe Stimme. Und ein braunes und ein grünes Auge. Das verlieh seinem Gesicht etwas Interessantes.

Auf dem Westwall betraten wir ein Café, das durch sonnengelb getünchte Wände und eine sehr hübsche Bedienung bestach. Ich bestellte eine *Latte Macchiato.*

»Jetzt erzähl schon endlich, altes Haus«, quengelte er. Also begann ich die ellenlange Story meiner Erlebnisse und Erfahrungen in Berlin zu erzählen. Vorsichtshalber ließ ich einige wichtige Passagen unter den Bistrotisch fallen.

»Tja, und jetzt bin ich eben in Krefeld«, schloss ich. »Nur übergangsweise«, fügte ich vage hinzu. »Genau genommen bin ich auf der Durchreise. Allerdings ... eine schöne Wohnung wäre schon ganz gut. Irgendetwas, wo ich meine Ruhe habe«, sinnierte ich.

Boris der Kurze runzelte die Stirn.

»Nur für kurze Zeit natürlich, bis ich meine Geschäfte hier abgeschlossen habe«, beeilte ich mich zu sagen.

»Hmhm«, machte er und fuhr sich versonnen übers Kinn.

Wir lauschten der Gitarrenmusik, die leise im Hintergrund lief.

»Die Firma von deinem Freund in Berlin ging den Bach runter, was?«, fragte er und sah mich gespannt an.

»Ja, ja«, antwortete ich. Boris der Kurze zuckte die Achseln.

»Man muss das Schiff verlassen, ehe es sinkt«, stellte er fest. Da war sie wieder. Wieder eine dieser Pseudoweisheiten, die er im Amt immer gern vom Stapel gelassen hatte. Das hatte ich noch nie an ihm leiden können. Ehrlich gesagt, ich wurde das Gefühl nicht los, dass er sein ganzes Wissen lediglich aus Comic-Heften und dem Sprachschatz seiner Großmutter bezog. Aber was soll's. Eigentlich war Boris der Kurze ein feiner Kerl.

»Meine Ex will gerade ihre Wohnung untervermieten«, unterbrach er mich in meinen Überlegungen.

»Trifft sich gut«, sagte ich leichthin.

»Würde sich noch besser treffen, wenn ich sie mal anrufe. Oder?«

Ich grinste. »Deine Logik ist unbestechlich. Ja, das träfe sich sogar verdammt gut.«

Die Wohnung lag in der Petersstraße, direkt um die Ecke von meiner Lieblingslocation. Bis zur *Burg* war es nur ein Katzensprung. Die Wohnung war nicht groß, hatte zwei hintereinander liegende Räume, ein kleines Badezimmer und eine winzige Küche. Hat was, dachte ich. Alurollos dunkelten die Fenster ab. Hier würde ich meine Ruhe haben. Endlich. In letzter Zeit war ich wirklich sehr nachtaktiv, und das passte nun mal nicht zu einer Familie mit zwei kleinen Kindern. »Kann ich hier laute Musik hören?«, fragte ich. Nicola, Boris' Ex, grinste.

»Kein Problem. Du hast nur einen Nachbarn. Der hört selbst gern laute Musik.«

»Wunderbar. Ich nehme sie.« Sie strahlte.

»Ich würde gern für sechs Monate im Voraus zahlen. Ist das okay für dich?« Ich zog einige Tausender aus der Tasche. Nicola bekam runde Augen. Boris der Kurze staunte.

»Woher hast du denn das ganze Geld?«, quäkte er.

»Ist alles legal«, beruhigte ich ihn. »Ist frisch von der Bank aus dem Verkauf meiner Aufzugswartungsfirma.« Ich gab Nicola 3000 Mark. Die Sache war geritzt. Ein halbes Jahr in Krefeld. Danach würde ich weiterziehen. Nachdem der Deal perfekt war, händigte mir Nicola die Schlüssel aus. Mit lauter Mucke und offenem Verdeck fuhr ich zurück zum Haus am See.

»Ich habe mir eine Wohnung angemietet«, erklärte ich gut gelaunt. Sandra und Tim starrten mich perplex an. Tim fasste sich als Erster und klopfte mir auf die Schulter.

»Ich verstehe dich gut, Pete«, sagte er. Dani und Jenny kamen aus dem Gestrüpp herausgekrochen. Sie stritten sich zur Abwechslung mal nicht.

»Ich bin euch dankbar, dass ihr mich hier aufgenommen habt, aber ich finde, es ist jetzt Zeit, dass ihr wieder als ganz normale Familie leben könnt.«

Sandra lächelte. »Wir haben dich nicht als Belastung empfunden, sondern als Bereicherung.«

Tim warf Sandra einen bewundernden Blick zu. »Besser hätte ich es auch nicht ausdrücken können. Aber gut, okay, du willst deiner Wege ziehen und ich kann dich natürlich verstehen. Allerdings, da kann ich dich gleich vorwarnen, ich werde dich oft besuchen kommen«, lachte er, und dann brachte er einen Toast aus: »Auf deine neue Bleibe!«

Als ich meine Sachen zusammenpackte, erschien Tim im Türrahmen. »Übrigens«, begann er und wirkte etwas unsicher, »da ist ein Brief von Pia angekommen.«

Er überreichte mir einen braunen DIN-A5-Umschlag. Madame war also endlich wach geworden. Hatte erkannt, was sie an mir hatte. Wollte zu mir zurück. Maxi fiel mir ein. Vielleicht schickt Pia mir ein paar Fotos von ihr, dachte ich und befingerte den Umschlag. Versuchte zu erraten, was drin war. Wie bei einem Geschenk. Bestimmt waren Fotos von Maxi drin. Maxi ... Mein Herz machte einen Hüpfer.

Tim war unschlüssig stehen geblieben und starrte Löcher in die Luft. »Tja, dann ... ich hab noch was in der Garage zu tun. Kannst ja gleich mal rüber kommen«, murmelte er nach einer Weile und verschwand endlich.

Noch während ich den Umschlag aufriss, schossen mir die Gedanken durch den Kopf. Und wenn sie wirklich zurückwollte? Zu mir? Was, wenn sie einen Neuanfang wollte? Oder eine ganz andere Variante: Was, wenn sie sich endgültig von mir trennen wollte? Wenn sie jetzt völlig am Rad drehte? Womöglich wollte sie mir das Sorgerecht für Maxi entziehen. Bad News, nur das nicht! Panik machte sich in mir breit. Das konnte ich jetzt gar nicht gebrauchen. Was sollte ich nur tun, wenn ich Maxi nicht mehr sehen dürfte? Hatte ich als Vater überhaupt Rechte, die irgendein Richter dieser Welt anerkennen würde? Hieß es nicht immer, ein Kind, noch dazu in diesem Alter, gehört zur Mutter? Vor lauter Nervosität kriegte ich den Umschlag nicht auf.

»Scheißbrief!«, fluchte ich. »Verdammte Hacke!« Ich zwang mich zur Ruhe und schob meinen Zeigefinger in das Loch an der oberen Kante. Ich zerrte am Papier und endlich ließ sich das dumme Ding aufreißen. Sesam öffne dich! Das hatte Pia damals gesagt, als sie bei unserem ersten Rendezvous die Wohnungstür geöffnet hatte. Ärgerlich wischte ich den Gedanken beiseite und zog einen karierten Zettel heraus. Pias Handschrift ... Sie hatte nur wenige Zeilen geschrieben.

Pete,
der beigefügte Brief ist an meine Nachsendeadresse geschickt worden. Wie ich höre, bist du häufig unterwegs. Es tut mir leid. Alles. Du musst dringend in ärztliche Behandlung, Pete!
Egal, was passiert, ich bin immer für dich da. Alles Liebe, Pia
PS: Maxi geht es gut.

Meine Hand zitterte. Maxi, meine Maxi! Ich vermisste sie so sehr, dass es mich körperlich schmerzte. Ich entfaltete den Brief von *Spike,* der das Datum vom 15. Juni trug.

Auflösung des Arbeitsverhältnisses stand im Betreff. Das klang gar nicht gut. Ich überflog den Text … *lösen wir das mit Ihnen geschlossene Arbeitsverhältnis per 30. Juni* … Da bleibt einem ja die Spucke weg! … *im Rahmen der Probezeit auf* … Mir stockte der Atem … *telefonisch mitteilten, befinden Sie sich derzeitig in Krefeld, Nordrhein-Westfalen* … Meine Güte, ich hatte es Martin doch erklärt! … *entspricht nicht unserer Abmachung* … *trotz wiederholter Aufforderung* … *nicht in Ihr Ge-*

biet zurückgekehrt… Na und? Früher oder später wäre ich schon zurückgekehrt! … *kein nennenswerter Kontakt zu Internet-Providern hergestellt … nehmen Ihr Angebot gern an … halten das Monatsgehalt für Juni ein … zur Deckung Ihrer außergewöhnlich hohen Telefonkosten …* Ich hätte es wissen müssen, dass sich Martin das nicht durch die Lappen gehen lassen würde … *kündigen Ihnen somit ... unverzügliche Rückgabe der Arbeitsmittel* … Ja, ja, ist klar! … *Handy, Laptop … Kundenlisten und Demo-Versionen…* Dann folgten die üblichen Grüße und Unterschriften von Martin und dem Personalleiter.

Jeder andere wäre nach diesem Brief vermutlich in eine tiefe Depression gefallen. Ich nicht. Mich erfüllte eher eine tiefe Gelassenheit. Erstens hatte ich gerade ein heißes Eisen bei der *Burg* im Feuer. Zweitens standen mir so oder so sämtliche Möglichkeiten offen. Und drittens wollte ich eigentlich nur eins: meine Ruhe. Und wie es aussah, würde ich die nun endlich auch bekommen. Trotzdem wollte ich die Sache so nicht im Raum stehen lassen. Ich zog mein Handy aus der Brusttasche meines Jeanshemdes und wählte die Nummer von *Spike.*

»Hey, Martin, hier ist Pete«, begann ich das Gespräch, nachdem Martin sich gemeldet hatte.

»Hallo, Pete«, antwortete er.

»Sag mal, was soll denn dieser Brief an mich?«

Martin zögerte nicht lange. »Du meinst die Kündigung?«

»Genau.«

»Wie im Schreiben eindeutig dargestellt …«

»Ich weiß, was in dem Schreiben steht«, unterbrach ich ihn ungeduldig. »Aber ich will es von dir hören!«

»Was?«

»Warum ihr mir gekündigt habt. Es lief doch alles bestens.«

Martin räusperte sich. Er schien zu überlegen. »Sagen wir mal so ... Du hast doch gelesen, welche Gründe es dafür gibt.« Er machte eine Pause. »Allerdings ist da noch etwas. Pete, ich weiß nicht, wie ich es dir sagen soll … Weißt du, das ist nicht so einfach.« Er räusperte sich noch einmal. »Ehrlich gesagt, uns ist da etwas zu Ohren gekommen,

Pete.« Ich wartete. »Wir haben gehört, dass du momentan einige Probleme hast.« Pause. Er wartet darauf, dass ich etwas sage, dachte ich.

»Probleme? Was denn für Probleme?«

»Ja … also, wie soll ich es sagen? Hm. Ja. Weißt du, du bist mir echt sympathisch und mir tut die ganze Sache auch leid, deshalb sage ich es dir jetzt ganz einfach.« Pause. »Also, wie wir hörten, bist du zurzeit wohl etwas angeknackst. Psychisch, meine ich.«

PIA! Verdammt noch mal! Meine hysterische Frau machte alle Welt verrückt! Ich presste das Handy ans Ohr, spürte, wie mir die eiskalte Wut vom Bauch bis zur Kehle hoch kroch. Sie lähmte mich. Ich versuchte, Ruhe zu bewahren. Nicht zu explodieren. Souverän zu bleiben. Es hatte mir die Sprache verschlagen. Ich räusperte mich. Mit aller Kraft zwang ich mich zu einer Antwort.

»Da seid ihr falsch informiert. Und ich kann mir auch lebhaft vorstellen, woher ihr diese Falschaussage habt. Von meiner Frau!« Ich wartete. Keine Reaktion. Ich fuhr fort: »Nur zu deiner Information, Martin: Meine Frau und ich haben uns getrennt. Offenbar versucht sie nun, mir Steine in den Weg zu legen. Aus Rache oder warum auch immer. Es ist mir auch egal. Nur muss ich dir ganz ehrlich sagen, ich bin verdammt enttäuscht von dir. Eine simple Nachfrage deinerseits hätte das Missverständnis sofort aus der Welt schaffen können. Stattdessen glaubt ihr meiner Frau, die ihr nicht mal persönlich kennt. Und noch etwas, Martin: Soweit ich informiert bin, ist meine Frau momentan selbst in psychologischer Behandlung.« Dass das nicht stimmte, konnte Martin nicht wissen. Jetzt hatte er jedenfalls eine Nuss zu knacken. Ich hoffte, dass er ein ziemlich schlechtes Gewissen haben würde. Es dauerte eine Weile, bis er antwortete.

»Wie ich dir schon sagte, war das nicht der Kündigungsgrund. Aber ich mache mir Sorgen um dich. Deshalb habe ich es dir erzählt.«

Jetzt kriegt er Angst, dass ich ihm einen Strick daraus drehe, dachte ich und empfand für einen kurzen Moment Genugtuung. »Ist jetzt auch vollkommen egal«, stellte ich in nüchternem Ton fest. »Auf dieser Basis kommen wir ohnehin nicht zusammen. Eure Sachen schicke ich euch per Kurier. Werdet damit glücklich. Tschüss!«

Bevor er hätte antworten können, beendete ich das Gespräch mit einem Knopfdruck. Sollte er bleiben, wo der Pfeffer wächst!

Das nächste Telefonat führte ich mit Helge. Ich müsse Pia wegen dringender Angelegenheiten sprechen, erklärte ich ihm. Er wollte Einzelheiten wissen.

»Helge, jetzt pass mal auf!«, fuhr ich ihn an. »Du scheinst es bereits vergessen zu haben: Pia ist meine Frau! Und bestimmte Dinge muss ich nun mal selbst mit ihr klären. Also würdest du jetzt bitte so freundlich sein und ihr sagen, sie möchte sich bitte mal an den Hörer bequemen?«

»Nicht, wenn du deinen Ton nicht änderst.«

»Helge, bitte, es ist dringend! Bitte sei so lieb und sag Pia, dass ich sie sprechen muss. Und zwar jetzt sofort!«

Ich hörte, wie er die Sprechmuschel zuhielt. Gedämpfte Stimmen im Hintergrund. Dann meldete sie sich endlich.

»Hallo, Pete.« Sie klang müde. Und sachlich.

Ich kam sofort zur Sache. »Wie du weißt, hat mir *Spike* gekündigt.«

»Hm. Habe ich gelesen.«

»Und weißt du auch den Grund?« Ohne ihre Antwort abzuwarten, schrie ich sie an: »Weil Madame Kluth meinte, sie müsse den Leuten von *Spike* einen vom Pferd erzählen!«

»Wie bitte?« Ihre Stimme klang schrill.

»Du hörst richtig, meine Liebe. Weil du den Herren deine Lügenmärchen aufgetischt hast. So wie allen anderen auch. Du hast denen gesagt, ich sei psychisch angeknackst. Was glaubst du, wollen die mit einem Repräsentanten, der sie nicht alle auf dem Kasten hat?!«

Sie setzte zu einer Antwort an, doch ich ließ sie nicht zu Wort kommen. »Und jetzt hör mir mal gut zu, Pia. Mir reicht es allmählich! Ich habe genug von deinen Eskapaden! Ich werde gerichtlich gegen diese Verleumdungen vorgehen! Nur damit du es weißt, ich werde Schadensersatz von dir einklagen!«

»Schadensersatz? Wofür denn? Dafür, dass alles den Bach runter ist? Dass unsere Tochter ohne Vater dasteht? Dass du dich von mir abgewandt und unsere Liebe zerstört hast? Dass wir Schulden bis an unser Lebensende haben? Du verstehst rein gar nichts! Hier geht es nicht nur um eine zerbrochene Beziehung, Pete, mein ganzer Lebensplan ist dahin! Du hast mir das Fundament meiner Existenz genommen und sprichst von Schadensersatz? Ich glaube, du hast den Schuss noch nicht gehört! Hier geht es nicht nur um eine Zweierkiste, hier zerbricht eine ganze Familie! Und weißt du was? Das ist ganz allein deine Schuld! Deine beschissene Schuld!«, schrie sie.

Jetzt wurde sie wieder hysterisch. Das kannte ich schon. Also unterbrach ich sie. »Mag ja alles sein, Schadensersatz werde ich trotzdem fordern. Du kannst nicht einfach durch die Weltgeschichte laufen und wilde Geschichten über mich verbreiten. Das nennt man Verleumdung, meine Gute. Und das kann für mich nur eins heißen, nämlich Schadensersatz. Ersatz für die Kohle, die mir jetzt flöten geht. Weil du dafür gesorgt hast, dass sie mir kündigen. 300.000 Mark will ich haben. Du kannst dich schon mal darauf einstellen. Mein Anwalt wird sich mit dir in Verbindung setzen.« Am anderen Ende der Leitung hörte ich gepresstes Atmen. Ich hatte es geschafft. Sie war mundtot.

»Ich habe Claus als deinen Betreuer einsetzen lassen.« Ihre Stimme klang brüchig.

Ich schnappte nach Luft.

»Du hast was gemacht?«

»Ich habe Claus als deinen Betreuer einsetzen lassen, Pete. Beim Amtsgericht Krefeld ist der Beschluss ergangen, dass dein Bruder bis auf Weiteres dein Betreuer ist. Wenn er meint, dass du in einer Nervenheil ... ich meine, in einer entsprechenden Klinik untergebracht werden sollst, dann kann er dich einweisen lassen. Du brauchst dringend Hilfe. Du bist krank, Pete!«

Ich war so schockiert, dass ich nichts mehr sagen konnte. Ich legte auf und lief hinaus in den Garten.

Ich bin immer glücklich. Also normal glücklich.
Besonders glücklich bin ich, wenn ich mit dem Opa
angeln gehen kann. Oder wenn der Fischreiher am Teich sitzt und
nach dem dicken Karpfen Ausschau hält. Ganz doll glücklich wäre ich,
wenn die Oma wieder hier wäre. Aber die ist jetzt frei wie
ein Vogel und passt von oben auf mich auf.
Schade, dass ich sie dabei nicht sehen kann.

Marvin, 7 Jahre, Grundschüler

12. Im Zeichen des Marienkäfers

Als Tim mich unter einem der Apfelbäume fand, hatte ich wohl schon mehrere Stunden dort gesessen. Immer und immer wieder hatte ich mir die vorangegangenen Gespräche durch den Kopf gehen lassen. Wieder einmal war ich überrascht über den kleinen PC in meinem Kopf, der offenbar in der Lage war, jedes Wort exakt wiederzugeben. Doch jetzt war nicht der richtige Zeitpunkt, um sich darüber zu freuen. Jedes Wort hatte ich analysiert, jede Nuance.

Ich konnte es noch immer nicht glauben. In welche Situation war ich da bloß reingeraten? Und wie hatte es nur so weit kommen können? So sehr ich auch grübelte, ich fand keine Antwort. Ein Marienkäfer krabbelte über meinen Handrücken. Eine Weile betrachtete ich ihn. Seine klitzekleinen Punkte auf dem winzigen Rücken – auf gewisse Weise waren sie anrührend. So, als hätte jemand einen feinen Pinsel zur Hand genommen, um das Rot zu veredeln. Unser Schöpfer hatte wahrlich Großes vollbracht, dachte ich. Ich atmete ein und wieder aus. Ein und wieder aus. So wie er diesem kleinen Marienkäfer hilft, noch schöner zu sein, so hat er auch immer ein Ohr für mich und meine Probleme, sinnierte ich. Und so wie er mir diesen Marienkäfer gesandt hatte, damit ich mich daran erinnerte, was wirklich wichtig war im Leben, so würde er mir auch weitere Zeichen geben. Dieser Tag, so beschloss ich augenblicklich, ganz gleich, welche Prüfungen ich heute noch zu bestehen hätte, stand im Zeichen des Marienkäfers. Ein besonderer Tag, weil dieses winzige Wesen mir die Augen geöffnet hatte. Gestärkt durch diese Erkenntnis atmete ich wieder ein und aus. Langsam breitete sich eine tiefe Ruhe in mir aus. Trotz aller widrigen Umstände, nichts würde mich wirklich umhauen können. Ich spürte die kühle Baumrinde an meinem Rücken und das weiche Gras unter mir. Die Luft war klar und roch nach Frühling. Ich sah einer Spinne zu, die Fäden zwischen zwei Blättern spann. Unermüdlich arbeitete sie an ihrem Netz, sie gab nicht auf, sie hatte ein Ziel. Ich war begeistert von ihrer Kunstfertigkeit. Wann hatte ich mir zum letzten Mal die Zeit genommen, einer Spinne bei der Arbeit zuzusehen? Wann hatte ich jemals einen Marienkäfer so bewusst betrachtet? Seine Beinchen kitzelten auf meinem Handrücken. Plötzlich, so als spürte er, dass seine Message angekommen war, breitete er seine Flügel aus und flog davon. Ich sollte mir wirklich mehr Zeit für mich nehmen. Zeit für die wichtigen Dinge im Leben. Mehr Muße. Mehr Leben. Ich lächelte unwillkürlich. Ich spürte, ich war auf dem richtigen Weg.

»Sorry, ich dachte, du wärst längst abgefahren«, sagte Tim leise. Er hatte sich neben mich gesetzt, ohne dass ich sein Kommen bemerkt hatte. So sehr war ich in meine Gedanken verstrickt gewesen. »Ich habe zufällig gesehen, dass dein Auto noch dasteht.«

»Hm. Ist schon okay.«

»Tut mir leid, was geschehen ist.«

»Du weißt es also?«

»Pia hat mich angerufen.«

»Sie hat den Leuten Mist erzählt.«

»Nein, Pia macht sich große Sorgen um dich, Pete. Und ich auch.«

»Was soll dieser Quatsch mit meinem Bruder? Warum soll er mein Betreuer sein? Der Kerl ist doch jünger als ich!« So sehr ich mich bemüht hatte, meine soeben wiedergefundene Ruhe zu wahren, so laut war ich beim letzten Satz geworden.

»Pia hat Angst, dass du dich weiterhin weigerst, psychologische Hilfe in Anspruch zu nehmen. Ich habe ihr gesagt, dass du bald den Termin bei Doktor Wallenbaum hast.«

»Du bist ein echter Kumpel, Tim«, sagte ich.

»Ich bin dein Freund, Pete«, antwortete er. »Vergiss das nie.« Merkwürdig. Er meinte es sicher gut mit mir, doch in meinen Ohren klang das wie eine Drohung.

Tim bot an, mir bei der Möblierung meiner neuen Wohnung behilflich zu sein. Ich lehnte ab. Ich hatte nicht vor, mich großartig einzurichten. Die kargen Räume, die lediglich mit einem anthrazitfarbenen Teppich ausgelegt waren, gefielen mir. Ich blieb ein paar Tage in der Wohnung, um ein richtiges Gefühl für sie zu entwickeln. Endlich Raum! Raum für mich. Raum zum Atmen. Wenn ich Hunger hatte, kaufte ich mir beim Bäcker um die Ecke ein belegtes Baguette. Im Kühlschrank deponierte ich Getränke. Ich hatte das Gefühl, mein Leben wieder selbst in die Hand zu nehmen. Ich stellte endlich auch einen Nachsendeantrag bei der Post, denn ich wollte nicht, dass Pia weiterhin in meinen Angelegenheiten rumpfuschte.

Spätestens am Abend zog es mich raus. Ich spazierte durch die Straßen an den Cafés vorbei. Sah die Leute an den Tischen sitzen. Nichts für mich. Wie so oft in letzter Zeit führte mich mein Weg in die *Burg*. Man begrüßte mich dort mittlerweile wie einen alten Bekannten. Auch an den verschiedenen Theken kannten sie mich schon. Sicher hatte Rico, der Inhaber, ihnen schon von mir berichtet. Bestimmt wussten sie, dass ich bald Ricos Geschäftspartner werden würde.

Ich genoss es, dem Spiel der Scheinwerfer zuzusehen. Die Musik zu hören. Sie zu fühlen. Ich tanzte oft stundenlang. Meist ging ich gegen vier Uhr morgens heim. Einmal, als ich von einem nächtlichen Streifzug durch die Stadt nach Hause kam und mich ermattet auf den Fußboden plumpsen ließ, wusste ich plötzlich: Alles, was ich brauchte, war ein großes Bett. Ein riesiges, weiches Bett! Dann würde ich endlich wieder richtig schlafen können. Mein Körper hatte sich offenbar schon so sehr daran gewöhnt, keinen Schlaf mehr zu bekommen, dass er überhaupt nicht mehr danach verlangte. Zwar fühlte ich mich in letzter Zeit öfter ausgepowert, aber schlafen konnte ich nicht. Auch dann nicht, wenn ich die ganze Nacht getanzt hatte. Ein richtiges Bett. Jawohl, damit würde es klappen.

Eine gute Hi-Fi-Anlage brauchte ich natürlich auch. Die Küche war fix und fertig eingerichtet. Mir fehlten lediglich ein bisschen Besteck und Geschirr.

Am nächsten Tag startete ich meine Einkaufstour. Ganz dringend brauchte ich neue Schuhe. In einem Laden, der ausschließlich hochwertige Ledermodelle aus Italien führte, wurde ich fündig. Ich kaufte ein Paar anthrazitfarbene Slipper, die wunderbar zu meinen Anzügen passten. Besonders zu dem von *Armani.* Danach fuhr ich zu *Ikea* in Kaarst und ergatterte dort das letzte Single-Starter-Set. Außerdem entschied ich mich für eine Pfanne, drei Töpfe und blaugetönte Gläser. Was mir fehlte, waren ordentliche Messer. Und ich wusste auch schon, wo ich sie bekäme. Ich fuhr zurück nach Krefeld und kaufte in einem Küchenfachgeschäft in der Stadtmitte einen Messerblock von *WMF.* Meine Mutter wäre begeistert gewesen. Eine Anschaffung fürs Leben, hörte ich sie im Geiste trällern. Ich musste grinsen. Wo ich jetzt schon so viele Schnäppchen ergattert hatte, würde ich beim Bett nicht am falschen Ende sparen. Nicht weit von hier, auf dem Südwall, gab es einen richtig tollen Laden. *Waterdreams.* Auf dem Weg zur *Burg* hatte ich schon oft die Auslage begutachtet. Direkt vor *Waterdreams* war eine Parklücke. Ich wertete das als positives Zeichen. Normalerweise war es immer schwierig, auf dem Südwall einen Parkplatz zu bekommen.

Die hatten eine Riesenauswahl! Es nahm einige Zeit in Anspruch, bis wir das Passende für mich gefunden hatten. Ein rundes Bett sprach mich besonders an. Es war relativ niedrig und sah urgemütlich aus. Allerdings war es für mein Schlafzimmer eindeutig zu groß. Ich entschied mich für ein Zwei-mal-zwei-Meter-Bett. Ich hüpfte vergnügt darauf herum und verliebte mich noch während des Aufplumpsens. Im Liegen zog ich lässig mein Handy aus der Tasche und wählte Nicolas Nummer. Das Bett war nämlich ziemlich schwer und auf Anraten meines Verkaufsberaters musste ich dringend die Statikfrage klären. Das ging glücklicherweise rasch. Nicola meinte, es gäbe damit kein Problem. Beschwingt warf ich mich noch auf ungefähr fünf weitere Betten. »Probeliegen macht echt Spaß«, erklärte ich dem Verkäufer. Der lächelte verständnisvoll.

»Machen Sie mit! Seien Sie mal locker!«, forderte ich ihn auf.

»Ich habe das schon ungefähr hundert Mal gemacht«, sagte er lachend, blieb aber stehen.

»Legen Sie sich mal neben mich! Damit ich sehe, wie das Gewicht verteilt ist, wenn zwei drin liegen«, bat ich ihn. Er zog seine Schuhe aus und legte sich gehorsam neben mich. Wohl schien er sich dabei nicht zu fühlen. Aber er wollte mir ja ein Bett verkaufen, also machte er auch bei den nächsten drei Betten mit. Nach rund vier Stunden verließ ich den Laden und einen zerrupften Verkäufer. In der Tasche hatte ich die Auftragsbestätigung für ein supergeiles Wasserbett, das sie mir in der kommenden Woche liefern würden. Ich hatte keine Lust gehabt, eine Anzahlung zu leisten. Das gefiel dem Verkäufer zwar nicht, aber als Gegenleistung, sozusagen als Entschädigung für das mir entgegengebrachte Vertrauen, hatte ich dem Geschäftsführer angeboten, ihm bei der Gestaltung des Internetauftritts von *Waterdreams* behilflich zu sein. Abschließend dozierte ich noch ein wenig über die ungezählten Möglichkeiten des neuen Mediums und ließ sie an meinen Visionen teilhaben.

Jeden Tag eine gute Tat, dachte ich. Für heute hatte ich mein Soll erfüllt, jetzt wussten die vom Bettenladen schon ein bisschen mehr vom Internet.

Fröhlich pfeifend hüpfte ich in mein Cabrio und brauste zum nächsten Hi-Fi-Laden. Dort kaufte ich einen tragbaren CD-Player mit Boxen, ein super Angebot. Ich zahlte in bar und nahm alles gleich mit. Zufrieden mit meinen Einkäufen fuhr ich zurück zu meiner Wohnung.

Mein Briefkasten quoll über. Den Nachsendeantrag hätte ich besser doch nicht stellen sollen, überlegte ich, und stopfte die Post in die Innentasche meines Sakkos. Schon beim Aufschließen der Haustür dröhnte mir überlaute Musik entgegen. Mein Nachbar ... Nicola hatte erwähnt, dass er auch gern laute Musik hört. Jetzt wusste ich, wie sie das gemeint hatte. Na ja, kein Problem, ich würde ihn einfach übertönen mit meiner Anlage. Ich stellte sie sofort im Wohnzimmer auf und schob eine der CDs, die ich von Tim geliehen hatte, in den Player. Genau die wollte ich jetzt hören. Himmelherrgott! Der Typ nebenan spielte seine Musik so laut, dass die Wände wackelten! Meine CD konnte ich so nicht hören.

»Nee, so geht das nicht«, brummte ich. Wütend stand ich auf und stapfte die Treppen zu meinem Nachbarn hoch. An seiner Tür hing ein Schild mit der Aufschrift »Wir müssen leider draußen bleiben« und einer Karikatur, die vergrätzt dreinschauende Polizisten zeigte. Ich grinste. Der Typ hatte Humor. Ich musste an die Tür hämmern, damit ich überhaupt gehört wurde. Endlich wurde mir geöffnet.

Der Typ wirkte gepflegt. Er trug ein hellblaues Seidenhemd und eine dunkle Stoffhose, war solariumbraungebrannt, von durchtrainierter Statur und hatte schulterlanges blondes Haar. Einen Moment lang schaute er mich mit durchdringendem Blick an. Ich lächelte freundlich.

»Ich hör auch gern laute Mucke«, begann ich und musste wider Willen lachen, weil die Tür im Takt der Musik wackelte. »Aber was deine Anlage hier so bringt, das ist faszinierend.«

Der Typ grinste. »Komm rein, willste 'nen Kaffee?« Das fand ich nett. Ich nickte und trat ein.

Auch seine Freundin machte einen sehr gepflegten Eindruck. Im Gegensatz zur Wohnung. Überall leere Bierdosen, überquellende

Aschenbecher, Zeitungen zerfleddert auf dem Boden. Es gab offenbar nur ein Zimmer, und das wurde beherrscht von einem monströsen Bett. Hier hatten sie Sex, heftigsten Sex, wie ich wusste. Die wenigen Nächte, die ich hellwach in meiner Wohnung auf dem Fußboden gelegen hatte, konnte ich sie nämlich jedes Mal hören.

In der Ecke, gleich am Fenster, entdeckte ich ein Terrarium. Ich trat näher heran.

»Das ist der Leo, eine Königspython.« Die Schlange hatte eine wunderschöne Zeichnung. Sie regte sich nicht. Schien mich nicht wahrzunehmen. Und doch ahnte ich, dass sie mich sehr genau beobachtete.

»Kannst du sie mal rausholen?«, fragte ich.

»Klar.« Der Typ öffnete die Klappe und nahm die Schlange vorsichtig heraus. »Willst du ihn mal halten?«

Eigentlich hatte ich überhaupt nichts übrig für Reptilien. Doch ehe ich dankend ablehnen konnte, hatte er mir die Schlange in den Arm gelegt. Leo richtete sich sofort auf und roch an meinem Gesicht. Ich fand ihn süß. Und das Eis zwischen uns war gebrochen.

Der Typ beobachtete mich aufmerksam. »Willst du ihn haben?«, fragte er plötzlich.

»Wie bitte? Was soll ich mit einer Schlange? Ich habe überhaupt keine Ahnung von solchen Tieren!« Die Vorstellung, mit einer Königspython allein in meiner Wohnung zu sein, gefiel mir nicht. Ich gab Leo zurück.

»Ich muss weg«, erklärte mein Nachbar. »Für längere Zeit. Ehrlich gesagt, ich weiß nicht, was ich mit ihm machen soll.«

»Ich bin ein absolutes Greenhorn, was Schlangen betrifft«, murmelte ich und betrachtete den armen Leo. Er brauchte meine Hilfe.

»Du kannst ihn haben. Er passt zu dir«, sagte der Typ, drückte mir Leo wieder in den Arm und sah mir dabei intensiv in die Augen. »Ich glaube sogar, du musst ihn jetzt einfach haben. Das muss so sein«, fuhr er mit fester Stimme fort. Da! Da war es wieder. Ein Zeichen! In letzter Zeit bekam ich dauernd Zeichen. Dieses hier war wieder eins. Ich spürte es ganz deutlich.

»Okay, okay«, murmelte ich und betrachtete fasziniert den glänzenden Schlangenkörper. Leo hielt seinen Kopf erst auf Augenhöhe, dann legte er ihn auf meine Schulter. Wieder ein Zeichen.

»Wir werden sicher gute Freunde werden«, flüsterte ich ihm zu.

»Ich bin übrigens Joe«, stellte sich der Typ vor. »Und das«, er zeigte auf seine Sexgefährtin, »ist meine Mary.« Er stieg durch den Müll und bahnte sich einen Weg nach nebenan in die Küche. Durch die offene Tür konnte ich erkennen, dass es dort nicht anders aussah als hier.

»Setz dich doch«, rief Joe. »Am besten aufs Bett, das ist der einzige gemütliche Platz hier in der Bude.« Dort räkelte sich bereits Mary. Aufmunternd lächelte sie mir zu. Etwas merkwürdig waren die beiden ja schon. Mich störte das nicht. Mit Leo auf Arm und Schulter setzte ich mich aufs Bett. Es gab nach.

»Oh, ihr habt ein Wasserbett!«, rief ich. »Was für ein Zufall. Ich habe mir nämlich auch eins gekauft. Gerade heute.«

Mary zog eine Augenbraue hoch und zündete sich eine Zigarette an. Joe machte sich weiterhin in der Küche zu schaffen. Der Geruch von frisch aufgebrühtem Kaffee drang zu mir.

»Was ist das für Mucke?«, schrie ich gegen die ohrenbetäubende Musik an.

Böhse Onkelz, antwortete Joe, der gerade ein Tablett auf das Bett stellte. »Milch habe ich leider keine, ich hoffe, du trinkst ihn schwarz.«

Ich nahm einen Kaffeepott und nickte. »Ist okay.«

Irgendwann verließ ich die Wohnung von Joe und Mary mit Leo, einem Terrarium und einer CD von *Böhse Onkelz.* Ich hatte diese Musik noch nie gehört, wusste aber, dass sie als rechts galt. Obwohl es schon allein deshalb keine Musik für mich war, nahm ich mir vor, die CD vorurteilsfrei anzuhören. Das tat ich auch. Und kam zu dem Schluss, dass *Böhse Onkelz* links sind. Ich fand ihre Texte sehr mitteilsam und hörte ihre Musik fortan häufiger. Um es genau zu sagen, andauernd.

Tim besuchte mich oft, wahrscheinlich war auch er froh, wenn er mal rauskam aus seiner Familienidylle. Ein paar Tage, nachdem ich Mary und Joe kennengelernt hatte, tauchte er mal wieder auf. Er inspizierte meine Wohnung und tobte, als er Leo entdeckte.

»Spinnst du? Hast du nicht genug Probleme? Jetzt schleppst du auch noch diesen Riesenbandwurm an.«

»Leo ist kein Riesenbandwurm. Er ist eine Königs ...«

»Ist mir schnuppe, was er ist.« Tim konnte Leo nicht ausstehen. Es war Feindschaft auf den ersten Blick. Leo mochte ihn auch nicht, zumindest glaubte ich das. Er pennte ganz einfach weiter, wenn Tim kam. Das war seine Form von Missachtung, redete ich mir ein. Obwohl ich natürlich genau wusste, dass Leo ganz einfach eine Penntüte war.

»Was ist das eigentlich für eine schreckliche Musik?«, polterte er weiter, nachdem er sich mit meinem Mitbewohner abgefunden hatte. Ich klärte ihn auf.

»Jetzt drehst du total ab!« Tims Gesicht verzerrte sich. »Das kann ja wohl nicht dein Ernst sein! Sag mal, tickst du noch sauber? Diese braune Scheiße hörst du dir an?«

»Die sind echt klasse und überhaupt nicht rechts!«, verteidigte ich meine neue Lieblingsband. Tim hatte einfach nur eine Blockade, das war ganz eindeutig. Er achtete ja nicht mal auf die Texte.

»Ich kann diese hirnlose Kacke nicht mehr hören«, brüllte er. Ich reagierte nicht.

»Und überhaupt«, schrie er weiter, »du hockst hier in der dunklen Bude und draußen scheint die Sonne!« Er sprang auf und riss an den Schnüren der Rollos. Ich ließ ihn machen. Nach und nach zog er alle fünf Alurollos hoch. Das Sonnenlicht blendete mich. Winzige Staubkörner tanzten in der Luft. Tim brüllte noch immer.

»Du hörst nur noch diese Scheißmusik! Die macht dir das Hirn dumpf, verstehst du?«

Ich grinste ihn nur an. So hatte ich ihn noch nie erlebt. Tim schien das rasend zu machen. »Mensch Meier! Pete, stell sofort die Scheiße ab!«, schrie er. »Stell die Scheiße endlich ab!« Ich tat nichts, außer weiter auf dem Boden zu sitzen, gemütlich an die Heizung gelehnt, und seine Reaktionen voller Interesse zu beobachten. Doch das war erst der Anfang, es sollte noch ärger kommen.

In blinder Wut stürzte er sich auf meinen CD-Player. Riss ihn hoch und schmiss ihn mit voller Kraft auf den Boden. Er landete vor meinen Füßen. Wie von Sinnen trampelte Tim auf ihm herum.

»Gehe ich recht in der Annahme, dass etwas mit dir nicht in Ordnung ist?« Ganz ruhig stellte ich das fest. Insgeheim fand ich es amüsant, den Spieß auch mal umdrehen zu können.

»Vielleicht solltest besser DU den Termin bei Wallenstein wahrnehmen.«

Abrupt ließ Tim von dem CD-Player ab. Er starrte mich an, als erwache er aus einem Traum. Dann sagte er: »Er heißt Doktor Wallenbaum. Und den Termin nimmst du bitte auf jeden Fall selbst wahr.«

Plötzlich ließ er die Schultern hängen. Richtig hilflos wirkte er. Das Tageslicht ließ ihn grau und matt erscheinen. Die Alurollos baumelten schief an der Aufhängung. Es war grauenvoll hell in der Bude. »Wo schläfst du eigentlich? Auf dem Fußboden?«

»Ich schlafe nicht, ich entspanne mich.«

»Also pennst du auf dem nackten Boden«, stellte Tim fest. Er schien ruhiger zu werden. Setzte sich wieder.

»Falls es dich beruhigt, ich habe mir bereits ein Bett bestellt. Es wird kommende Woche geliefert.« Er schien erleichtert. Ich beschloss, das Thema etwas zu vertiefen. »Es ist ein echt tolles Bett. Ich hab's bei *Waterdreams* gekauft. Superschön und riesig groß. Wäre sicher auch was für dich«, schwärmte ich.

»Waterdreams? Die haben doch nur Wasserbetten.«

»Bingo! Gut aufgepasst. Ich habe mir ein Wasserbett gekauft.«

Schon war er wieder auf der Palme. Erregt sprang er auf.

»Bist du größenwahnsinnig geworden?«, schrie er. »Das kostet doch ein Heidengeld!«

Ich grinste ihn an. »Wie kleinkariert du bist! Das ist ein völlig neuer Zug an dir. «

»Was heißt hier kleinkariert«, donnerte er. »Du bist arbeitslos, Pete! Schon vergessen?«

»Mir geht es gut. Und ich komme klar mit dem Geld.«

»Du gibst es mit vollen Händen aus!«

»Na und? Das ist doch wohl meine Sache. Verdammt noch mal, Tim! Deine ständigen Einmischungen gehen mir auf die Nerven. Du kommst hierher, machst mir meine Anlage kaputt und spielst dich auf wie ein wildgewordener Handfeger! Und überhaupt, wo wir gerade beim Thema sind – wer zahlt mir eigentlich meinen kaputten CD-Player? Wenn du schon meinst, du musst darauf herumtrampeln, solltest du wenigstens für diese total überflüssige Aktion aufkommen!«

Wortlos stand Tim auf und ging zur Tür. Noch einmal drehte er sich zu mir um. Er wirkte seltsam traurig.

»Ich habe es versucht, Pete. Ich habe es wirklich versucht. Doch dir ist nicht zu helfen. Ich kann es nicht. Niemand von uns kann es. Wir sind alle Laien. Was du brauchst, ist professionelle Hilfe. Und ich hoffe sehr, du siehst das bald ein.«

Dann ging er.

Glück? Als ich nach vierzehn Jahren Platte meinen ersten Mietvertrag unterschrieb, da hab ich Rotz und Wasser geheult vor lauter Glück. Und das Sahnehäubchen ist Helga. Sie ist die Liebe meines Lebens. Glück ist da, wo mein Zuhause ist.
Das würde ich nie wieder hergeben. Genauso wenig wie Helga.

Rudi Kossowski, 42 Jahre, ehemals obdachlos und heute Zeitungsverkäufer

---

13. Grauzonen

Eigentlich war alles perfekt, zumindest fühlte es sich so an. Ja, es hätte alles perfekt sein können. *Verto* hatte längst bezahlt. Allerdings hatte ich Sven seinen Anteil ausgezahlt und den größten Teil des Geldes, das ich aus dem Verkauf meiner Wartungsfirma erhalten hatte, schon wieder ausgegeben. Natürlich waren es lebensnotwendige Dinge gewesen, die ich angeschafft hatte. Für alle Fälle hatte ich als Notgroschen noch 4000 Mark in meiner Wohnung deponiert. Ich hatte mir ganz fest vorgenommen, den nicht auch noch auszugeben, komme, was da wolle! Nur gut, dass ich die Miete für die Wohnung im Voraus gezahlt hatte. Wenigstens darum brauchte ich mich nicht zu sorgen. Ich war nun einmal an einen aufwändigen Lebensstil gewohnt, es fiel mir schwer, ihn von heute auf morgen abzulegen. Jeden Tag begann ich mit einem Stoßgebet zum Himmel: »Lass mich zu Geld kommen, lieber Gott, dann bin ich meine Sorgen los.« Aus irgendeinem Grund hatte er meine Gebete bisher noch nicht erhört. Zu allem Übel fand ich die Post wieder, die ich neulich im Eifer des Gefechts in die Innentasche meines Sakkos gepackt hatte. *Mein Büro,* der Bürodienst, den ich auf Rügen in Anspruch genommen hatte, wollte knapp 4000 Mark von mir. »Ich hab geahnt, dass da irgendwo ein Haken sein musste«, brummte ich und legte die Rechnung beiseite.

Rico hatte mir bereits einen Wink gegeben, dass man in der *Burg* nicht mehr für mich anschreiben könne. Ich bot ihm an, für ihn zu arbeiten. So waren nun mal die Gesetze des Marktes: Hast du keine Kohle mehr, kriegst du auch keinen Wodka Orange. Rico war ein guter Mensch, immer fand er ein paar kleine Jobs, die ich in der *Burg* erledigen konnte. Das war sicher keine Dauerlösung, aber für den Übergang war ich ganz zufrieden damit. Bald würde ich schon zu Geld kommen, und dann sah die Sache wieder anders aus. Nicht mehr lange, und Rico würde merken, dass er in mir einen seriösen Geschäftspartner gefunden hatte. »Ich mache dich zum Manager«, hatte er einmal lachend gesagt und mir dabei auf die Schulter geklopft. Rico war dafür bekannt, mit Lobhudeleien sparsam umzugehen. Ich würde sein Manager werden, soviel stand für mich schon fest, alles nur eine Frage der Zeit. Ich fühlte, wie mir bei dem Gedanken Energie durch die Venen schoss und spürte wieder diesen mächtigen, unbändigen Bewegungsdrang ... kein Wunder bei so viel Energie, dachte ich. Wo sollte ich also anders hin als in die *Burg?* Nur dort konnte ich tanzen wie ein Besessener. Wenn ich nicht gerade mit meinen Jobs beschäftigt war.

Es war schon spät am Abend, als ich mich wieder einmal dort einfand. Ich tanzte und tanzte. Meine neuen Schuhe waren wie gemacht fürs Parkett. Ich bewegte mich zum beat, beat, beat ... und konnte einfach nicht mehr aufhören. Die Stunden vergingen.

Irgendwann leerte sich der Laden. Ich unterhielt mich noch kurz mit Rico, bedankte mich für sein Entgegenkommen, und machte mich dann auf den Heimweg. Im Morgengrauen wanderte ich durch die Straßen, kein Verkehrslärm, nichts war zu hören, außer dem lauten Gezwitscher der Vögel. Es war noch angenehm kühl, doch die Sonne war bereits aufgegangen. Ich atmete tief durch und war glücklich, diesen Moment zu erleben. Das Licht war einzigartig. Ein in warmes Rot und Orangetöne getauchtes Stück vom Himmel wölbte sich direkt über der Straßenschlucht, kein Wölkchen weit und breit. Es war einer von jenen seltenen magischen Momenten, auf den Fotografen viele Stunden warten. Ich seufzte und dankte still Schwester Blandine und der göttlichen Macht, die so sehr für mich sorgte. Mir ging es gut. Verdammt gut. Bis auf die Blasen an meinen Füßen (scheißneue Schuhe!) war ich allerbester Dinge. Wieder einmal in Höchstform. Gleichzeitig dämmerte es mir, dass ich tatsächlich eine andere Wahrnehmung hatte als sonst. Ich fühlte mich unschlagbar und entwickelte immer mehr eine tiefe, religiöse Dankbarkeit. Außerdem hatte ich völlig neue Sichtweisen entwickelt. Ich, der nie an etwas anderes geglaubt hatte als an das, was wir sehen, begreifen und erklären können, ich, der sich selbst als Realist betrachtete, erlebte die Welt völlig neu. Ich, der nur an schwarz auf weiß geglaubt hatte, entdeckte plötzlich Grauzonen. Während ich darüber nachdachte, fiel es mir wie Schuppen von den Augen. Wahrscheinlich hatte ich tatsächlich eine Psychose. Aber wenn diese Momente des völligen Glücks, die Augen-Blicke, die ich hinter den Vorhang werfen durfte, bedeuteten, dass ich eine Psychose hatte und die anderen nicht, dann konnten sie mir nur leid tun! Zum ersten Mal in meinem Leben spürte ich, dass es außer dem Fassbaren, außer dem, was wir als Wirklichkeit begreifen, noch unzählige andere Ebenen gab. Immer wieder tauchte Ollis Bild vor meinen Augen auf. Mein Freund Olli.

Er hätte mit mir reden können. Bevor er ging. Ich beschloss, ihm das ein für allemal zu sagen. Wir hatten seinen Freitod hinzunehmen, ob es uns nun passte oder nicht. Unnötig zu sagen, dass es niemandem passte. Ich empfand das als schreiende Ungerechtigkeit. Das sollte er wissen. Genau in diesem Moment, als ich das dachte, erreichte ich mein neues Zuhause. Ich schloss die Wohnungstür auf und wusste es. Das war ein Zeichen. Schon wieder.

Spät in der darauffolgenden Nacht saß ich ganz still in meinem Zimmer und befand, es war der richtige Augenblick, um mit Olli zu sprechen. Es war ganz still im Raum. Ich schloss die Augen und meditierte. Ich bat Olli zu mir. Tatsächlich erschien er vor meinem inneren Auge. Er grinste und setzte sich mir gegenüber. Wow! Dass das so schnell funktionierte! Ich hoffte, seine Stimme nicht zu hören. Das hätte mir Angst gemacht. Ich wusste genau, welche Gedanken ich dann gehabt hätte. Jetzt höre ich schon Stimmen. Jetzt drifte ich total ab. Darum sprach ich auch nicht mit Olli, sondern formulierte meine Fragen an ihn im Stillen.

»Es ist wirklich klasse, dich zu sehen, Olli«, begann ich. »Ich habe nämlich einige Fragen an dich.«

Er lehnte sich entspannt nach hinten und streckte die Füße aus auf eine unglaublich lässige Art. So wie früher.

»Klar«, antwortete er. Zu meiner Erleichterung stellte ich fest, dass ich seine Stimme nicht hörte, sondern dass ich seine Antwort tatsächlich als Gedanken empfing. »Kann ich mir vorstellen«, fügte er hinzu. »Ich find's übrigens auch geil, dass wir uns jetzt schon wiedersehen.«

»Ich hatte keine Ahnung, wie einfach es ist«, dachte ich.

»Ist es aber«, entgegnete Olli.

»Hör mal, so schön es ist, dass wir uns wiedersehen und uns verständigen können, so leid tut es mir, dass ich dir den Kopf waschen muss. Dass du dich einfach so davon gemacht hast, ohne vorher mit mir zu sprechen, fand ich Scheiße, Olli. Hast du überhaupt eine Ahnung, was du mit deiner Tat ausgelöst hast? Alle waren völlig fertig. Hast du denn überhaupt nicht an Verena gedacht? Und an den kleinen Vincent? Der wollte mit seinem Papa im Himmel telefonieren! Mensch, Olli!«

Er setzte sich aufrecht hin, zog die Knie an seinen Körper, stützte die Ellbogen darauf und sah mich gedankenvoll an.

»Vincent telefoniert tatsächlich mit mir. Er benutzt immer noch sein rotes Plastiktelefon. Für die meisten Kinder ist es normal, mit uns in Kontakt zu stehen. Sie brauchen nicht unbedingt solche Hilfsmittel wie Spielzeugtelefone, aber wenn Vincent es benutzt, ist es natürlich okay. Kinder sind offener ... sie begreifen uns als Engel.«

»Er telefoniert mit dir?«, wiederholte ich erstaunt. »Ich dachte, das funktioniert nicht. Ich fand es unglaublich deprimierend zu sehen, wie er dasaß und an der Wählscheibe fummelte.«

Olli lächelte. »Jetzt weißt du, dass es funktioniert. Es ist ganz einfach.« Ich nickte.

»Wie war das, als du gestorben bist?«, fragte ich ihn in Gedanken.

»Die Umstände meines Todes kennst du. Ich saß im Auto, rauchte einen Joint, und dann ließ ich den Motor laufen. Ich hatte alles genau geplant. Aber das weißt du ja alles. Keine Ahnung, wie lange ich da gesessen habe. Plötzlich blieb mir die Luft weg, ich hustete, würgte und schnappte nach Luft. Alles drehte sich. Mir wurde schwarz vor Augen. Glaub mir, schön war das nicht. Schon hatte ich meine Hand an der Tür, wollte sie aufstoßen. Doch dann war es plötzlich da. Ein helles strahlendes Licht. Es zog mich zu sich. Ich war verwirrt, wusste nicht, ob ich lebe oder sterbe. Erst kämpfte ich gegen den Sog an, doch das Licht war stärker. Wie von einer unsichtbaren Macht gelenkt trieb ich dorthin. Unendliche Wärme umgab mich, nein, es war besser als Wärme. Es war Liebe. Ein Gefühl der Liebe. Des Aufgehobenseins. Ich flog zum Licht und ein Freund begrüßte mich.«

»Ein Freund?«, unterbrach ich ihn. Olli und ich kannten uns viele Jahre. Ich wusste von keinem Freund, der schon tot war. »Wer war das?«

»Ich weiß es nicht. Er hat sich mir nicht vorgestellt. Er sagte, alles sei in Ordnung. Ich bräuchte keine Angst zu haben. Ich spürte, er war ein Freund. Und so war es auch. Wir sind hier alle geborgen im Licht und in der Liebe unseres Herrn.«

Einerseits verstand ich ihn, seine Aussage ließ schließlich keinen Zweifel übrig. Andererseits konnte ich kaum glauben, dass es Olli war, der von Gott sprach. Soweit ich wusste, war er nie besonders gläubig gewesen.

Olli saß mir gegenüber und begann wieder zu grinsen. »Hey, ich weiß, was du denkst. Und du hast Recht, ich war in meinem letzten Leben nie besonders gläubig. Hier ist eben alles anders. Hier habe ich Gottes Liebe erfahren. Ich werde noch eine ganze Weile hierbleiben, um zu lernen. Und so lange ich hier bin, ist es mir auch möglich, Kontakt zu Vincent und dir zu haben. Ich bin auch oft bei

Verena. Leider sind zu viele Schleier über ihr. Ihre Trauer, ihr Schmerz – ich hoffe, das wird sich irgendwann einmal ändern.«

Mir fiel wieder ein, was ich ihn eigentlich fragen wollte. »Warum hast du dich umgebracht, Olli? Warum hast du mich nicht vorher angerufen? Ich wäre sofort zur Stelle gewesen. Du hast mir keine Chance gelassen, dir zu helfen.«

Olli sah mir ernst in die Augen. »So darfst du das nicht sehen. Mach dir keine Vorwürfe. Jeder ist für sich selbst verantwortlich, Pete. Jede Seele ist hier, um zu lernen. Es war falsch von mir, das weiß ich jetzt auch. Ich hätte mich nicht aufgeben dürfen. In meiner letzten Inkarnation erschien mir alles düster, trüb und ausweglos. Ich war verzweifelt. Dachte, ich könne niemandem gerecht werden. Die Forderungen des Lebens erschienen mir untragbar. Ich hatte so viele unerfüllte Träume. So viele. Loser, dachte ich immer wieder. Wenn ich aufwachte, wenn ich nachdachte, wenn ich zu Bett ging ... Loser, Olli, du bist ein beschissener Loser.«

»Aber das warst du nicht! Du hattest eine Frau, die dich liebt, einen süßen, kleinen Jungen! Du hattest Eltern. Einen Job. Du hattest doch alles, was man sich wünschen kann!«, unterbrach ich ihn aufgebracht.

»Und trotz der Menschen um mich herum war ich sehr einsam, Pete«, antwortete er sanft. »Mein Schicksal war es, dass ich mich nie wirklich öffnen, nie mich mitteilen konnte. Das, was mich wirklich bewegte, meine Ängste, meine innere Zerrissenheit, ich war einfach nicht in der Lage, darüber zu sprechen. Ich dachte, ich sei es nicht wert, geliebt zu werden. Ich fühlte mich wie eine Mogelpackung. Jemand, der vorgibt, mehr zu sein als er ist. Verena liebte mich, und doch hatte ich immer das Gefühl, ich sei ihrer Liebe gar nicht wert. Ich war ein Idiot. Ich sah nicht, dass sie mich so liebte wie ich war. Ich kam mit meinem Leben nicht mehr klar. Konnte mit niemandem darüber sprechen, konnte es einfach nicht! Heute weiß ich, dass alle meine Probleme lösbar gewesen wären. Heute. Wir sind eben alle in einem Lernprozess.« Er grinste schief.

Mit einem Mal hatte ich das Gefühl, ein Knoten tief in mir löste sich. Ich hätte Ollis Tod nicht verhindern können, das wusste ich jetzt. Wir saßen uns still gegenüber und ich dachte über Ollis Worte nach. Plötzlich erschien mir alles klar. Transparent. Einfach. Und doch, etwas nagte noch in mir.

»Schicksal ... War es also dein Schicksal, dass du dich umgebracht hast?«

Olli nahm eine andere Sitzhaltung ein. Er beugte sich etwas zu mir nach vorn und betrachtete mich mit eindringlichem Blick. »Wir alle haben die Wahl, Pete. Stell dir einen Weg vor, der sich gabelt. Du hast die Möglichkeit, rechts oder links weiterzugehen. Die Wege unseres Herrn sind niemals nur schnurgerade. Du hast immer die Wahl, dich zu entscheiden.«

»Hm.« Ich sprang auf und wollte eine CD auflegen. Erst da fiel mir ein, dass Tim den CD-Player zertrampelt hatte.

»Mist!«, fluchte ich und drehte mich achselzuckend zu Olli um. Doch er war nicht mehr da. Er war weg. Einfach verschwunden.

»Ohne Tschüss zu sagen«, brummte ich. Doch ich nahm es ihm nicht übel. Diesmal nicht.

In dieser Nacht saß ich noch lange ganz still auf dem Boden meines Schlafzimmers. Hatte ich Olli tatsächlich als Geist, als Engel erlebt? Zwischen Himmel und Erde gibt es viel, viel mehr, als wir alle erahnen können, dachte ich. Zumindest hatte mir diese Begegnung geholfen, mit Ollis Selbstmord ins Reine zu kommen.

Mittags beschloss ich, einen kleinen Stadtbummel zu machen. Doch zuerst sprang ich unter die Dusche. Danach machte ich mir einen türkischen Kaffee. Der hatte den Vorteil, dass ich hierfür weder einen Filter noch eine Kaffeemaschine brauchte. Beides fehlte in meinem Haushalt. Heute war der richtige Tag für meinen Lieblingsanzug, denn heute war zweifelsohne ein guter Tag. Dazu würde ich die neuen Slipper tragen. Ich hatte den einen Schuh schon in der Hand, als mir die schmerzhaften Blasen an meinen Füßen wieder einfielen. Energisch stellte ich ihn wieder zum anderen. Unmöglich, die konnte ich heute nicht tragen. Die Adiletten waren tausendmal bequemer! Also steckte ich die nackten Füße in die Badelatschen und machte mich auf den Weg. Im Hausflur fiel mein Blick auf den Briefkasten, er quoll mal wieder über. Ich beschloss, ihn zu ignorieren. Diese Rechnungen zogen mich nur runter. In meiner momentanen Lage würde ich sie ohnehin nicht bezahlen können, wozu sollte ich mich jetzt damit herumärgern? In meiner Stammbäckerei kaufte ich mir ein Baguette und spazierte anschließend durch die Fußgängerzone. Vor einer Buchhandlung blieb ich stehen und betrachtete die Auslage. Plötzlich durchfuhr es mich wie ein Blitz. Dort hing ein Poster mit einem Goethe-Zitat: *Ich bin mir sicher, dass die Seele weiterlebt und bis in die Ewigkeit fortbestehen wird. Sie ist wie die Sonne, die für unsere Augen am Abend unterzugehen scheint, in Wirklichkeit ihr Licht jedoch nur woanders verströmt.* Ein Zeichen! Ganz sicher war es das. Dieses Thema war so heikel, dachte ich, darüber druckt man normalerweise keine Aussagen auf Flyer oder gar Plakate. Der Tod ist in unserer Gesellschaft so etwas wie ein Tabuthema. Mir fiel auf, dass die meisten Leute eher bereit waren, über Sex zu sprechen als über den Tod. Dabei war es früher genau umgekehrt gewesen. Da galt Sex als ein verbotenes Thema, während der Tod als unumgänglich hingenommen wurde. Ich studierte den Text noch einmal, um ganz sicher zu sein, dass ich richtig gelesen hatte. Dann sah ich hoch zum Himmel. Ehrlich gesagt, es hätte mich nicht gewundert, in den Wolken Ollis Gesicht zu entdecken. Es war nirgends zu sehen. Aber wenn er sich gezeigt hätte, hätte er mir sicher zugezwinkert.

Ich sah auf die Uhr. Noch drei Stunden bis zu dem Gespräch mit Wallenstein. Inzwischen hatte ich den Westwall erreicht, der Wochenmarkt war noch im Gange. Am Stand von Ramasan, dem türkischen Gemüsehändler, herrschte wie immer geschäftiges Treiben. Vor allem die türkischen Kundinnen feilschten mit ihm bis auf den letzten Pfennig. Ich lehnte mich an eine Laterne und beobachtete das Treiben. Hausfrauen, junge wie alte, mit oder ohne Kinderwagen, Männer jeglichen Alters, alle liefen sie gemächlich durch die breite Gasse zwischen den Ständen. Sie blieben hier stehen oder dort, hielten einen Schwatz mit den Marktfrauen oder betrachteten einfach nur die angebotenen Waren. Es duftete nach Koriander, Salbei und Thymian und nach frischen Schnittblumen. Bei Ramasan gab es heute rote und grüne Paprika, Salatköpfe, Riesenchampignons und Stangenbohnen. Ich nahm Gelächter und Gesprächsfetzen wahr, die Sonnenstrahlen drangen zwischen den Ästen der Bäume hindurch und verliehen der Szenerie ein besonderes Licht. Plötzlich fiel mir ein Mann auf. Wie ich lehnte er an einer Laterne. Er war ungefähr in meinem Alter, trug Jeans und ein T-Shirt, auf dem stand: AUF MICH HAST DU GEWARTET. Ich grinste. Der Typ lächelte mir zu. Dann, ohne ein weiteres Zeichen, setzte er sich in Bewegung und kam geradewegs auf mich zu.

»Ein schöner Tag heute«, sagte er.

Ich lächelte. »Ist cool hier. Ich freue mich einfach nur hier zu sein.«

Er nickte. Er schien das Gleiche zu denken. »Lass uns einen Kaffee trinken gehen«, sagte er.

»Warum nicht? Gute Idee.«

»Ich heiße übrigens Sam«, erklärte er.

»Pete.«

Die sonnengelb getünchten Wände im *Café Spiegelei* passten perfekt zum Tag, fand ich. Ich bestellte mir einen Milchkaffee.

»Du warst mir gleich sympathisch«, begann Sam.

»Du mir auch«, antwortete ich.

Er grinste. »Musste gleich lachen, als ich dich sah. Wie du da in deinem Anzug mit den Badelatschen herumhingst.«

Ich lachte. »Ich habe gestern die ganze Nacht durchgetanzt. In neuen Schuhen. Das sollte man nie machen. Jetzt habe ich Blasen an den Füßen.«

»Oh Mann, ich kann mir gut vorstellen, wie weh das tut.«

Ich grinste. »In Latschen ist es erträglich. Ich hoffe bloß, dass mich keiner meiner Freunde sieht. Die würden gleich wieder sagen, der Pete hat 'ne Macke! Jetzt rennt der schon in Badelatschen durch die Stadt.« Sam lachte laut auf. Das gefiel mir. Verzückt betrachtete ich die Crema meines Kaffees. »Ich bin an einem Punkt, wo ich nicht mehr weiß, wo oben ist und wo unten. Wo es nicht mehr weitergeht«, hörte ich mich sagen. Sam sah mich an. Er war wieder ganz ernst. Er nickte bedächtig.

»Kenn ich, das Gefühl.«

Er kannte das. Sofort fühlte ich mich nicht mehr so allein. Für andere schien es normal zu sein, sich so zu fühlen.

»Komm mit, Pete, wir gehen zu einem Freund von mir. Er wird dir gefallen.«

Der Freund arbeitete in einem Tattoo- und Piercingstudio. Er grinste, als er mich sah. »Cooles Outfit.« Sein Blick wanderte vielsagend über meine Kombination von Anzug und Badelatschen. Ich lachte mit. Der Typ trug ein Muskelshirt. Seine Arme waren von oben bis unten tätowiert – die kunstvollen Zeichnungen hörten dort auf, wo Hemdenträger normalerweise ihre Manschetten zuknöpfen. Sein Kopf war kahlgeschoren und eine Lilie rankte sich über seinem Ohr hoch bis zur Schläfe.

»Hat das nicht weh getan?«, fragte ich und deutete mit dem Kinn auf seinen Kopf.

»Haare abschneiden ist schlimmer«, behauptete er.

»Glaub ihm kein Wort!«, rief Sam. »Den nennt man nicht umsonst Rambo.«

Ich lachte laut auf. »Rambo? Was ist denn das für ein Name?« Der Tattootyp war eher hager. Sein ausgeprägter Bizeps war der einzige Muskel, den ich an ihm erkennen konnte.

»Passt genauso wie Badelatschen zum Anzug«, parierte Rambo und wir grölten alle drei. Die Chemie zwischen uns stimmte einfach – aus irgendeinem Grund fühlten wir uns gleich verbunden, Rambo, Sam und ich.

Ich blieb mehrere Stunden in dem Tattooladen. Wir tranken Kaffee und quatschten, hörten Musik und waren uns einig. Manchmal ist es eben ganz einfach. Irgendwann betrat ein Kunde den Laden. Er wollte eine Tätowierung.

»Auf'n Rücken. Nur was Kleines«, brummte er. Rambo nickte.

»Alles klar. Mach's dir bequem.« Der Typ zog sein Shirt aus. Von vorne sah er ganz normal aus. Auch die Arme waren nicht tätowiert. Doch als er sich umwandte, riss ich vor Staunen die Augen auf. Da war kaum noch Platz. Vom Nacken abwärts bis zu den Hüften zierten kunstvolle Zeichnungen seine Haut. Ein wenig erinnerten sie mich an die Mandalas, die ich in einem Buch für Kinder entdeckt hatte. Er zeigte Rambo ein von Hand gemaltes Bild.

»Das habe ich von den Hopi-Indianern. Es soll mir Glück bringen.«

Rambo reichte ihm wortlos einen Aschenbecher und eine Flasche Bier. Der Typ setzte sich verkehrt herum auf einen Stuhl und ließ die Arme über die Rückenlehne hängen. Er zündete sich eine Zigarette an. Ganz schön lässig, fuhr es mir durch den Kopf. Ich wäre kein Typ für Tattoos, allein die Vorstellung, dass jemand mit der Nadel an mir herumritzt, und das bei vollem Bewusstsein, verursachte mir eine Gänsehaut. Rambo machte sich ans Werk. Der Typ verzog keine Miene und redete sogar mit uns. Scheint wohl nicht wirklich weh zu tun, dachte ich. Genau in diesem Moment bemerkte ich winzige Schweißperlen auf seiner Stirn.

Als ich am frühen Abend in meine Wohnung zurückkehrte, fiel es mir wieder ein. Ich hatte Wallenstein vergessen. Mist, Mist, Mist. Darauf hatte Claus vermutlich nur gewartet. Kurz entschlossen rief ich die Auskunft an und fragte nach der Telefonnummer von Herrn Doktor Wallenstein. »Ein Psychologe in Krefeld.« Die Frau am anderen Ende der Leitung klickte sich durch die Einträge.

»Einen Doktor Wallenstein habe ich nicht verzeichnet, nur einen Eintrag auf den Namen Wallenbaum.«

Ich stöhnte. »Natürlich, er heißt ja auch gar nicht Wallenstein. Geben Sie mir bitte die Nummer von diesem Wallenbaum.«

Die Telefonistin kicherte doof. Dann gab sie mir die Nummer.

Ich wählte. Freizeichen. Ich sah auf die Uhr. 17.30 Uhr. Da dürfte ja wohl noch jemand in der Praxis sein. Endlich meldete sich eine weibliche Stimme.

»Kluth, guten Tag. Ich hätte heute um 15 Uhr einen Termin mit Herrn Doktor Wallenst ... äh, Doktor Wallenbaum gehabt. Leider ist mir etwas dazwischengekommen.« Ich machte eine bedeutungsvolle Pause. »Ein geschäftlicher Termin, der etwas länger dauerte. Tut mir leid.«

Die Sprechstundenhilfe fand das offenbar nicht weiter tragisch. Sie bat mich, einen Augenblick zu warten. Es folgte Bossanova-Gedudel in der Leitung. Plötzlich tutete es einmal und dann meldete sich ein Mann.

»Wallenbaum hier, guten Tag, Herr Kluth.«

Ich sagte mein Sprüchlein noch einmal auf. Er räusperte sich und nannte mir einen neuen Termin. »Wie sieht es bei Ihnen am 20. Juli aus? Das ist ein Montag. Morgens um elf? Haben Sie da schon etwas vor?«

Natürlich hätte ich tausend Dinge lieber gemacht, als um diese Zeit zu Wallenstein zu gehen. Ich dachte an Maxi, ich dachte an meinen verrückten Bruder. Der nur darauf wartete, dass ich einen Fehler machte.

»Tatsächlich habe ich da schon einen Termin. Aber ich werde ihn verschieben und zu Ihnen kommen. Das ist mir wichtig.«

Das schien ihm zu gefallen. »Prima. Dann sehen wir uns am 20. Juli.«

Ich verabschiedete mich von ihm und legte auf.

Mein Wasserbett war immer noch nicht da. Schon seit mehr als einer Woche wartete ich darauf. Vielleicht lag es daran, dass ich keine Anzahlung geleistet hatte. Hm. Ich würde morgen mal bei *Waterdreams* nachhaken. Wenn man sich nicht um alles selbst kümmerte ... Seufzend ging ich in die Küche und öffnete den Kühlschrank. Gähnende Leere bis auf eine Flasche Mineralwasser. Ich hatte völlig vergessen, etwas einzukaufen. Ich nahm einen Schluck aus der Flasche und sah mich unschlüssig um. Dann schnappte ich mir den Autoschlüssel und machte mich auf den Weg.

Ich kaufte ein paar Lebensmittel ein, nur das Nötigste, und stellte die Tasche auf den Rücksitz. Ein laues Lüftchen wehte mir um die Nase, genau das richtige Wetter, um mit dem Cabrio ein wenig rumzudüsen. Ich klemmte mich hinters Steuer, drehte das Radio auf volle Lautstärke, gab Gas und fuhr einfach so aufs Geratewohl los. Ohne echtes Ziel. Mein Bruder geisterte mir wieder durch den Kopf. Claus, mein Betreuer. Was bildete der Kerl sich eigentlich ein? Dieser Schnösel! Wovon hatte der denn schon großartig einen Plan? Von nichts! Bloß, weil er Polizist war, war er doch nicht allwissend. Gut, okay, vielleicht hatte ich ja wirklich eine Psychose, woher sonst hatte ich plötzlich diese Anwandlungen? Meinen kleinen PC im Kopf? Außerdem hatte ich es zuvor noch nie erlebt, mich mit Toten zu verständigen. Vincent konnte das auch, hatte Olli gesagt. Aber der war schließlich noch ein Kind! Der hatte noch keine Sorgen. Musste sich nicht darum kümmern, eine Familie zu ernähren, musste sich nicht fragen, wovon das nächste Butterbrot zu bezahlen ist. Eins stand fest, mein Bruder hatte sie nicht mehr alle auf dem Kasten. Er war ein Spinner, der mich kontrollieren wollte. Oder noch schlimmer, der mich zwangseinweisen lassen wollte! Offenbar mit gesetzlicher Bewilligung. Mein Bruder, mein eigener Bruder, würde mich einbuchten lassen, sobald ich auch nur einen winzigen Fehltritt tat.

Je intensiver ich über meine missliche Lage nachdachte, desto größer wurde mein Ärger. Eine unbändige Wut braute sich in mir zusammen und trieb mich zur Raserei. Die Schilder auf der Autobahn rauschten so schnell vorbei, dass ich sie kaum lesen konnte. So wäre ich vermutlich innerhalb weniger Stunden im Süden angekommen, wenn ich nicht hätte tanken müssen. Kurz vor Duisburg stellte ich fest, dass ich kein Benzin mehr hatte. Während ich die nächste Tankstelle anfuhr, fragte ich mich, wieso ich ausgerechnet hier gelandet war. Warum in Duisburg, warum nicht in Düsseldorf, Bonn oder Köln?

Duisburg ist Clausis Revi-hier, trällerte es plötzlich in meinem Kopf. Ich schlug mir mit der Hand vor die Stirn. Das war es! Natürlich. Nichts geschah mehr zufällig. Jetzt würde ich dafür sorgen, dass er ordentlich zu tun bekäme. Schließlich sollte sich mein Betreuer nicht langweilen!

Leichten Fußes trabte ich nach dem Tanken zur Kasse.

»Können Sie bitte mal die Polizei rufen?«

Der Kassierer sah erschrocken zu mir hoch. »Was ist passiert?«

»Nichts«, antwortete ich freundlich lächelnd. »Ich hätte nur gern, dass Sie die Polizei rufen.«

Der Typ schüttelte den Kopf. »Wenn nichts passiert ist, kann ich sie auch nicht rufen.«

»Warum nicht?«

»Weil nichts passiert ist.« Er betonte jedes Wort, als spräche er mit einem Schulkind.

»Ich will aber, dass Sie sie rufen!«, insistierte ich.

»Die Jungs haben genug zu tun«, antwortete er barsch.

»Was muss ich tun, damit Sie die Polizei rufen?«, blaffte ich ihn an.

Er wirkte verwirrt und wusste offenbar nicht so recht, was er antworten sollte.

»Soll ich was klauen? Oder Ihnen den Laden kurz und klein schlagen?« Er schüttelte den Kopf.

»Menschenskinder, nehmen Sie endlich den Hörer in die Hand!« Er sah sich hilflos um. Wahrscheinlich schoss ihm gerade durch den Kopf, dass er ganz allein in seiner Tanke hockte. »Rufen Sie jetzt endlich die Bullen!«, brüllte ich. Er griff tatsächlich zum Telefon. Nachdem ich gemerkt hatte, dass die Verbindung tatsächlich zustande gekommen war, verließ ich zufrieden den Verkaufsraum. Ich setzte mich hinters Steuer und ließ den Motor im Stand aufheulen. Einfach so. Und dann wartete ich. Ich ließ die Uhr nicht aus den Augen. Sah ständig in den Rückspiegel. Wollen wir doch mal sehen, wie lange es dauert, bis das Brüderchen kommt, dachte ich gehässig. Drei Minuten später fuhr ein Polizeiwagen vor. Ein junger Typ stieg aus.

»Wo ist mein Bruder?«, fragte ich ihn.

»Sie haben uns anrufen lassen«, antwortete er.

»Stimmt«, bestätigte ich. »Aber ich wollte, dass mein Bruder kommt und nicht irgendwelche Bullen.«

»Nanana! Das habe ich jetzt aber überhört. Wir sind Polizisten. Alles klar?« Ich nickte. Daraufhin er, leicht besänftigt: »Wer ist Ihr Bruder?«

»Claus Kluth.« Er zeigte keine Reaktion. Ich trat aufs Gaspedal. Der Motor heulte auf. Der Bulle zog die Augenbrauen zusammen.

»Geiler Sound, was?« Ich grinste. Er nicht.

»Stellen Sie bitte mal den Motor ab.« Ich reagierte nicht.

»Ihren Ausweis, Ihren Führerschein und Ihre Fahrzeugpapiere!«, befahl er barsch. Mit einem lässigen Griff zog ich den Fahrzeugschein hinter der Sonnenblende hervor. Außerdem übergab ich ihm meinen Ausweis und meinen Lappen.

»So, Herr Kluth, nun erzählen Sie mal, was genau Sie von uns wollen.«

Ich verdrehte die Augen. »Ich will, dass Sie meinen Bruder rufen. Das ist doch Ihr Kollege, Mensch!«

Der Polizist nickte bedächtig. »Der Kollege Kluth hat aber gerade keinen Dienst. Vielleicht könnten Sie mit mir vorlieb nehmen.« Ich versuchte, Ironie aus seiner Bemerkung herauszuhören, doch sein Ton war ganz neutral.

»Nein, kann ich nicht. Ich spreche nur mit meinem Bruder.«

Zur Bekräftigung ließ ich den Motor wieder aufheulen. Der Grüne seufzte schwer.

»Augenblick mal«, sagte er, wandte sich von mir ab, ging zu seinem Wagen und hielt kurz Rücksprache mit seinem Kollegen auf der Beifahrerseite. Dieser sah gebannt zu mir rüber, nickte und dann fummelte er irgendwo am Armaturenbrett herum. Wahrscheinlich zog er über Funk Erkundigungen ein. Wenig später tauchte der Polizist wieder bei mir auf.

»Ihr Bruder ist zwar erst für die Frühschicht eingeteilt, aber wir konnten ihn erreichen. Er ist auf dem Weg hierher. Ich hoffe, Sie haben einen guten Grund für Ihre Aktion.«

Zufrieden nickte ich. »Das haben Sie gut gemacht«, lobte ich ihn. Das sind Polizisten nicht gewöhnt. Dieser hier war völlig irritiert.

»Äh ... ja«, murmelte er und wusste nicht weiter.

»So, dann muss ich jetzt wohl warten«, stellte ich sachlich fest. »Tja, dann … ich vertreib mir mal ein bisschen die Zeit, bis mein Bruder kommt«, kündigte ich an. Trat aufs Gaspedal und nickte ihm kurz zu.

»Auf Wiedersehen, Herr Polizist!«, rief ich und gab Vollgas. Fröhlich winkend bretterte ich auf die Straße, die zum Glück gerade frei war. Im Rückspiegel sah ich, wie der Bulle zum Polizeiwagen rannte, hinters Steuer sprang, und er und sein Kollege die Verfolgung aufnahmen. Na bestens! Alles verlief nach Plan! Ich drehte die Mucke voll auf und fuhr in Richtung Innenstadt. Allerdings achtete ich peinlichst genau auf die Einhaltung der diversen Tempolimits. Trotzdem schaffte ich es, den Wagen vor jeder roten Ampel mit quietschenden Reifen zum Stehen zu bringen. Während ich wartete, gab ich Gas wie Michael Schumacher. Sobald die Ampel auf Grün schaltete – und nicht einen Moment eher, fuhr ich mit durchdrehenden Reifen an. Erstaunlicherweise hielten sich die Bullen zurück, sie machten keinerlei Anstalten, mich irgendwie zu stoppen, sondern verfolgten mich einfach nur.

Nach einer kleinen Stadtrundfahrt, die eine gute halbe Stunde gedauert hatte, fuhr ich gemächlich zurück zur Tankstelle. Mein Brüderchen müsste mittlerweile eingetrudelt sein. Schon von weitem sah ich ihn. Er stand neben der Zapfsäule und unterhielt sich mit einem weiteren Polizisten. Er hatte mich noch nicht gesehen. Wow! Ein richtiges Aufgebot von vier grünen Jungs! Ich war begeistert. Ich ließ den Motor noch mal so richtig aufheulen und brachte den Wagen dann genau vor Claus zum Stehen.

»Hey, Alter, schön, dass du mich mal besuchen kommst!«, sagte ich und lachte ihn freundlich an.

»Ich find's auch schön, dich zu sehen«, begann Claus vorsichtig, stockte dann aber. Die beiden Polizisten, die mich verfolgt hatten, näherten sich. Claus warf ihnen einen hektischen Blick zu. Offenbar wurde ihm gerade erst klar, dass wir nicht alleine waren.

»Was gibt's, Pete? Du hast mich rufen lassen?« Jetzt war sein Tonfall verdammt nüchtern.

»Stimmt, Alter. Ich wollte dich mal wiedersehen.«

»Und dafür lässt du mich extra hier antanzen?!«

Ich grinste. »Klar. Warum nicht?«

Claus schien wenig Verständnis dafür zu haben. Er schüttelte erbost den Kopf. Dann nahm er seine Kollegen beiseite und sprach kurz auf sie ein. Alle drei sahen zu mir rüber. Dann nickten sie sich gegenseitig zu. Kurz darauf machten sich meine Verfolger aus dem Staub. Das Ganze roch ihnen sicherlich zu sehr nach Familienangelegenheit.

»Hey, Jungs!«, rief ich ihnen nach. »War 'ne schöne Tour, die ihr mit mir gefahren seid!«

Claus war das peinlich. »Ist gut, Pete!«, zischte er.

»Genau«, lachte ich. »Ist wieder alles wunderbar. Jetzt, wo ich dich gesehen hab. Na dann, Alter, mach's gut. Ich hab noch einen Termin. Muss wieder los. War schön, dich mal wiederzusehen.« Und damit ließ ich ihn stehen.

Ich lachte die ganze Rückfahrt nach Krefeld über meine Aktion. Gewissensbisse hatte ich keine. Wenn er klammheimlich beim Gericht den Antrag stellen konnte, als mein Betreuer aufzutreten, dann konnte er sich ruhig auch mal über mich ärgern. Und das hatte er getan – oh ja, ich hatte es genau gesehen! Äußerlich war er gelassen und ruhig geblieben, aaaaber ... seine hochrote Birne hatte mir mehr gesagt als tausend Worte!

Glück ist für mich, morgens durch den Wald zu laufen,
einen Moment innezuhalten, den Körper zu erden und mich eins zu
fühlen mit dem Wald und der Natur. Glück ist, neben dem geliebten
Menschen aufzuwachen und seine Wärme zu spüren.
Glück ist, meine kleine Luna zu sehen, wie sie spielt und sich wohl
fühlt. Glück ist, eine Familie zu haben, wie ich sie habe.
Glück ist ganz viel, manchmal nur ein kurzer Augenblick,
manchmal ein Zustand von Dauer.
Eigentlich ist Glück die Fähigkeit zu spüren, was Glück ist.

Iris Ouillon, 45 Jahre, Unternehmerin

---

14. Von Frauen und Freunden

»Natürlich bin ich dir nicht böse«, raunzte ich. »Auch nicht, wenn du mich in aller Herrgottsfrühe anrufst.«

Ich schlief zwar nach wie vor nicht, trotzdem fand ich, dass man die Leute vor neun Uhr morgens besser in Ruhe lassen sollte.

»Was gibt's denn Dringendes?«

»Nichts. Wollte nur mal hören, wie es dir so geht.« Tim klang beleidigt. »Ich dachte, ich melde mich einfach mal bei dir.« Er machte eine kleine Pause. Offenbar wartete er auf eine Reaktion. Ich sagte nichts.

»Weil wir uns ja länger nicht mehr gesehen und gehört haben«, fügte er mit einem versöhnlichen Unterton hinzu.

»Stimmt. Seit du mir den CD-Player zerlegt hast.«

Jetzt schwieg Tim.

»Aber weißt du was? Ich freu mich über deinen Anruf!«

»Dann ist es ja gut«, sagte Tim. Ich meinte, so etwas wie Erleichterung in seiner Stimme zu hören.

»Was hältst du davon, wenn wir uns am Freitagabend treffen? Dann machen wir mal so richtig einen drauf!«

Tim antwortete nicht gleich. Ich hörte Stimmen im Hintergrund.

»Leg sie wieder hin, Dani! Das ist nicht deine Puppe.« Darauf folgte ohrenbetäubendes Geschrei. Ich hielt den Hörer vom Kopf weg. Furchtbar, dieses Gekreische! Noch dazu am frühen Morgen. Armer Tim! Höchste Zeit, dass er da mal rauskam.

»Was sagtest du gerade?«, fragte er mit normaler Lautstärke, bevor er plötzlich losbrüllte: »Herrgott noch mal, Sandra! Kannst du dich bitte mal um die Kinder kümmern? Ich telefoniere gerade!« Er seufzte. »Entschuldige, Pete, hier hat man keine ruhige Minute.«

»Das habe ich auch schon festgestellt«, entgegnete ich trocken. »Wie findest du meine Idee?«

»Was für eine Idee?«

»Dass wir uns am Freitag die Kante geben.«

»Oh! Häm. Finde ich gut«, antwortete er ohne große Begeisterung in der Stimme. Aber so war er nun mal, der gute Tim. Er wollte weder Höhen noch Tiefen. Er bildete sich sogar ein, konstant ausgeglichen zu sein. So ähnlich hatte er es mal formuliert. In der Tat gab er sich alle Mühe, auch so zu wirken. Ich dachte an meinen kaputten CD-Player. Wir hatten eben alle unsere Macken.

Nachdem ich aufgelegt hatte, überlegte ich, wie ich Tim wohl eine Freude machen könnte. Er hatte mir doch viel geholfen, seit ich wieder in Krefeld war. Immer war er präsent gewesen, nie hatte er sich beschwert. Bis auf den Tag, an dem ihm die Nerven durchgingen. Ich würde mir etwas ganz Besonderes einfallen lassen als kleines Dankeschön. Schließlich kam mir eine Idee. Ich wählte die Handynummer von Rico, dem Inhaber der *Burg*. Ich wollte ihn ohnehin treffen, um meinen Geschäftskontakt mit ihm nicht einschlafen zu lassen.

»Hä?«, krächzte er.

»Ciao, Rico, hier ist Pete.«

»Pete! Weißt du eigentlich, wie spät es ist?«

»Es ist ein herrlicher Morgen. Genau richtig, um den Tag zu beginnen.« Ich sah zur Uhr. Viertel nach neun. Ich hatte tatsächlich vergessen, dass ICH um diese Zeit noch niemanden anrufen wollte.

»Rico, hör mal, ich weiß, es ist noch früh, aber ich brauche deine Hilfe ...«

Während ich telefonierte, entnahm ich dem Froster ein paar tiefgefrorene Küken für Leo zum Auftauen. Der pennte mal wieder. Sicher hätte er später Hunger. Mit dem Handy am Ohr wusch ich mir die Hände und lauschte Ricos fantastischen Vorschlägen. »Wunderbar, Rico, das klingt gut«, bestätigte ich, und wischte mir die Hände an meiner Jeans trocken. »Also dann, bis bald. Ciao Rico«, beendete ich das Gespräch. Keine Frage, das würde ein teurer Abend werden: Ich würde meinen Notgroschen antasten müssen. Aber das war es mir wert. Im Schneidersitz hockte ich mich auf den Boden. Augenblicklich wünschte ich mir ein Sofa. So ein urgemütliches mit Kissen an der Seite. So eins wie meine Oma gehabt hatte, mit bizarren Krallenfüßen und hohen Lehnen in Burgunderrot. Aus weichem Samt. Ich seufzte tief und dachte an Aquila. Wie schön wäre es, wenn sie jetzt neben mir läge und ich könnte ihr die Ohren kraulen. Mein Handy klingelte. Was war denn heute nur los? Unwirsch tippte ich auf den kleinen grünen Hörer und meldete mich. »Peter Kluth. Hallo?«

»Hier spricht deine Mutter.«

Typisch. Meine Mutter meldete sich niemals mit »Hallo« oder »Ich bin's«. Ich nahm an, sie empfand insgeheim trotz all ihrer Aufgeschlossenheit eine gehörige Portion Skepsis der modernen Technik gegenüber. Jedes Mal, wenn sie sich mit »Hier spricht deine Mutter« meldete, hatte ich dieses Bild vor Augen: Meine Mutter mit einem Megafon am geöffneten Küchenfenster, wie sie mir quer durch die ganze Stadt »Hier spricht deine Mutter« zubrüllte und dann die unvermeidliche nächste Frage: »Kannst du mich hören?«

Ich grinste. »Kann ich. Mutter, was gibt's?«

»Hör mal, ich bin gerade ganz in deiner Nähe. Ich war bei dem Augenarzt auf dem Westwall. Nichts Schlimmes, nur mal so zur Kontrolle, in meinem Alter muss man die Augen hin und wieder mal überprüfen lassen. Jedenfalls dachte ich, wo ich gerade mal in der

Nähe bin, guck ich mal auf einen Sprung bei dir rein. Bist du zu Hause?«

»Ja klar. Komm vorbei. Ich mach uns einen Kaffee.«

Ich machte mich in der Küche daran, einen türkischen Mokka vorzubereiten. Meine Mutter … immer einen Tick anders als die anderen. Mit 40 beschloss sie, mit dem Rauchen aufzuhören, und schmauchte fortan Zigarillos. »Weil die mir nicht schmecken.« Als weitere Maßnahme verordnete sie sich, Topfläppchen zu häkeln. »Dann sind meine Hände beschäftigt.« Mit 43 entdeckte sie die Malerei, mit 45 absolvierte sie einen Töpferkurs. »Weil man auf einem Bein allein nicht stehen kann.« Seither bedachte sie mich mit ihren selbstkreierten Blumenpötten. Mit 47 kaufte sie sich eine Konga und trommelte wie wild drauf los. »Weil ich hin und wieder mal auf die Pauke hauen muss.« Mit 50 machte sie ihren Führerschein. »Weil ich es leid bin, mich von deinem Vater durch die Gegend kutschieren zu lassen. Außerdem braucht frau ihre Eigenständigkeit.« Das Einzige, was die Jahre überdauerte, war ihre Leidenschaft für Geranien. Meinen Vater konnten all ihre Aktionen nicht aus der Ruhe bringen. Immerhin waren sie schon 37 Jahre verheiratet. Längst hatte er sich an ihre Eigenheiten gewöhnt. Neben meinem Vater könnte ein Haus zusammenbrechen und er würde sanft seine Zeitung beiseite legen, vielleicht noch den letzten Schluck aus seiner Kaffeetasse nehmen, dann würde er aufstehen und nach dem Rechten sehen. Nichts konnte ihn wirklich erschüttern. Das war schon immer so gewesen.

Ich erinnerte mich an ein einziges Mal in meiner Kindheit, als er laut geworden war. Ich hatte mich beim Spielen am Arm verletzt und die klaffende Wunde blutete und blutete. Ich glaube, ich war so um die drei Jahre. Meine Mutter versuchte vergeblich, die Blutung zu stillen. Sie rief den Kinderarzt an. Der empfahl kalte Kompressen. Nachdem fast alle Handtücher des Haushalts vollgesogen waren, fuhr mein Vater mit mir zur Notaufnahme der nächsten Klinik. Der Warteraum war proppenvoll, man bat meinen Vater, Platz zu nehmen. Ich war wohl schon völlig apathisch. Mein Vater wiegte mich in seinen Armen, unentwegt sprach er auf mich ein. Als ein Pfleger die Schiebetür öffnete, um den nächsten Patienten aufzurufen, sprang mein Vater auf ihn zu, mich lebloses Bündel im Arm, und bat inständig darum, vorgelassen zu werden. Der Pfleger verwies auf die vielen anderen Wartenden. Mein Vater redete weiter auf ihn ein. Der Pfleger ließ sich nicht erweichen. Das war der Moment, als mein Vater laut wurde.

»Mein Sohn stirbt, wenn Sie ihn nicht sofort behandeln«, brüllte er. »Holen Sie sofort einen Arzt! Ich schwöre Ihnen, ich schlage hier alles kurz und klein, wenn Sie nicht sofort einen Arzt holen!« Durch sein Geschrei alarmiert, schlug ich die Augen auf. Ich weiß noch, dass der Pfleger mich ansah. Wir wurden durchgeleitet zum Arzt. Bei dieser Untersuchung erfuhren meine Eltern, dass ihr Sohn Bluter ist. Faktor-Sieben-Mangel, eine sehr seltene Form der Bluterkrankheit. In Deutschland waren zu dem Zeitpunkt gerade mal neun Fälle bekannt. Erst viele Jahre später erfuhr ich, dass es mir das Leben gerettet hatte, dass mein Vater dieses eine Mal laut geworden war. Wie gesagt, sonst konnte ihn so leicht nichts aus der Ruhe bringen. Nicht mal meine Mutter.

Und dann stand sie vor der Tür, schwer beladen. Kaum hatte ich ihr geöffnet, plapperte sie fröhlich drauf los und zog eine Matratze hinter sich her und einen Sack voller Schätze, wie sie es nannte. Im Treppenhaus stand noch ein großer Karton. »Ach, bitte sei so lieb«, zwitscherte sie.

Als ich beladen mit dem Karton meine Wohnung wieder betrat, schwirrte sie bereits von Fensterbank zu Fensterbank. In atemberaubender Geschwindigkeit verteilte sie die selbst gehäkelten Deckchen, die in ihrer Einzigartigkeit nur noch von den braunen Töpfen mit Blumenmuster übertrumpft wurden, die sie auf ihnen platzierte. Mit triumphierendem Gehabe bestückte meine Mutter die Pötte mit Geranien. Dabei ließ sie so ganz nebenbei fallen, dass die nigelnagelneue, noch verpackte Matratze ein Werbegeschenk an ihre Nachbarin gewesen sei. Diese könne aber gar nichts damit anfangen, ebenso wenig wie mit den Kissen. Ich war so verwirrt, dass ich nur auf die Blumentöpfe starren konnte. Noch ein Grund mehr, die Rollos immer schön unten zu lassen.

»So, und jetzt beziehen wir die Matratze«, kündigte sie an und zog ein rotes Betttuch aus dem Karton. »Hab ich dir gekauft und schon gewaschen.« Sie spannte das Laken über die Matratze und warf anschließend mit Verve die Kissen darauf. »Schwuppdiwupp haben wir es dir gemütlich gemacht!« Glücklich betrachtete sie ihr Werk. »Jetzt können wir einen Kaffee trinken.« Sie strahlte mich an.

»Gut«, antwortete ich. »Dann mach's dir doch schon mal bequem.« Mit einem zufriedenen Seufzer schwang sie sich auf das neue Lager.

Rasch verschwand ich in die unordentliche Küche und hoffte inständig, dass sie nur ja keinen Blick hineinwerfen würde. Eine Mutter, die sich nach diesem ganzen Heckmeck als nächstes mit Feuereifer auf mein schmutziges Geschirr stürzt, hätte ich einfach nicht ertragen.

»Seit wann hast du dieses niedliches Tierchen?«, rief meine Mutter, als ich zurückkam.

»Das niedliche Tierchen ist eine Königspython und ein Geschenk meines Nachbarn«, antwortete ich und balancierte das Tablett mit dem Mokka zu unserem Lager.

»Donnerwetter, eine Königspython! Ist sie tot? Sie bewegt sich nicht.«

»Leo schläft nur.«

»Interessante Geschenke macht dein Nachbar«, murmelte meine Mutter. Damit war das Thema für sie offenbar erledigt, denn sie dachte schon wieder über etwas anderes nach: »Fehlt nur noch ein Tischchen hier.«

»Unsinn, einen Tisch brauche ich nicht«, erklärte ich und stellte das Tablett auf den Boden.

Der Mokka war rasch ausgetrunken. Es dauerte nicht lang, da sprang meine Mutter geschäftig auf. »Na dann, mein Junge, ich muss jetzt weiter, ich hab heute noch einiges vor. Ruf an, wenn du was brauchst.«

Als sie verschwunden war, wurde ich das Gefühl nicht los, durch meine Wohnung sei ein Wirbelsturm getobt. Vor einer Stunde noch hatte ich mir ein Sofa gewünscht. Immerhin, jetzt hatte ich ein Matratzenlager. Leicht ermattet, aber zufrieden ließ ich mich darauf nieder.

Tim war wie immer unpünktlich. Dafür hatte er sich rausgeputzt. Sein Aftershave waberte durch den Hausflur, sein weißes Hemd war frisch gebügelt und die Jeans saßen knalleng. Obwohl wir uns schon ziemlich viele Jahre kannten, hatte ich noch nie bewusst auf sein Äußeres geachtet. Ich stand nun mal nicht auf Männer. Jetzt, wo ich ihn näher betrachtete, stellte ich fest, dass Tim ziemlich gut aussah. Lange, geschwungene Mädchenwimpern, kakaobraune Augen, lockiges dunkles Haar, breite Schultern, schmale Hüften, keine Frage, er dürfte bei Frauen ankommen, dachte ich.

»Siehst ganz gut aus heute«, stellte ich anerkennend fest.

»Ach was.« Er machte eine wegwerfende Handbewegung, wirkte aber höchst geschmeichelt.

»Willst du etwas trinken? Oder wollen wir gleich los?«

»Eine Cola wäre nicht schlecht.«

»Mach's dir bequem«, sagte ich und wies galant auf mein neues Lager.

»Wo hast du denn die Kissen her? Ist ja wie auf einem ... « Den Rest verstand ich nicht, weil ich gerade in der Küche mit den Eiswürfeln hantierte. Ich zog ein Messer aus dem Block. Fasziniert betrachtete ich die Klinge. Echte Qualität, und so preiswert! Ein richtig scharfes Messer sollte in keinem Haushalt fehlen. Tim murmelte etwas.

»Was hast du gesagt?«, fragte ich und ging wieder zurück ins Wohnzimmer.

»Ist ja wie auf einem orientalischen Basar hier«, antwortete er, während er die Kissen umdekorierte und sich um eine bequeme Sitzhaltung bemühte. Er sah hoch zu mir. »Fehlt nur noch der ...« Das Wort blieb ihm im Hals stecken. Mit weit aufgerissenen Augen starrte er mich an.

»Was ist, was hast du?«, fragte ich irritiert. Tim war leichenblass.

»Um Himmelswillen! Was hast du mit dem Messer vor?« Im Zeitlupentempo stand er auf. »Gib mir das Messer, Pete!« Er sprach ganz langsam und ziemlich laut, wie zu einem Schwerhörigen. »Gib es mir!«

»Was hast du denn plötzlich?« Ich hatte nicht mal den Schimmer einer Ahnung, was das Theater zu bedeuten hatte.

»Gib mir das Messer!«, wiederholte er.

»Wozu denn?«, fragte ich.

Er schüttelte energisch den Kopf. »Keine Diskussion, Pete. Gib mir sofort das Messer.«

»Was ist nur los mit dir?«

»Gib mir das Messer, Pete!«

»Du hast sie nicht mehr alle. Setz dich wieder hin.«

»Gib es mir, Pete! Gib es mir!«

»Ich will es dir aber nicht geben, Tim. Setz dich bitte wieder hin.«

»Gib mir das Messer! Bitte, Pete!«

Entnervt gab ich auf. »Also gut, wenn es dich beruhigt. Hier hast du das Messer. Aber stell keinen Blödsinn damit an. Es ist verdammt scharf.« Mit der Klinge nach oben, damit der Querkopf sich nicht noch verletzte, überreichte ich es ihm.

Sobald er es an sich genommen hatte, drängte er sich eilig an mir vorbei in die Küche. Ich folgte ihm. Hektisch ließ er seinen Blick über die Arbeitsplatte schweifen, entdeckte den Messerblock, steckte das Messer in die vorgesehene Mulde, packte das komplette Teil unter den Arm und quetschte sich mit hochwichtiger Miene wieder an mir vorbei. »Den nehme ich erst mal mit.«

Allmählich fragte ich mich wirklich, ob er sie noch alle auf der Latte hatte. »Tim, ich wollte uns lediglich eine Zitrone schneiden zur Coke.«

»Ja ja, Pete, es ist alles in Ordnung. Alles ist gut«, behauptete er.

»Gar nichts ist gut! Erst zertrampelst du mir den CD-Player und jetzt klaust du mir meine Messer!«

»Du brauchst keine Messer.«

»Brauch ich wohl. Jeder Mensch braucht Messer. Zum Beispiel, um sich eine Scheibe vom Brot abzuschneiden.«

»Kauf geschnittenes Brot«, unterbrach er mich.

»Oder um eine Zitrone in Schnitze zu schneiden.«

Unbeeindruckt schüttelte Tim den Kopf. »Pete braucht keine Messer.« Die Komik der Situation entging mir nicht, doch ich dachte an meinen Messerblock, der jetzt schon bald Tims Küche zieren sollte. Ich presste die Lippen aufeinander.

»Pete braucht keine Messer«, wiederholte Tim wie eine defekte Schallplatte.

»Das ist vielleicht deine Meinung, Tim, aber ich sehe das anders.« Vielleicht konnte ich an sein Verständnis appellieren. Wenn ich ihm alles schön ruhig erklärte, würde er vielleicht doch noch einsichtig werden, überlegte ich.

»Sieh mal, Tim, wie soll ich denn jetzt die Zitrone schneiden?«

»Du brauchst kein Messer«, behauptete er störrisch.

»Dazu braucht man sehr wohl ein Messer«, entgegnete ich energisch.

»Es ist alles gut, Pete. Alles gut. Den Messerblock nehme ich erst mal mit.« Er starrte stur geradeaus an mir vorbei und schüttelte erneut stumm den Kopf. Ich seufzte tief. Sämtliche Argumente, die mir sonst noch einfielen, ließ er nicht gelten. Er ging überhaupt nicht darauf ein, sondern wiederholte sein soeben kreiertes Mantra: »Pete braucht keine Messer.«

Ich wollte mir den Abend nicht verderben lassen. Außerdem hatte ich ja schon diverse Vorbereitungen getroffen, und Tim schien mir in letzter Zeit ohnehin etwas verwirrt. Also gab ich irgendwann nach. Obwohl es mir um meinen Messerblock schon leid tat. »Ist gut, Tim. Wenn ich ihn eines Tages wiederkriege ... Ich leihe ihn dir. Ist das in Ordnung?«

»Alles gut. Alles in Ordnung«, antwortete er mit fester Stimme.

Wir tranken unsere Cola ohne Zitrone, und ohne Eis. Die Eiswürfel schmolzen derweil in der Spüle. Wegen des Theaters um den Messerblock hatte ich sie vergessen. Ich sah zur Uhr. Viertel nach zehn.

»Wir müssen los«, stellte ich fest.

»Wohin soll's denn gehen?«, fragte Tim argwöhnisch.

»Wir machen jetzt einen drauf. Es kommen gleich noch zwei nette Mädels dazu.«

»Ehrlich? Wer denn?«

»Kennst du nicht. Aber ich bin sicher, sie werden dir gefallen. Ganz heiße Bräute.«

Tim zog die rechte Augenbraue hoch. »Ich bin verheiratet, Pete. Schon vergessen?«

»Oh Mann, Tim! Du sollst ja auch nicht gleich mit ihnen ins Bett hüpfen. Du sollst dich amüsieren. Entspann dich! Junge, Junge, was ist denn in letzter Zeit bloß mit dir los!«, pampfte ich ihn an. Je länger wir in meiner Bude waren, desto gedämpfter wurde meine Stimmung. Wenn er so weitermachte, würde ich noch schlechte Laune bekommen.

»Los, komm jetzt, lass uns abhauen.«

Mit dem offenen Cabrio fuhren wir zum *Jingles,* einer kleinen Bar, parkten direkt davor und bahnten uns einen Weg durchs Gedränge. An den Stehtischen vor der Bar herrschte reges Treiben und ich entdeckte die Überraschungen für Tim nicht auf Anhieb.

»Wow! Pete! Jetzt guck dir dieses Wahnsinnsgestell an«, zischte Tim und deutete mit anerkennendem Blick auf eine aufregende Blondine. Sie trug einen superknappen Mini, hatte endlos lange Beine und ihre Füße steckten in mörderischen High Heels. Neben ihr hockte eine Brünette im schwarzen Catsuit, das dichte Haar reichte ihr bis zur Taille. Als hätte sie unsere Blicke im Rücken gespürt, drehte sich die Blondine um, entdeckte uns und warf mir einen fragenden Blick zu. Dann wechselte sie ein paar Worte mit der Frau neben sich. Die Dunkelhaarige wandte sich ebenfalls um und schenkte uns ein strahlendes Lächeln.

»Hey!« Ich winkte ihr lässig zu.

»Was denn? Du kennst die?«, zischelte Tim nervös.

»Yip.« Ich schob ihn vor mir her in ihre Richtung, und stellte ihn den Mädels vor. Die Dunkelhaarige reichte ihm die Hand.

»Selma«, sagte sie.

»Tim«, antwortete Tim geistesabwesend und starrte weiterhin die Blondine wie gebannt an. Ich rammte Tim meinen Ellbogen in die Seite. Das schien ihn aufzuwecken. »Äh, hey!«, grinste er.

Selma lächelte. »Und das ist Shawna«, stellte sie die Blonde vor. Shawna strich sich eine Strähne aus dem Gesicht und strahlte.

»Hey, wir dachten schon, ihr kommt nischt mehr«, sagte sie mit leichtem amerikanischen Akzent. Mich begrüßte sie mit Küsschen-Küsschen auf die Wange. Selma herzte mich, als hätten wir uns Ewigkeiten nicht mehr gesehen. Derweil bemühte sich Tim noch immer vergeblich, seine Sprache wiederzufinden. Er starrte noch immer Shawna mit einem eigentümlichen Ausdruck an und brachte keinen Ton hervor. Selma hatte ein außergewöhnliches Gesicht: hohe Wangenknochen und ausdrucksstarke Augen, die sie mit einem Lidstrich betont hatte. Ihr Mund war voll und sehr sinnlich. Shawna sah auch ziemlich gut aus, aber bei weitem nicht so toll wie Selma. Tim empfand das genau anders herum, Shawna sei weltklasse und Selma nur interessant, flüsterte er mir zu.

»Also, wo soll's hingehen?«, fragte Selma. »Ich bin voller Tatendrang.«

Ich lachte. »Das klingt gut. Dann wollen wir mal los.«

Auf der Fahrt nach Düsseldorf saß Selma neben mir auf dem Beifahrersitz und Shawna mit Tim hinten auf der engen Rückbank. Beide unterhielten sich angeregt. Ihr langes Haar flatterte im Wind und Tim hatte – aus Platzgründen – lässig den Arm auf die Rückenlehne gelegt. Wir fuhren ins *Sam's*, einem ziemlich angesagten Nachtclub. Die Mädels zog es sofort auf die Tanzfläche. Gut gelaunt bestellte ich eine Flasche Schampus.

»Pete«, zischte Tim. »Bist du wahnsinnig? Hast du mal einen Blick in die Karte geworfen?«

Ich tätschelte ihm beruhigend den Arm. »Lass das mal meine Sorge sein. Heute machen wir uns einen netten Abend.«

»Trotzdem! Das wird verdammt teuer«, beharrte er und zog die Stirn in Falten.

»Lass das mit den Stirnfalten. Du siehst aus wie ein Beagle. Und überhaupt ... Ich möchte mich bei dir bedanken für alles, was du für mich getan hast.« Den Messerblock und den CD-Player nicht inbegriffen, dachte ich, sprach es aber vorsorglich nicht aus. »Außerdem habe ich heute einen geilen Abschluss getätigt, da sind das hier nur Peanuts.«

Das war so nicht ganz richtig. Aber den Abschluss würde ich sicher in naher Zukunft machen, denn als Vision stand er bereits im Raum. Der liebe Gott verzeiht Notlügen und, davon war ich überzeugt, er hatte Verständnis für Menschen, die Spaßbremsen mit einer winzigen Flunkerei wieder auf die richtige Schiene bringen. Letztlich verhalf ich Tim zu einer kleinen Auszeit.

»So, und jetzt amüsier dich endlich. Entspann dich!«

Der Kellner brachte uns eine Flasche *Mumm Cordon Rouge.*

»Also, dann, auf einen schönen Abend.« Ich stieß mit Tim an. Er lächelte etwas gequält, ließ sich dann aber doch von der Musik und den schönen Mädchen einlullen. Shawna schaffte es sogar, ihn mit auf die Tanzfläche zu ziehen.

Als ich mein Glas gerade neu füllen wollte, tauchte er wieder auf.

»Wer fährt eigentlich zurück?«, fragte er treuherzig. Den steinerweichenden Augenaufschlag hatte er garantiert vor dem Spiegel geübt, bei mir zog er jedoch nicht. Schließlich war ich keine Frau.

»Wir könnten ein Taxi nehmen«, schlug ich vor.

»Kommt nicht infrage.« Energisch schüttelte er den Kopf. »Viel zu teuer.«

Einmal Familienvater, immer Familienvater, stöhnte ich innerlich. Klar, mit zwei Kindern, da muss man schon vernünftig sein, aber doch nicht unbedingt jetzt und hier! »Ich zahle ohnehin die ganze Zeche, also entspann dich, Tim«, bettelte ich erneut.

»Kommt nicht in die Tüte, du hast schon im *Jingles* bezahlt. Ich fahre zurück.« How, Tim hatte gesprochen. Wie ein Indianerhäuptling nickte er mir huldvoll zu, machte sodann auf dem nicht vorhandenen Absatz kehrt und tappte auf den Sohlen seiner superflachen Mokassins zurück zu Shawna, die auf der Tanzfläche eine mächtige Show abriss. Wahrscheinlich braucht er das Gefühl der Kontrolle, überlegte ich, wurde dann aber abgelenkt. Jemand stand dicht hinter mir und bedeckte mir mit samtweichen Händen die Augen.

»Wer bin ich?«, hauchte eine sinnliche Stimme in mein Ohr.

»Wahrscheinlich die schöne Selma«, antwortete ich. Lachend nahm sie die Hände fort. Ihr wunderhübsches Gesicht war dicht an meinem.

»Die schöne Selma«, wiederholte sie, und an ihren Augen sah ich, wie sehr ihr das gefiel. »Bin ich denn schön?«, fragte sie unschuldig. Sie wusste um ihre Wirkung auf Männer, darüber machte ich mir keinerlei Illusionen. Ich lächelte und spielte ihr kleines Spielchen mit.

»Du bist für mich das Allerschönste an diesem Abend.«

Ein gekonnter Augenaufschlag. »Du schmeichelst mir.«

»Das ist ganz unbeabsichtigt. Es ist die reine Wahrheit.«

»Du bist mir auch gleich aufgefallen.«

»Woher wusstest du, dass ich es war?«, fragte ich und schenkte uns nach. Die Flaschen hatten einen Nachteil. Sie waren zu schnell leer. Das war nun schon die dritte, und in ihr blieb nur noch ein kläglicher Rest. Ich stellte sie zurück in den Eiskübel.

»Ach«, lachte sie. »Das war ganz leicht. Rico hat dich gut beschrieben.«

»So? Was hat er denn gesagt?«

Mit umwerfendem Charme zählte Selma eine Reihe schmeichelhafter Attribute auf. Gebannt starrte ich auf ihre glänzenden Lippen. Natürlich glaubte ich nicht, dass Rico mich tatsächlich als »unwahrscheinlich gut aussehend mit vollen Lippen und markantem Kinn« beschrieben hatte. Auch konnte ich mir beim besten Willen nicht vorstellen, dass er sich über meinen »sexy Arsch« ausgelassen hatte, wie Selma steif und fest behauptete. Sie log, dass sich die Balken bogen. »Rico hat außerdem gesagt, dass du sehr erotisch bist und wunderschöne Augen hast«, fügte sie schelmisch hinzu.

»Das soll Rico gesagt haben? Du schwindelst! Das hat er nie im Leben gesagt!« Wir brachen beide in schallendes Gelächter aus. Genau in diesem Moment verliebte ich mich in sie. Dann war alles ganz einfach. Wir küssten uns, küssten uns wieder und wieder, hielten Händchen, tanzten engumschlungen und fanden uns unwiderstehlich.

Um vier wollte Tim gehen.

»Ach, Tim, lass uns noch bleiben. Der Abend ist noch jung«, bat ich.

»Und so schön«, ergänzte Selma und lächelte schmachtend.

Tim jedoch hatte schon wieder diesen strengen Blick.

»Ich will nicht, dass der Abend so schnell zu Ende geht.« Ich wiederholte mich.

Tim schüttelte störrisch den Kopf: »Nein, nein, ich muss morgen früh raus.«

»Aber warüm denn, Tim?«, gurrte Shawna. »Wir haben uns doch so good amüssiert.« Sie lachte perlend.

Tim schüttelte nochmal den Kopf. »Ich habe morgen zu tun. Ich bin selbstständig«, erklärte er mit wichtiger Miene. Wir meuterten noch eine Weile, doch er ließ sich nicht erweichen.

»Jaja, der Tim, immer busy, da kann man nix machen. Also, Mädels, dann lasst uns gehen. Da bleibt uns wohl nichts anderes übrig.«

Ich bat um die Rechnung. Als man mir sie brachte, guckte ich mit voller Absicht nicht drauf. Was soll's, dachte ich, es war ein klasse Abend, da schaue ich doch nicht aufs Geld. Es war mir schlichtweg egal. Tim griff nach dem Zettel.

»850 Mark!«, rief er voller Entsetzen. Fand ich ziemlich uncool. Shawna und Selma taten, als hätten sie nichts bemerkt. Der Kellner auch.

»Lass mal gut sein«, beruhigte ich Tim und sorgte dafür, dass der Kellner mit meinem Geld abmarschierte.

Tim schüttelte den Kopf. Wie ein Vater über sein unartiges Kind. Dann sagte er in gebieterischem Tonfall: »Gib mir bitte den Schlüssel, Pete.«

»Immer schön mit der Ruhe«, brummte ich und zog ihn aus der Hosentasche. Ich klatschte ihn in Tims geöffnete Hand und lief händchenhaltend mit Selma hinter ihm und Shawna in Richtung Ausgang. Der Kellner eilte uns hinterher. »Sie kriegen noch was zurück«, rief er.

Ich hatte ihm 1000 Mark gegeben und wollte ihm eigentlich mit einem großzügigen Trinkgeld die Nacht versüßen, aber wenn er es nicht wollte … Er gab mir einen Hunderter zurück. Mit Selma an meiner Seite trat ich in die kühle Nacht hinaus.

Diesmal saßen Selma und ich hinten. Sie kuschelte sich an mich und ich streichelte ihr Haar.

»Es war ein wunderschöner Abend«, flüsterte sie mir ins Ohr.

»Das fand ich auch«, sagte ich lächelnd. »Aber ohne dich wäre er nur halb so schön gewesen«, fügte ich hinzu.

»Auch mit dir kann man nur wunderschöne Momente erleben«, parierte Selma. Ihre Augen funkelten wie die Sterne über uns. »Mit dir ist alles so anders«, wisperte sie weiter und küsste mich auf die Wange. Ich legte den Kopf auf das weiche Polster und sah hoch zum Himmel. Der Wagen brauste durch die Nacht. Ein schwacher Hauch von Selmas Parfum wehte zu mir. Was für eine Nacht! Was für eine Frau. Selma fühlte genau wie ich. »Ich habe noch nie einen Mann wie dich getroffen.« Ihre Haare flatterten im Wind.

In diesem Moment war ich sicher. Sie war die Frau, auf die ich schon immer gewartet hatte. Die zweite Hälfte meiner Seele. Ihre Hand fuhr über meine Wange. »Noch nie«, wiederholte sie. In ihren Augen glitzerte es. »Du bist so anders. Mir kommt es vor, als hätte ich nur auf dich gewartet.«

»Mir geht es ganz genauso.«

»Pete, wie kann das sein? Wir kennen uns gerade mal wenige Stunden, und doch fühle ich mich zu dir hingezogen wie …« Sie brach ab und schien nach Worten zu suchen. »Du bist wie ein Magnet für mich.«

»Genauso fühle ich mich auch«, murmelte ich.

Sie kuschelte sich an mich. Ihr Kopf lag auf meiner Schulter. »Auch wenn es unvernünftig klingt. Lass es nie mehr enden, Pete!«

Das war mein Stichwort. Ich sah ihr tief in die Augen. Sie fühlte es auch, ich spürte es, es war, als könnte ich in ihr lesen. Sie wollte es auch. »Heirate mich, Selma!«, flüsterte ich.

Sie hob ihren Kopf und lächelte. »Hab ich dich richtig verstanden?«, wisperte sie. »Sag es bitte noch einmal. Ganz laut.«

Lachend schrie ich, so laut ich konnte, gegen den Fahrtwind an.

»Heirate mich!«

Die Ampel vor uns schaltete gerade auf Rot. Mit quietschenden Reifen brachte Tim das Cabrio zum Stehen. Abrupt drehte er sich um.

»Sag mal, spinnst du jetzt, oder was?«

»Halt dich da raus!«, herrschte ich ihn an. Sein ständiger Kontrollzwang ging mir wirklich gegen den Strich. »Kümmere dich einfach mal um deine eigenen Dinge, Tim, dann geraten wir nicht dauernd aneinander.«

»Pete! Weißt du eigentlich ...«

»Grüner wird's nicht. Fahr, Mann. Und halt dich ein für alle Mal raus aus meinen Angelegenheiten. Mir reicht's nämlich so langsam. Dauernd mischst du dich ein! Fahr endlich los!«

Pappsauer drehte Tim sich wieder nach vorn und gab Gas. Er schaltete das Radio ein. *Alles, was ich an dir mag, ich mein das so, wie ich das sag* ..., sang Nena. Ich wandte mich wieder meiner Angebeteten zu.

»Willst du mich heiraten?«, fragte ich Selma. Ganz ernst. Selma war jetzt auch ganz ernst. Wir lauschten der Musik.

»Meinst du das auch so, wie du es sagst?«, fragte sie.

Ich hielt kurz inne. Sah wieder hoch zum Himmel. Alles war perfekt. Eine sternenklare Nacht. Selma. Die wunderbare, schöne Selma in meinem Arm. Selma. Und ich. Selma, die Sterne und ich. Selma. Selma und ich. Nur das zu laute Radio störte. Ich blendete es aus meinen Gedanken aus. Was zählte, waren nur wir zwei. Selma und ich. »Ich meine es so, wie ich es sage«, antwortete ich feierlich. In diesem Augenblick stimmte das tatsächlich.

»Du willst mich tatsächlich heiraten?«, wiederholte sie ungläubig. Leider hatte sie diese Frage einen Tick zu laut formuliert.

Tim bremste heftig. Mit wutverzerrtem Gesicht drehte er sich zu uns um.

»Mensch Meier! Pete redet Scheiße! Verstehst du das nicht?«, brüllte er Selma an.

Mensch Meier! Immer, wenn Tim außer sich vor Zorn war, benutzte er diesen Ausruf. Das hatte ich mittlerweile rausgefunden. Beim letzten Mal, als er *Mensch Meier!* gebrüllt hatte, musste mein CD-Player dran glauben. Würde er diesmal die Karre zu Schrott fahren? Ich beschloss, Tim sehr genau zu beobachten.

»Bullshit, Honey, fahr weiter«, gurrte Shawna, die offenbar aus einem Nickerchen erwacht war.

Tim beachtete sie nicht und fuhr in etwas gemäßigterem Ton fort: »Er kann dich gar nicht heiraten, meine Liebe. Er ist bereits verheiratet.«

»Halt die Klappe, Tim. Ich regle das schon!«

Selma blickte zur Seite. Sie sagte keinen Ton. Tim drehte sich wieder nach vorne und gab Gas. Na bravo.

»Wie schafft man es, einen wunderschönen Abend platzen zu lassen?«, rief ich empört. »Na? Preisfrage.«

Selma antwortete nicht.

»Man braucht nur einen dazu. Der heißt Tim und hat nicht mehr alle Tassen im Schrank.«

Selma verzog ihren hübschen Mund zu einem schiefen Lächeln. Sie war traurig, ich spürte es ganz tief in mir. Traurig über Tims harte und gemeine Art. Eine Welle des Mitgefühls überrollte mich. Arme Selma. Was sollte sie nur von mir denken? Gut, okay, Tim hatte ja nicht mal unrecht. Ich war verheiratet. Und eine wunderhübsche Tochter hatte ich auch. Hatte ich das vergessen? Nein, beruhigte ich mich, natürlich hatte ich das nicht vergessen! Menschen wie Pia und Maxi konnte man nicht einfach vergessen. Und doch ... es war einfach der Moment gewesen. Warum verstand mich denn keiner? Tiefe Traurigkeit überflutete mich. Es war immer das Gleiche. Niemand, niemand auf der Welt schien noch meine Sprache zu sprechen. Niemand. Ich war ganz allein. Ich konnte zwar reden und reden, ich konnte mit anderen feiern, doch verstehen konnten sie mich nicht. Ich war allein. Allein unter Menschen. Einsam und verlassen. Ohne Halt fiel ich, fiel ich, fiel ich.

Es schüttelte mich und tief in mir schluchzte es laut auf. Die Tränen liefen mir übers Gesicht. Verschwommen nahm ich wahr, dass wir über die Autobahn brausten. Es gab kein Entrinnen. Am liebsten wäre ich aus dem Wagen gesprungen und weit, weit weg gelaufen. Weg von Tim und seiner gotterbärmlichen Nüchternheit. Weg von Selma, auch wenn sie noch so schön war. Jetzt war sie traurig. Meinetwegen! Weg, weg, weg, nur weg! Selma nahm meine Hand.

»Es tut mir leid«, flüsterte ich. Sie nickte stumm.

»Emotions … sie überfluten mich gerade, weißt du?« Selma nickte voller Verständnis, zog ein Taschentuch aus ihrer Handtasche und trocknete mir die Tränen. Eine fürsorgliche Geste, für die ich ihr dankbar war.

»Rico sagte, du zahlst am Ende des Abends? Du kannst das Geld mir geben, ich teile es mit Shawna.« Noch mehr Realität. Noch mehr stahlharte Realität. Aber was hatte ich erwartet? Dass sie mir zuliebe auf die Kohle verzichtete?

»Normalerweise wird vorher kassiert«, fuhr sie mit geschäftsmäßigem Ton fort. Wahrscheinlich wollte sie nur ihre Unsicherheit überspielen. »Aber weil Rico gesagt hat, dass du ein sehr guter Freund von ihm bist ...« Ich nickte.

»Ist gut, Selma. Erzähl mir nicht, was Rico sonst noch alles über mich gesagt hat.« Wir lächelten uns traurig an und ließen es dabei bewenden. Noch während der Fahrt wanderten 2000 Mark meines Notgroschens in ihre Handtasche. Danach hatten es die Mädels ziemlich eilig, nach Hause zu kommen.

»Du kannst uns hier raus lassen«, sagte Selma, als wir den Taxistand gegenüber dem *Jingles* passierten. Tim stoppte den Wagen.

»Tja, dann«, sagte ich. »Hier hat der Abend begonnen, hier hört er auch wieder auf.«

»Mach's gut, Pete. Es war ein wunderschöner Abend. Ich werde ihn so schnell nicht vergessen.« Selma verabschiedete sich mit einem Kuss. Shawna mit Küsschen-Küsschen.

»Bye, Honey, bis bald«, sagte sie.

»Vielleicht sieht man sich mal wieder. Die Welt ist klein«, rief Tim ihnen nach.

»Krefeld ist klein«, stellte ich lakonisch fest. »Verdammt klein. Fahr mich bitte nach Hause. Aber vorher müssen wir noch mal kurz ins *WEE.*«

»Was willst du denn da? Das ist doch eine dreckige, kleine Spelunke.« Tim war nicht sonderlich begeistert.

»Hey, Alter, nur weil du gerade in einem ziemlich angesagten Laden in Düsseldorf abgefeiert hast, heißt das noch lange nicht, dass alle Kneipen so hip sind wie das *Sam's.* Ich muss da schnell was regeln.«

Im *WEE* traf ich Rico. Tim blieb am Ausgang stehen und sah zu uns rüber.

»Wie war's?«, fragte Rico.

»Erstklassig«, antwortete ich kurz.

»Ich sag's doch, sie sind jede einzelne Mark wert«, meinte er und kippte einen Wodka runter. »Ist ein nettes Geschäft. Auch für mich.«

Ich runzelte die Stirn. »Wie meinst du das?«

»Was denkst du denn? Dass ich die beiden umsonst vermittele? Nichts ist im Leben umsonst, Pete. Nicht mal der Tod, der kostet das Leben. Sie zahlen mir eine nette, kleine Provision.«

Vor lauter Empörung blieb mir die Spucke weg. »Du nimmst Geld von den Mädchen?«, platzte ich heraus. »Hast du sie noch alle?« Tim sah neugierig zu uns rüber. Ich wollte nicht, dass Selma etwas von meinem Geld abgeben musste und redete wie wild auf Rico ein. Tim kam immer näher heran. Glücklicherweise war die Musik ziemlich laut. Trotzdem war ich mir nicht sicher, wie viel er schon wieder gecheckt hatte.

»Sag mal, wo lebst du eigentlich?«, raunzte Rico.

»Lass uns das bitte diskret abwickeln, okay?«, zischte ich. »Mein Freund muss das nicht mitbekommen.«

»Was willst du denn jetzt noch abwickeln?« Rico sprach keineswegs weniger laut. Er grinste. In der Zwischenzeit war Tim sehr nah an uns herangerückt. Ich warf Rico einen vielsagenden Blick zu.

»Na dann, bis die Tage mal, darauf komme ich noch mal zurück«, sagte ich.

»Ich erklär's dir gern noch mal, kein Problem.«

Ich nickte und wandte mich von ihm ab. Höchste Zeit, mich um Tim zu kümmern.

Er hatte Getränke für uns geordert. Für mich ein Pils, für sich selbst eine Cola.

»Was hast du mit diesem Typ zu tun?«, fragte er.

»Kenn ihn von ein paar Geschäften.«

»Kennt der Shawna und Selma auch?«

»Warum fragst du? Keine Ahnung. Ich denke ja. Warum willst du das wissen?«

»Nur so. Sag mal, was machen die beiden Mädels eigentlich beruflich?«

»Oh Mann, Tim! Ich hab mich mit Selma nicht über ihren Job unterhalten. Es gibt interessantere Themen. Warum hast du sie nicht selbst gefragt?«

Tim runzelte die Stirn. »Du hast dich mit diesem Rico nicht zufällig über Geld unterhalten?«

»Tim, geh mir nicht auf den Keks mit deiner Fragerei, okay?«

»Ich frag ja nur, weil«, er zuckte mit den Achseln, »ich hatte das dumme Gefühl, dass es gerade um die beiden Mädels ging. Und so wie dieser Typ da aussieht, zähle ich eins und eins zusammen, klar?«

»Ist mir ziemlich egal, was du zusammenzählst. Lass es gut sein, Tim. Und vor allem, lass uns jetzt fahren. Ich möchte nach Hause.«

Auf dem kurzen Heimweg sprachen wir kein Wort miteinander. Es gab nichts mehr zu bereden. Als wir vor meiner Wohnung hielten, sah er mich fragend an.

»Also dann, Tim, fahr die Karre nicht zu Schrott«, verabschiedete ich mich.

»Keine Sorge. Ich bringe sie dir morgen vorbei.«
»Ich kann sie mir auch holen.«
»Wir können ja telefonieren.«
Ich nickte. Es war mir egal. Mir war alles egal.

Tim sollte ich erst am Montag wieder sehen, mein Auto überhaupt nicht mehr. Eigentlich wollte er es mir am nächsten Tag zurückbringen, da hatte ich aber überhaupt keine Lust, ihn schon wieder um mich zu haben. Also verschoben wir die »Übergabe«, wie Tim es nannte, auf den darauf folgenden Montag. Es war 20. Juli. Der Tag, den Wallenstein mir als Termin gegeben hatte. Toller Termin, morgens um elf. Ich verpasste ihn, weil ich mal wieder mit Rambo im Tattoostudio einen Kaffee trank und die Zeit nicht wahrnahm. Erst am späten Nachmittag fiel es mir auf. Auch gut, dachte ich. Dann vereinbaren wir eben morgen einen neuen Termin.

Am frühen Abend kam dann Tim. Als erstes erklärte er mir, er habe mein Cabriolet zurück zu *Sixt* gebracht.
»Warum das denn?«, fuhr ich ihn an.
»Zu teuer. Du fährst es doch eh kaum.«
Ich wollte ihn gerade anbrüllen, er solle sich endlich aus meinen Angelegenheiten raushalten, als es an der Tür klingelte.
»Erwartest du Besuch?«, erkundigte sich Tim arglos.
»Nein, eigentlich nicht«, fauchte ich und ging öffnen. Vor mir stand Joe. Ein Freund aus alten Zeiten.
»Joe! Das ist ja mal eine Überraschung!«, rief ich. Ich hatte ihn seit Ewigkeiten nicht mehr gesehen. »Altes Haus! Komm rein!«
Joe klopfte mir grinsend auf die Schulter. »Ich war gerade in der Nähe. Und da dachte ich, ich schau mal vorbei.«
»Ich mach uns einen Mokka«, sagte ich und freute mich. Das würde sicher nett werden, mit Joe über die alten Zeiten zu quatschen. Ich machte mich gerade in der Küche zu schaffen, als es erneut klingelte.
»Das ist ja ein Betrieb wie auf dem Bahnhof hier«, scherzte ich

und drückte den Türöffner. Mein Bruder Claus. Na, der hatte mir gerade noch gefehlt.

»Da ist ja mein Betreuer«, rief ich. »Komm rein.«

Claus nickte mit ernstem Gesichtsausdruck und betrat das Wohnzimmer. Auf dem Matratzenlager hockten Tim und Joe und begrüßten ihn. Ich ging wieder in die Küche und nahm eine weitere Tasse aus dem Schrank. Wieder läutete es an der Tür.

»Was ist denn hier los heute?«, entfuhr es mir, und ich ging erneut zur Tür. Tina, die ich seit meinem Umzug nach Berlin nicht mehr getroffen hatte, strahlte mich an. Im Schlepptau hatte sie Frank. Ausgerechnet der! Was hatte sie denn mit dem zu schaffen? Hinter ihr standen Torben und Bernd, beides Typen, die ich ebenfalls seit Ewigkeiten nicht mehr gesehen hatte und die inzwischen zu wandelnden Kleiderschränke mutiert waren.

»Meine Güte, was für ein Tag.« Ich drückte Tina zur Begrüßung und bat die neuen Gäste herein.

»Ward ihr jeden Tag in der Muckibude oder seid ihr ausgestopft?«, witzelte ich.

»Junge, du wirst ja ganz blass vor Neid«, grinste Torben.

»Das meinst du nur. Ihr seht völlig anders aus als damals«, entgegnete ich.

»Von nichts kommt nichts. Ich hab ordentlich trainiert«, meinte Torben und stellte stolz seinen Bizeps zur Schau.

»Tja, dann habe ich jetzt wohl ein volles Haus«, sagte ich lachend. »Ich besorg uns mal ein paar Getränke.«

»Warum ist es hier so düster?«, fragte Tina, als ich mit dem Tablett zurück ins Wohnzimmer kam. Die Rollos im Wohnzimmer waren wie immer heruntergelassen.

Irgendetwas stimmte hier nicht. Leute, die ich seit Jahren nicht mehr gesehen hatte, fanden sich urplötzlich zum gleichen Zeitpunkt bei mir ein. Woher hatten sie überhaupt meine Adresse? Schlagartig wurde mir bewusst, dass dieses dubiose Zusammentreffen kein Zufall sein konnte. Die führten etwas im Schilde. Ich musste nur noch herausfinden, was. Genau vier Minuten später war ich schlauer.

»Pete, wir würden gern mit dir zum Arzt fahren«, begann Tim. Aha! Das war es also. Mit Schaudern erinnerte ich mich an das letzte Mal, als ich diesen Satz gehört hatte.

»Kommt nicht in Frage«, sagte ich bestimmt. »Ich werde Doktor Wallenbaum aufsuchen, sobald er Zeit für mich hat, falls dich das beruhigt. Aber mit euch fahre ich nirgends hin.«

»Unsinn! Es dauert ja nicht lange. Es ist alles schon in die Wege geleitet«, meldete sich Claus zu Wort.

»Was habt ihr in die Wege geleitet? Dass ich zum Arzt soll? Ihr habt sie doch nicht mehr alle!«

Sie rückten immer näher an mich heran. Torben, Frank und Bernd, Claus, Tim und Joe. Tina stand in der Nähe der Tür. Sie umzingeln mich, fuhr es mir durch den Kopf. Krampfhaft überlegte ich, wie ich aus dieser Situation rauskommen sollte.

»Lass uns kurz fahren«, bat Joe und trat noch einen Schritt näher an mich heran. Torben und Bernd machten es ihm nach und plötzlich standen die drei nur noch eine Handbreit von mir entfernt.

»Jetzt hört mal gut zu. Das habe ich alles schon einmal erlebt. Nur, weil meine Umwelt offenbar glaubt, ich sei ein Fall für die Klapse, heißt das noch lange nicht, dass ich alles mit mir machen lasse. Wenn ihr meint, ihr müsst zum Arzt, dann fahrt mal schön. Aber ohne mich. Ich werde jetzt in ein Café gehen, falls es euch interessiert. Ich habe dort gleich eine geschäftliche Besprechung.«

Ich gab mir alle Mühe, sie meine aufkeimende Nervosität nicht spüren zu lassen. Mein Blick fiel auf den Wohnungsschlüssel. Er steckte im Schloss. Warum ließen sie mich nicht einfach in Ruhe? Ich tat doch niemandem etwas. Warum nur kam ich immer wieder in die gleiche Situation? Doch das war jetzt egal, ich musste nur gucken, dass ich weg kam. Ich durchbrach ihren Kreis, riss den Wohnungsschlüssel an mich und hastete hinaus in den Flur.

Claus war schneller. Er quetschte sich an mir vorbei und versperrte mir den Weg. »Du kommst hier nicht weg.«

Ich sog hörbar die Luft ein. »Mach dich vom Acker!« Ich sprach sehr leise, sehr deutlich und sehr bestimmt mit meinem Bruder.

»Mach sofort den Weg frei!« Er schüttelte den Kopf. Ich drehte mich um. Torben, Bernd und Tim waren wieder nachgerückt. »Lasst das!«, herrschte ich sie an. »Ihr kommt jetzt keinen Schritt näher!« Dann wandte ich mich wieder Claus zu. »Lass mich durch!« Er schüttelte den Kopf. »Mannmannmann! Erst kommt ihr hier reinspaziert, macht euch breit und labert rum und jetzt versperrst du mir auch noch den Weg. Ich hab die Schnauze voll von solchen Freunden! Ich hab weder Lust noch Zeit, mich weiter mit euch auseinanderzusetzen. Geh mir aus dem Weg!« Er tat, als hätte er mich nicht verstanden. »Bist du schwerhörig oder was? Du hast kein Recht, mich hier festzuhalten. Du als Polizist musst das doch wissen!«, brüllte ich so laut ich konnte. Das zeigte Wirkung. Mit gequälter Miene trat Claus beiseite.

»Ihr könnt gern noch hierbleiben«, sagte ich zu meinen Besuchern. »Ich habe jetzt einen wichtigen Termin. Macht's gut!«

Ich war schon im Hausflur, als Tina mich einholte. »Hast du etwas dagegen, wenn ich mitkomme?«, fragte sie kleinlaut. Ich blieb kurz stehen. Betrachtete sie. Sie lächelte mich traurig an.

»Natürlich nicht. Wir haben uns ja lange nicht gesehen«, sagte ich, schon milder gestimmt. Ich freute mich wirklich, sie wiederzusehen. Gleichzeitig fragte ich mich, wieso sie gerade heute Abend aufgetaucht war. Ohne Vorankündigung, nach drei Jahren. Zeitgleich mit den anderen. Bei ihr war es wahrscheinlich wirklich Zufall, dachte ich und hoffte inständig, dass es tatsächlich so war.

Wir gingen in eine Kneipe nicht weit von meiner Wohnung. Sie bestellte ein Wasser, ich einen Milchkaffee.

»Pete, ich erkenne dich nicht wieder«, begann sie. »Wir sind doch schon so lange befreundet und ich dachte immer, ich kenne dich, aber mittlerweile bin ich mir nicht mehr sicher.« Mehr zu sich als zu mir sagte sie: »Die zugezogenen Rollos, diese düstere Wohnung. Nur eine Matratze und eine Anlage, sonst nichts.« Ich rührte Zucker in meinen Kaffee. »Erklär's mir bitte. Wie ist das, wenn man eine Psychose hat?«

Ich sah sie stumm an. Was war das jetzt wieder für ein Spielchen?

»Ich möchte es gern wissen, Pete! Ich habe nicht den Schimmer einer Vorstellung davon. Immer wieder hört man von Leuten, die eine Psychose haben. Der Nachbar meiner Arbeitskollegin, die Cousine des Freundes einer Freundin und so weiter und so fort. Und manchmal sagt jemand, der hat ja 'ne Psychose, der Typ. Aber doch mehr als Joke! Ich habe einfach keine Ahnung, wie man sich fühlt mit einer Psychose. Sag's mir, Pete. Wie fühlt es sich an?« Ihre großen Augen sahen mich eindringlich an.

Ich seufzte. »Vorneweg, ich denke nicht, dass ich eine Psychose habe, auch wenn ihr alle das glaubt. Ich habe durchaus meine eigene Sicht der Dinge.« Ich legte eine kurze Pause ein. Sie nickte stumm, so als wollte sie mir signalisieren, dass sie das zur Kenntnis genommen habe. »Du willst wissen, wie es sich anfühlt? Na gut, ich versuche es mal zu erklären. Stell dir vor, du wachst eines Morgens auf. Die Sonne scheint, alles ist gut, nichts tut dir weh. Nichts bedrückt dich. Du hast keine Sorgen. Du fühlst dich beschwingt, ein neuer Tag beginnt, und du weißt, nichts und niemand kann dich in deiner Begeisterung darüber bremsen. So wie sich ein Kind vielleicht fühlt, wenn es aufwacht. Kannst du das in etwa nachempfinden?«

»Aber natürlich«, entgegnete sie, es klang fast ein bisschen entrüstet.

»Gut. Nun nehmen wir noch eine Prise Verliebtheit dazu. Du fühlst dich wie frisch verliebt, obwohl sich nichts verändert hat, du bist seit Jahren mit dem gleichen Partner zusammen, alles geht seinen gewohnten Gang, und trotzdem fühlst du dich, als sei da eine neue Liebe, die dein Herz erfüllt. Kommst du soweit mit?«

Tina rollte mit den Augen. »Hallo? Was glaubt du? Natürlich kann ich mir das vorstellen.«

»Wäre das ein wünschenswertes Feeling für dich?«, fragte ich.

Sie lachte. »Auf jeden Fall.«

»Siehst du? Genau das meine ich auch. Und jetzt möchte ich dich etwas fragen. Du musst mir aber fest versprechen, dass du mir eine wirklich ehrliche Antwort gibst.«

Tina sah mich ernst an. »Ich verspreche es. Bei allem, was mir wichtig ist.«

»Warum sollte ich dieses Gefühl unterdrücken? Nenn mir einen Grund, nur einen.«

»Es gibt keinen.«

»Wollen nicht alle Menschen glücklich sein?«

»Doch, ich denke schon.« Tina wirkte verwirrt.

Doch ich ließ nicht locker. »Darf ich denn nicht glücklich sein? Gönnen mir meine Freunde das nicht?«

»Unsinn, Pete! Natürlich wollen wir, dass es dir gut geht«, rief Tina. »Dass du glücklich bist«, fügte sie schnell hinzu.

»Siehst du? Und genau das ist der Grund, warum ich mir von niemanden reinreden lasse. Ich bin es, Tina, ich bin glücklich! Es ist mir völlig einerlei, wie ihr das nennt. Nur eins steht fest, dieses Gefühl begleitet mich in meinem neuen Leben. Und ich werde es mir nicht mehr nehmen lassen. Und eins kannst du mir glauben: Ich musste durch ein verdammt tiefes Tal laufen, ehe sich für mich die Sonne wieder zeigte.«

Tina nickte nachdenklich. Und dann erzählte ich ihr von Berlin. Von den Existenzproblemen. Von dem neuen Job bei *Spike,* von dem astronomisch hohen Gehalt. Tina hörte mir aufmerksam zu. Sie unterbrach mich nicht. Ich spürte, dass sie sich bemühte, unvoreingenommen und objektiv zu sein. Welch ein sinnloses Unterfangen, dachte ich, wie kann man objektiv sein, wenn man jemanden schon so lange kennt? Ich schilderte ihr die Situation auf dem Rastplatz. Als ich die Zusage für meinen neuen Job bei *Spike* in der Tasche hatte und auf dem Heimweg den Parkplatz angesteuert hatte. Wie mir die Tränen gekommen waren und ich nicht mehr aufhören konnte zu weinen. Ich versuchte ihr zu erklären, wie schwer der Stein gewesen war, der mir damals vom Herzen fiel, und wie groß meine Erleichterung, so groß, dass ich einen Weinkrampf hatte, und genau in diesem Moment bemerkte ich die Polizisten, die das Lokal betraten. Mit meinem Bruder.

»Herr Kluth, wir müssen Sie bitten, mitzukommen«, sagte einer der Bullen. Mein Bruder Claus blickte stur geradeaus an mir vorbei.

»Wo soll es hingehen?«, fragte ich mit leicht entnervtem Unterton. »In die Klinik.«

»In welche Klinik?«

»In die Psychiatrie ...« Er murmelte noch den Namen der Klinik, doch den hörte ich schon nicht mehr. In meinen Ohren rauschte es laut. Ich spürte, wir mir das Adrenalin durch die Adern schoss. Wie bei Popeye, wenn er Spinat gegessen hat. Augenblicklich lief ich zur Hochform auf. Ich redete sie in Grund und Boden. Ihre vorgetäuschte Selbstsicherheit begann zu bröckeln.

»Ich habe hier gleich einen Geschäftstermin. Übernehmen Sie die Verantwortung, wenn das Projekt platzt?«, fuhr ich sie an.

»Glaubt ihm kein Wort«, rief mein Bruder. »Das ist alles nur ein Trick!« Sofort berappelten sich die bleichgesichtigen Grünschnäbel wieder. »Wir rufen den Notarzt, wenn du nicht freiwillig mitkommst, Pete«, sagte Claus und sah mich ernst an. »Dann kommt ein Krankenwagen und du musst mit.«

Ich hatte keine Chance. Die Polizisten und meine wohlmeinenden Freunde versperrten jeden Fluchtweg.

»Entweder kommst du freiwillig mit oder ich lasse dich abholen. Du weißt, ich als dein Betreuer ...«

»Halt's Maul!«, unterbrach ich ihn. Musste schließlich nicht jeder in der Kneipe hören, dass ich einen Betreuer hatte.

Nur nicht aufregen, versuchte ich mich zu beruhigen. So oder so, die Klinik würde mich ziemlich schnell wieder auf freien Fuß setzen. Das kannte ich ja schon. Eine Sache allerdings interessierte mich noch. Ich wandte mich Tina zu.

»Das war alles von euch geplant, oder?« Sie war sehr blass geworden. Mit vor Schreck geweiteten Augen starrte sie mich an.

»Hast du davon gewusst?«

Sie antwortete nicht. Das war mir Antwort genug.

Dann führten sie mich ab.

Ein Glücksmoment? Wenn ich auf das vergangene Jahr zurückblicke,
resultieren Glücksmomente für mich meist aus beruflichen Erfolgen,
zum Beispiel der Anerkennung von Kollegen für einen guten Job.
Sie dauern nur kurz an, einige Sekunden,
heben aber am Folgetag nachhaltig die Stimmung,
wenn nichts dazwischenkommt. Das erste selbst gekaufte Auto
zu fahren, war ein großartiges Gefühl. Treffen mit Freunden bedeuten
für mich Glück. Meist wird mir aber erst Tage später bewusst,
wie nett das eigentlich war.

Andreas Haase, 26 Jahre, Diplom-Ingenieur

15. Papierflieger

Im Eingangsbereich der Klinik nahm eine Mitarbeiterin dienstbeflissen meine Personalien auf. Ich buchstabierte gerade meinen Namen, da drängelte sich Tim an meine Seite. Ich hatte mitbekommen, dass er und Claus dem Krankenwagen hinterhergefahren waren. »Kann ich bitte einen Arzt sprechen?«

So, wie er es sagte, klang es nicht nach einer Bitte.

»Ich habe ein paar Dinge aufgeschrieben«, erklärte er mit wichtiger Miene und wedelte mit mehreren, eng beschriebenen Blättern Papier herum. Ich nahm mir fest vor, die Ruhe selbst zu bleiben. Obwohl ich langsam doch wütend wurde. Das durfte ich ihnen aber auf keinen Fall zeigen. So viel Erfahrung hatte ich bereits: Zeigst du deine Wut oder wirst laut, bist du verloren. Sofort drücken sie dir den Stempel *Aggressiv und ohne Kontrolle* auf. Tim und Claus sprachen unentwegt auf die Empfangsmitarbeiterin ein. Sollten sie nur, auf mich hörte hier ohnehin niemand.

Ich sah mich um. Rechts vom Eingangsbereich entdeckte ich eine Glastür. Ich beschloss, das Territorium zu erkunden. Die Tür öffnete sich wie von Geisterhand, als ich davorstand. Der Boden des langen Ganges war mit Linoleum belegt, die Wände weiß getüncht. Eine Tür neben der anderen. In der Mitte befand sich ein von der Wand abgesetzter Glaskasten.

»Hilfe! Warum hilft mir denn keiner?!« Ich stutzte. Woher kam das?

»Hilfe!« Und wieder: »Hilfe! Hört mich denn hier niemand?«

Ich ging der Stimme nach. Da brauchte mich jemand. Dringend! Ich beschleunigte meinen Schritt. Die Stimme hörte nicht auf, mich zu rufen.

»Hilfe! Bitte! Hallo, hört mich niemand?« Ich trabte den Gang entlang, immer dem jämmerlichen Klagen nach. Endlich entdeckte ich eine geöffnete Tür.

Er lag in einem Bett. Hände und Füße waren gefesselt und am Bettgestell festgezurrt. Er wimmerte, rief nach Hilfe, rief mich. Als ich sein Zimmer betrat, hob er den Kopf und lächelte matt.

»Danke, danke! Endlich bist du da!« Erschöpft ließ er den Kopf wieder aufs Kissen sinken. »Ich wusste, dass du kommen würdest. Ich wusste es einfach«, flüsterte er.

»Beruhig dich. Alles wird gut.«

Er nickte.

»Was ist denn los, Kumpel? Warum haben sie dich festgebunden?«

»Ich weiß nicht. Keine Ahnung. Oh Mann, bin ich froh! Ich bin so froh, dich zu sehen!«

Ich lächelte ihn freundlich an.

»Wie heißt du?«

»Pete.«

»Pete«, wiederholte er andächtig. Ganz klar, ich war das, was er in diesem Moment gebraucht hatte.

»Ich heiße Jürgen. Ich wusste es die ganze Zeit! Ich wusste, dass du kommst. Ist das nicht genial?«

»Ist es. Sag mal, Jürgen, wie kann ich dir denn helfen?«

»Kannst du mich losbinden?« Ich betrachtete seine festgezurrten Glieder.

»Klar.« Erst befreite ich seinen linken Arm, dann den rechten.

»Oh, das ist gut. Echt, das fühlt sich verdammt gut an. Danke, Mann. Wow, ist das gut!« Er setzte sich auf und schüttelte seine Arme aus. Dann hielt er inne und strahlte übers ganze Gesicht. »Toll, dass du gekommen bist.« Ich grinste. »Kannst du mir auch die Füße losbinden?«

»Klar.« Ich machte mich daran, die Schlingen zu lösen, doch das war nicht ganz so einfach.

»Wenn es nicht geht, lass es. Weißt du, was ich jetzt am liebsten tun würde?«

Ich schüttelte den Kopf.

»Am liebsten würde ich jetzt eine rauchen. Hast du zufällig Kippen dabei?«

»Du hast Glück. Ich rauche erst seit kurzem wieder. Ich hab Tabak dabei. Willst du dir eine drehen?«

Jürgen nickte heftig. »Du kannst meine Füße später von den Schlingen befreien. Erst mal wollen wir rauchen.«

Während er ein Blättchen aus der Packung zog und den Tabak eindrehte, blickte er hoch zu mir und sagte: »Oh Mann, Pete, ich habe so sehr auf dich gewartet. Wo hast du nur so lange gesteckt? Wurde allerhöchste Zeit, dass du kamst. Du bist meine Rettung.«

In diesem Moment wusste ich: Es war kein Zufall, das ich hier war. Ich sollte Tim und Claus dankbar sein, denn ich musste hier sein. Sonst hätte ich Jürgen nicht helfen können. DAS war meine Mission!

»Darf ich?«, fragte ich und deutete mit dem Kinn auf den Platz neben ihm. Jürgen rückte zur Seite.

»Klar! Du bist doch mein Retter.« Ich setzte mich neben ihn aufs Bett, gab ihm Feuer und drehte für mich auch eine Zigarette. Wir machten es uns so bequem, wie es ging.

»Was ist denn draußen so los?«, fragte Jürgen. Er saß aufrecht im Bett und starrte zum Fenster hin.

»Alles wie eh und je. Hast nicht viel verpasst. Wie lange liegst du denn schon so festgezurrt hier?«

»Hundert Jahre«, murmelte er, wobei er den Blick nicht vom Fenster abwandte. Ich puffte ihn in die Seite. Er sah mich an.

»Wenigstens kommt es mir so vor. Aber zehn Jahre sind es bestimmt.«

»Hm.«

»Die wissen genau, dass du jedes Gefühl für Zeit verlierst in dem Bunker hier.«

»Hm.« Ich zog an meiner Zigarette. Jürgen summte ein Lied. Es war *Über den Wolken* von Reinhard Mey.

Im Hintergrund hörte ich Schritte, doch wir ließen uns durch nichts stören. Es war ein ruhiger, besinnlicher Moment. Der jäh durchbrochen wurde. »Sagen Sie mal, was fällt Ihnen denn ein?«, donnerte eine Stimme. Wie konnte er es wagen, diese perfekte Stimmung zu stören? Über so wenig Feingefühl konnte ich nur stumm den Kopf schütteln.

»Was machen Sie hier?«, wiederholte der Pfleger.

»Nichts Besonderes«, antwortete ich. »Nur ein Zigarettenpäuschen.« Jürgen neben mir wurde unruhig.

»Sie dürfen hier nicht rauchen! Was glauben Sie denn, wo Sie sind? Das ist doch kein Viersternehotel!«, schimpfte der Weißkittel. Ich zog eine Augenbraue hoch und musterte ihn von oben bis unten. Mein Blick blieb an seinen Gesundheitslatschen kleben.

»Nicht?«, fragte ich. Das wird der mir nie verzeihen, schoss es mir plötzlich durch den Kopf. Sofort änderte ich meine Strategie.

»Es tut uns leid, Herr ...« Ich konnte sein Namensschild nicht entziffern. »Haben Sie zufällig einen Ascher?«

»Los, los! Sie kommen jetzt sofort mit!« Er nahm Jürgen, der gerade mal zwei Züge geraucht hatte, die Zigarette ab und mir leider auch. Unter dem rauschenden Wasserhahn fanden meine Selbstgedrehten ihr Ende. »Eine Unverschämtheit ist das, eine Unverschämtheit«, schimpfte der Pfleger weiter und band den protestierenden Jürgen wieder ans Bett. »Und Sie kommen jetzt mit«, wiederholte er.

»Keine Sorge, ich begleite Sie«, antwortete ich, allein schon, um meine Würde zu wahren. Ich zwinkerte Jürgen zu. Der warf mir einen letzten, leeren Blick zu, bevor er den Kopf wieder zur Wand wendete. Es war die Wand mit dem Fenster. Allerdings konnte er jetzt nicht mehr hinausschauen. Aber der Pfleger schien kein Gespür dafür zu haben, wie wichtig es für Jürgen wäre, wenigstens aus dem Fenster blicken zu können. Wahrscheinlich völlig abgestumpft, mutmaßte ich. Kein Wunder, wenn man tagein, tagaus in diesem Bau hier arbeitete und ständig über endlos lange Flure hetzte, um Leute an ihre Betten zu fesseln. Da konnte es passieren, dass man blind wurde. Blind für die kleinen Dinge, die das Leben lebenswert machen. Der Pfleger tat mir leid. Vielleicht gelang es mir, ihm die Augen zu öffnen. Aber alles zu seiner Zeit, im Augenblick schien er mir nicht offen für konstruktive Lösungsvorschläge. Er packte mich am Ellbogen und führte mich mit festem Griff und entschlossener Miene aus dem Zimmer. Jürgen begann wieder zu jammern. Dieses Haus und sein Personal bedurften dringend einer Reform. Zu schade, dass ich nicht lange genug hier sein würde. Umfassende Neuerungen brauchten Zeit. Ich würde mich nicht bis zum letzten I-Tüpfelchen um alles selbst kümmern können, den Rest müsste ein anderer umsetzen. Ich hatte Wichtigeres zu tun.

Ein Arzt und ein Pfleger, die sich mir nicht vorstellten, führten mich auf die Station. Wenigstens Tim und Claus war ich erst mal los, die durften, sehr zur Verärgerung meines Bruders, nicht mit. Es sah aus wie im Krankenhaus. Auch hier befand sich ungefähr in der Mitte des Flurs ein Glaskasten. Eine Schwester eilte uns entgegen.

»Das ist Herr Kluth«, sagte der Arzt.

Die Schwester begrüßte mich. Auf ihrem Namensschild stand SCHWESTER JOHANNA. Deshalb hielt sie es wohl ebenfalls nicht für notwendig, sich vorzustellen. Da war sie wieder, diese Betriebsblindheit. Die kleinsten Dinge der Höflichkeit wurden hier außer Acht gelassen, und das nur, weil die Menschen sich dessen nicht bewusst waren. Sie brauchten lediglich einen kleinen Stups in die richtige Richtung.

»Ich zeige Ihnen Ihr Zimmer.« Schon besser, dachte ich, vielleicht musste man nur ein wenig nachhelfen, um die Atmosphäre zu verbessern. Sie führte mich in einen Raum.

Ich versuchte, mich auf die Details zu konzentrieren. Die Wände waren in einem eierschalfarbenen Ton gestrichen. Gelbe Vorhänge umrahmten ein großes Fenster. Hinter dem hellgrünen Vorhang befand sich vermutlich das Waschbecken. Ein Bett, ein Tisch, zwei Stühle. Ein Fenster mit … Besser nicht hinsehen. Wandschränke. Mein Blick irrte vom Bett zu den Stühlen, zurück zum Bett und wieder zu den Stühlen, wie bei einem Pingpongspiel, ständig darum bemüht, die Gitter an den Fenstern auszulassen. Gleich würde die Schwester die Tür abschließen und ich wäre hier gefangen. Wie Quecksilber im Thermometer kroch sie in mir hoch. Die Angst. Mein Mund war trocken, die Zunge klebte am Gaumen, mein Hals zog sich zu, mein Herz klopfte wild.

Ruhig bleiben, Pete. Konzentrier dich auf was anderes!

Gegenüber vom Bett hing ein gerahmtes Foto. Eine Waldlichtung, durch die ein kleiner Fluss plätscherte. Vermutlich war der Stationsarzt Hobbyfotograf, einer, der nach dem Dienst in Parks rumstakst und welkes Laub mit Fröschen drauf knipst.

»Ich hoffe, es gefällt Ihnen?« Ich krächzte Zustimmung.

»Schön, denn Sie sollen sich bei uns ja wohl fühlen. Ich gebe Ihnen jetzt ein Mittel, damit Sie sich beruhigen«, erklärte sie, gütig lächelnd.

Ich schüttelte heftig den Kopf. »Nein, bitte, ich möchte das nicht.«

»Herr Kluth, Sie müssen etwas zur Ruhe kommen.«

»Schwester Johanna, ich brauche kein Mittel, um mich zu beruhigen.«

»Oh doch. Schauen Sie, das ist ein ganz harmloses Mittel. Wir nennen es Schnäpschen. Es wird Ihnen helfen, sich zu entspannen. Bitte, Herr Kluth, nehmen Sie Ihr Schnäpschen!«

Trotz des singenden Tonfalls war die Message angekommen. Vielleicht lag es an ihrer straffen Körperhaltung oder an ihren ernsten Augen über dem milde lächelnden Mund, aber mir wurde klar, weigerte ich mich, würde sich die Situation für mich weiter verschärfen. Schwester Johanna überreichte mir ein winziges Glas mit einer durchsichtigen Flüssigkeit.

»Was ist das?«, fragte ich.

»Das ist *Haldol.* Ganz harmlos. Es wird Ihnen gleich besser gehen«, antwortete sie. Ich schickte mich an, es zu trinken. Doch dann setzte ich das Glas ab. *Haldol.* Irgendwoher kannte ich diesen Namen. Ich versuchte, mich zu erinnern und sah, eher unbewusst, aus dem vergitterten Fenster.

»Trinken Sie es bitte, Herr Kluth«, drang ihre Stimme zu mir durch. Woher kannte ich das Zeug? Woher? Die Fenstergitter verdrängten jeden anderen Gedanken aus meinem Kopf. Diese Gitter sind ungefähr so wichtig wie ein Pickel am Arsch! Sieh nicht hin. Sieh einfach nicht hin!

Ich gab mir alle Mühe, sie zu ignorieren und mich auf diese Substanz und ihren Namen zu konzentrieren, doch je mehr ich mich anstrengte, desto mehr beherrschten diese vermaledeiten Gitter meinen Kopf. Jeder Versuch, an etwas anderes zu denken, prallte daran ab. Ich war mir ganz sicher, dass ich den Namen des Zeugs irgendwo schon einmal gehört hatte. Ich zog die Stirn in Falten. Angestrengt starrte ich auf eine Stelle unterhalb des Fensters. Versuchte, meine Konzentration darauf zu bündeln. Doch so sehr ich mich anstrengte, desto weniger kam ich zu einem Ergebnis. Ich konnte eben nicht in Ruhe nachdenken, resignierte ich betrübt.

»Gleich wird es Ihnen besser gehen«, trällerte Schwester Johanna.

»Mir geht es gut«, antwortete ich und sah ihr dabei fest in die Augen.

»Aber sicher doch. Nehmen Sie bitte Ihr Medikament!« Ich wand mich unter ihrem Blick.

»Mir geht es bestens! Ich muss keine Medikamente nehmen, damit es mir noch besser geht.«

»Schluss mit der Diskussion!« Ihr Ton wurde barsch. »Sie nehmen jetzt BITTE Ihr Medikament!«

Was soll's? Es würde mich schon nicht umbringen. Ich schluckte es in einem Zug runter.

»Gleich wird es Ihnen besser gehen«, wiederholte sie noch einmal und drückte mich sanft auf mein Bett.

»Mir geht es bereits gut«, antwortete ich lakonisch.

»Aber sicher. Es geht Ihnen gut. Und gleich geht es Ihnen noch besser.« Sie sprach mit mir, als sei ich spastisch gelähmt und geistig zurückgeblieben.

»Sie behandeln mich, als sei ich verrückt. Lassen Sie das, bitte«, bat ich. Gleichzeitig registrierte ich, dass mir die Zunge schwer wurde.

»Natürlich«, antwortete sie und ließ eine Reihe blendend weißer Zähne aufblitzen. Mir fiel ein Fernsehspot ein, den ich kürzlich gesehen hatte. Frau G. aus M., ihres Zeichens Zahnarztgattin, pries Zahncreme an wie warme Semmeln. Schwester Johanna, Zahnarztgattin. Ich grinste sie an.

»Sehen Sie, es wirkt schon. Alles ist gut, alles gar kein Problem«, schwadronierte sie und wiegte den Kopf hin und her. Was ziemlich dämlich aussah. Ich kicherte.

»Wir werden gut miteinander auskommen. Sie werden sehen, es wird Ihnen bald viel besser gehen. So, und jetzt ruhen Sie sich erst mal aus«, sagte sie und lächelte ihr Mutter-Teresa-Lächeln. Weil mir nichts Besseres einfiel, folgte ich ihrem Vorschlag.

Als ich aufwachte, war es früher Morgen. Draußen hinter den Gittern dämmerte es. Mein ganzer Körper schmerzte furchtbar. Ich versuchte, aufzustehen. Meine Beine waren schwer wie Blei, sie gehorchten mir nicht, ließen sich nicht bewegen. Plötzlich kam die Erkenntnis. Beine schwer wie Blei. *Haldol!* Das war das Zeugs, das mir Pia in die Bolognese gemischt hatte. Ich wollte mir mit der Hand vor die Stirn schlagen, doch auch das ging nicht. Meine Arme ließen sich nur wenige Zentimeter bewegen, und das auch nur unter Schmerzen.

»Oh Gott, was haben die mit mir gemacht?« Meine Stimme war nur ein Krächzen. Mein Rücken fühlte sich an, als sei er an einen Pfahl aus Stahl gebunden. Mühsam setzte ich mich auf, bog meine Knie und ließ sie von der Bettkante baumeln. Mein Kopf fühlte sich an, als sei er in Watte gepackt. Vorsichtig setzte ich die Füße auf den Boden. Sie schmerzten wie in den schlimmsten Tagen vor meiner Gelenkoperation. Doch diesmal lag es nicht an meinen Gelenken, diesmal lag es an den Medikamenten, das war sicher! Ich stöhnte und stand ächzend auf. Langsam setzte ich einen Fuß vor den nächsten und schlurfte im Zeitlupentempo zum Waschbecken. Ich drehte den Hahn auf, ließ kühles Wasser über meine Hände laufen. Dann sah ich in den Spiegel. Und schrie entsetzt auf. Mein Kopf saß schief. Mit geweiteten Augen starrte ich mein Spiegelbild an. Was ziemlich bescheuert aussah. Mein Kopf hing schräg nach links geneigt wie bei einer ramponierten Puppe. Ich versuchte ihn hochzuheben. Gerade zu richten. Doch es ging nicht. Alles tat mir weh. Meine Schultern, mein Rücken, der Nacken, alles war völlig verkrampft. Okay, Pete, nur die Ruhe. Bleib ruhig. Atme tief durch! Ich konnte meine Arme nicht hochheben. Also legte ich meine Hände gegen den Spiegel und ließ sie Zentimeter für Zentimeter hinaufkrabbeln. Unter Aufbringung meiner gesamten Willenskraft schaffte ich es schließlich, sie in Kopfhöhe zu bringen. Nun mussten sie auf dieser Höhe bleiben, damit ich die Ellbogen knicken konnte. Behutsam beugte ich die Unterarme zu mir und schaffte es schließlich, meine Hände an den Kopf zu legen. Erneut versuchte ich, ihn zu richten. Es klappte nicht. Mein Kopf blieb zur Seite gekippt. Ich war so verwirrt, dass ich mich erst mal setzen musste. Leichter gesagt, als getan. Ich kroch zurück zum Bett und ließ mich vorsichtig darauf nieder. Was hatten die mit mir gemacht? Was um Himmels willen stellten die hier mit mir an? Keep cool, Pete. Bleib ganz ruhig! Wenn die mich so sahen, würden sie mir sofort neue Medikamente verabreichen. Heidewitzka, noch ein Schnäpschen, Herr Kluth, das wird Ihnen guttun! Ich musste mir eine Strategie überlegen. Und zwar schnell. Ich sah auf meine dünnen Beine, die vom Bettrand baumelten. Dachte an Qigong. Ich versuchte ein paar Übungen, doch so verkrampft wie ich war, ging einfach gar nichts. Ich hatte das Gefühl, nicht genug Luft zu bekommen. Lippenbremse, dachte ich. Lippenbremse. Ich schob die Unterlippe leicht über die Oberlippe, atmete tief ein und pustete die Luft über die geschürzte Unterlippe langsam wieder aus. Das verzögerte Ausatmen führt dazu, dass die Lunge sich weitet und man wieder Atem schöpfen kann. Ich atmete wieder ein und wieder aus. Ein und aus. Ein und aus. Ich musste die Ruhe bewahren, ansonsten wäre ich hier verloren. Doch verdammt noch mal, was machten die hier mit den Leuten? Gaben einem Schnäpschen und hinterher war man verkrüppelt! Und keiner würde je erfahren, dass man VOR ihrer dubiosen Behandlung noch gesund gewesen war. Keiner! Niemals würde die Wahrheit durch diese Mauern nach draußen sickern. Nie, nie, nie! Und warum nicht? Weil sie einen am Bett festzurrten wie Jürgen. Vor meinem inneren Auge tauchte ein schreckliches Bild auf. Ich lag im Bett, unter der Decke hortete ich jede Menge Papierflieger, die die Wahrheit nach draußen bringen sollten. Doch ich konnte sie nicht fliegen lassen. Denn ich steckte in einer Zwangsjacke. Wie in diesem Film. Wie hieß der noch gleich? *Einer flog übers Kuckucksnest,* genau. Unwirsch brummte ich. Da hockte ich wie ein Elendsbündel auf einem Bett in irgendeiner Klinik und hing trüben Gedanken nach! Vielleicht hatte sich mein Kopf schon längst wieder aufgerichtet! Ich humpelte zurück zum Spiegel. Kurz vor dem Waschbecken schloss ich die Augen. Atmete tief ein und zählte leise bis zehn. Dann riss ich die Augen auf und glotzte in den Spiegel. Mein Kopf saß noch immer schief.

»Scheiße gebaut!«, schrie ich. »Die haben Scheiße gebaut!« Aber nicht mit mir! Nicht mit Peter Kluth. Ich würde jetzt sofort meinen schiefen Kopf reklamieren! So schnell ich konnte, humpelte ich auf den Gang. In dem Glaskasten hockten die Schwestern wie in einem Aquarium. Drei Patienten standen bereits Schlange. Verwundert stellte ich fest, dass auch sie den Kopf schräg hielten. Genau wie ich.

»*Acineton*«, jammerte ein verlebt aussehender Mann im gestreiften Schlafanzug. Armes Würstchen.

»Bitte, bitte geben Sie mir eine *Acineton.*« Die Schwester drückte ihm ein Plastikdöschen in die Hand, und er verzog sich. Die anderen beiden Patienten sagten gar nichts, sondern reckten in anklagender Geste die dünnen Ärmchen der Schwester entgegen. Auch sie erhielten ihre Pillenration und verschwanden schnell wieder. Mühsam beugte ich mich in meiner Schräghaltung zur Sprechmuschel herunter.

»Sehen Sie nur, ich kann meinen Kopf nicht mehr gerade halten.«

Die Schwester lächelte. »Das sind nur Muskelverkrampfungen. Eine harmlose Nebenwirkung der Medikamente. Ich gebe Ihnen eine *Acineton.*«

Sie drückte mir eine kleine durchsichtige Dose mit einer Tablette darin in die Hand. Damit ausgestattet schlurfte ich zurück in mein Zimmer. Wie ein Drogensüchtiger, schoss es mir durch den Kopf. Ich hatte seit jeher eine tiefsitzende Abneigung gegen Pillen jeglicher Art. Ich warf noch einen Blick in den Spiegel. Mein schräger Kopf war mir Aufforderung genug. Ich füllte den Zahnputzbecher mit Wasser, nahm einen Schluck und spülte damit die Tablette herunter. Das Zeug wirkte schnell. Nach kurzer Zeit richtete sich mein Kopf zu meiner großen Freude auf. Ich konnte Arme und Beine wieder bewegen. Ich fühlte mich wie neugeboren.

Wie in der Brandenburger Klinik gab es auch hier einen Aufenthaltsraum. Ich setzte mich an einen Tisch direkt am Fenster und betrachtete unauffällig die Leute. Bei einigen war ich mir nicht sicher, ob sie mich überhaupt wahrnahmen. Sie hockten auf ihren Plätzen und schienen in sich selbst zu ruhen. Plötzlich schnaufte ein Patient und begann dann, schneller und schneller zu atmen. Er hyperventilierte.

»Schwester, Schwester«, brüllte ein anderer Patient. »Herr Werner kriegt Angst.«

Schwester Petra, so las ich auf ihrem Schild, eilte sofort herbei und sprach ganz ruhig auf den Mann ein. Sie legte ihre Hand auf seinen Arm. Das zeigte Wirkung, er atmete wieder ruhiger. »Kommen Sie, wir gehen wieder in Ihr Zimmer«, forderte sie ihn auf. Beide verließen den Aufenthaltsraum. Ich fragte mich, ob die Schwester den Mann bloß zu seinem Zimmer begleiten oder ob sie dort noch eine Weile bei ihm bleiben würde.

»Wer bist du?«, unterbrach mich ein hagerer Typ in meinen Überlegungen.

»Ich bin der Pete. Und du?«

»Achim. Du warst schon mal hier.«

»Ich? Wo? Hier? Nö.«

Die Haare hingen ihm wirr ins Gesicht. Sein Blick irrte von mir zur Decke und zurück. Hektisch sah er sich nach allen Seiten um, so als verfolge ihn jemand.

»Doch. Ich weiß das ganz genau. Ich kenne dich. Solche Typen wie dich kenne ich sowieso. Du warst schon mal hier.«

»Da irrst du dich, Achim. Ich war noch nie hier.«

»Doch. Ich kenne dich.«

»Ich dich aber nicht. Ich wüsste auch nicht, woher wir uns kennen sollten.«

Er verdrehte genervt die Augen und schlug mit der flachen Hand auf die Tischplatte. »Du bist der Pete. Na? Jetzt staunst du, was? Woher weiß ich wohl deinen Namen? Ja, jetzt guckst du aber doof!«

»Du kennst meinen Namen, weil ich ihn dir gerade gesagt habe. Weißt du noch? Du hast mich gefragt, wie ich heiße.«

Achim faltete die Hände und presste sie so fest zusammen, dass die Knöchel weiß hervortraten. Er sah mich listig an. Dann verzog sich sein Gesicht zu einer hässlichen Fratze. »Ich kenne dich!«, geiferte er. »Ich kenne dich. Du warst schon mal hier! Das willst du nur nicht zugeben.« Seine Augen verengten sich. Er sprang auf und stieß den Stuhl um, auf dem er gerade noch gesessen hatte. Dann ging alles ganz schnell. Sein Faust schnellte vor und traf mich mitten im Gesicht. »Mich lügt keiner an. Mir machst du nichts vor, Freundchen.« Wieder traf mich seine Faust, diesmal an der Wange.

»Schwester!«, schrie eine Frau, die bis dahin still in der Ecke gesessen hatte. »Schwester, der Achim haut den Neuen!«

Das wäre gar nicht notwendig gewesen, denn Achim hatte sich bereits von mir abgewandt. Er riss den Stuhl hoch und schob ihn mit Wucht vor eine Wand. Dann schmiss er sich darauf und stieß mit der Stirn gegen die Wand. »Mir machst du nichts vor. Mir macht niemand etwas vor. Du warst schon mal hier. Schon mal. Und jetzt bist du wieder hier. Wieder hier«, brüllte er. Wieder knallte er mit dem Kopf gegen die Wand. Für einen kurzen Moment war ich wie gelähmt. Blut spritzte, rote Sprenkel auf weißem Hintergrund ohne erkennbares Muster. Achim knallte weiter seine Stirn gegen die Wand.

Endlich löste ich mich aus meiner Starre. »Lass das sein, Herrgott noch mal!« Ich brüllte ihn an, so laut ich konnte. Wieder prallte sein Kopf gegen die Wand. Wieder und wieder, bis die Pfleger kamen.

Drei Tage dauerte es, bis es endlich zur richterlichen Anhörung kam. Drei Tage, die man mich gegen meinen Willen mit Medikamenten ruhig stellte. Drei Tage und Nächte, in denen man mich in der Klinik festhielt.

Endlich wurde ich von einem Pfleger in das Büro des Stationsarztes begleitet. Er stellte mich dem Richter vor und einem Rechtsanwalt, der wohl als Verfahrenspfleger hinzugezogen werden musste. Außerdem war die Stationsoberärztin zugegen und Claus. Mein Betreuerbruder. Wir nahmen an einem rechteckigen Tisch Platz. Ich setzte mich dem Richter gegenüber, der sofort begann, die Formalitäten zu klären und mich auf ein Tonbandgerät hinwies, dass die Anhörung aufzeichnen sollte. Ich nickte und lächelte den Richter freundlich an. Er mochte so um die fünfzig sein, ein sympathischer Mann mit angegrauten Schläfen und wachem Blick. Am Kopfende saß Claus mit verschlossener Miene und verschränkten Armen.

Zuerst wurde die Stationsoberärztin um ihre Meinung gebeten. Sie führte aus, dass eine Beurteilung meiner Person schwierig sei, weil ich mich auf der Station angepasst und strukturiert verhalten hätte. Hatte sich also gelohnt, dass ich die Füße schön still gehalten hatte, frohlockte ich innerlich. Man habe keinerlei Anzeichen einer Störung feststellen können in der kurzen Zeit. Wunderbar, das wollte ich hören! »Besorgniserregend sind allerdings die Mitteilungen aus dem Umfeld, nach denen der Betroffene sinnlose Handlungen ausführt. Diese sprechen für eine Überschätzung seiner Möglichkeiten«, fuhr sie fort. Sie hielt eine medizinische Abklärung für dringend erforderlich, »weil neben endogenen auch organische Ursachen in Betracht zu ziehen sind.« In diesem Zusammenhang verwies sie auf meine Blutgerinnungsstörungen.

»Auf jeden Fall ist besonderes Augenmerk darauf zu legen, dass sich das Umfeld große Sorgen macht und Selbsttötungsaktivitäten erwartet.« Selbsttötungsaktivitäten? Ich saß wie versteinert da.

»Wollen Sie sich oder Ihren Freunden etwas antun?«, fragte der Richter. Seine Aufmerksamkeit war voll auf mich gerichtet, das entging mir nicht.

»Nein, das will ich nicht«, antwortete ich ruhig. Claus sah mich zunächst nicht an. Aber ich wusste genau, dass auch er mich mit Argusaugen beobachtete. Dem Richter schien meine kurze Antwort nicht auszureichen. Aufmunternd nickte er mir zu. Also erklärte ich ihm, warum ich weder mich noch andere Menschen umbringen wollte.

»Nun, Herr Kluth, wir sind hier, um Ihre Situation zu klären. Ihr Bruder Claus berichtet, Sie seien in letzter Zeit anders als sonst. Er beklagt ein auffälliges Verhalten.« Der Richter machte eine kurze Pause.

Ich ließ meine rechte Augenbraue hochschnellen und warf ihm einen unschuldigen Blick zu.

»Ihre Wohnung sei verwahrlost, sagt Ihr Bruder. Was meinen Sie dazu?«

»In meiner Wohnung sind nur wenige Möbel. Ich mag das Puristische.«

»Es ist immer stockduster!«, fuhr Claus hoch.

»Ich habe Alu-Rollos, die ich tagsüber herunterlasse, weil die Sonneneinstrahlung sehr stark ist und die Wohnung sich sonst zu schnell aufheizt«, erklärte ich sachlich.

Der Richter legte den Kopf schief und betrachtete mich. »Ihr Bruder sagt, Sie nehmen kaum Nahrung zu sich? Offen gesagt, wenn ich Sie so ansehe, bin ich dazu geneigt, ihm zu glauben. Sie sind sehr dünn.«

Ich lächelte. »Ich war immer schon ein dünner Hering. Mag sein, dass ich mich nicht an feste Zeiten halte, aber ich kann Sie beruhigen, ich esse regelmäßig und achte auf meine Ernährung.«

Die Situation schien sich etwas zu entspannen.

Der Richter lehnte sich in seinem Stuhl zurück. »Wissen Sie, bei solchen Anhörungen ist das immer so eine Sache. Da ist der Patient, und in der Regel gibt es Angehörige, die sich Sorgen machen. Keiner ist objektiv, geht ja auch gar nicht, dafür ist man ja als Betroffener viel zu nah dran. Verstehen Sie, was ich meine?«, fragte er und sah von Claus zu mir.

Ich nickte. »Natürlich.« Claus reagierte nicht, sondern blickte den Richter wachsam an.

»In einer Situation wie dieser gibt es Anhörungen mit einem Richter wie mir. Ich versuche, objektiv zu sein und beide Seiten zu berücksichtigen. Das sind manchmal völlig verschiedene Sichtweisen, es kommt immer auf die Perspektive an. Die Wahrheit liegt meistens dazwischen.« Ich nickte wieder. Claus zeigte noch immer keinerlei Regung. »Ich sehe, Sie verstehen mich. Nehmen Sie es mir also bitte nicht übel, wenn ich Ihnen einige Fragen stellen muss.«

»Nur zu!«, sagte ich und lächelte ihm aufmunternd zu.

»Ich habe hier ein Schriftstück von Herrn Tim Arnsperger. Kennen Sie ihn?«

»Sicher. Tim ist ein Freund von mir.«

»Gut. Herr Arnsperger schreibt folgendes«, begann er, zog den Brief, mit dem Tim bei meiner Einlieferung herumgewedelt hatte, aus seinen Unterlagen hervor und begann, daraus vorzulesen: »Als Freund der Familie Kluth mache ich mir große Sorgen um Pete. Er und ich sind seit fast zwanzig Jahren befreundet. So, wie er momentan ist, habe ich ihn noch nie erlebt. Seine Wohnung ist verwahrlost, er isst kaum, schläft nach eigenen Angaben nicht mehr, pflegt Umgang mit Kleinkriminellen und Prostituierten, ist verschwendungssüchtig und verhält sich merkwürdig.«

Alle Achtung. Tim hatte schweres Geschütz aufgefahren. Ich schluckte trocken. Der Richter machte eine kleine Pause und sah zu mir. Ich blieb äußerlich gelassen.

Der Richter fuhr fort: »Alles fing mit seinem neuen Job in der Internetbranche an. Pete wähnte sich schon bald als, ich zitiere ›Teilhaber eines der mächtigsten Unternehmen der Welt‹. Zur Information:

Die Firma *Spike*, in der er arbeitete, war nicht *Microsoft*, es war nicht einmal ein mittelständisches Unternehmen, und Pete war auch nicht Teilhaber, sondern Vertriebsmitarbeiter.«

Der Richter sah zu mir hoch. »Entspricht das der Wahrheit?«

Ich zuckte mit den Schultern. »Ja, das stimmt. Ich arbeitete im Vertrieb eines Unternehmens, das stark expandierte. Es ist meines Wissens nach noch nicht das mächtigste Unternehmen der Welt und ich war auch nicht Teilhaber. Dennoch, *Spike* hat alle Möglichkeiten, weiter zu wachsen. Und wahrscheinlich wäre ich auch noch Teilhaber geworden, wenn wir uns nicht voneinander getrennt hätten. Nennen wir es doch einfach Wunschdenken.«

Claus sog geräuschvoll Luft durch die Nase ein. Der Richter wandte sich wieder Tims Schreiben zu. »Weil Pete seiner Vorstellung nach ein reicher Teilhaber war, lud er mich und einige andere Freunde nach Hawaii ein. Am Anfang dachten wir, er macht nur Spaß. Die Reise hat natürlich nie stattgefunden.«

Ich stöhnte innerlich auf. Das hatte ich doch tatsächlich schon fast vergessen. »Am Anfang ist mir vielleicht das Temperament ein bisschen durchgegangen«, sagte ich leise.

Der Richter nickte kurz und las weiter: »Er verlor komplett den Bezug zur Realität. Weil er dem Vorstandsvorsitzenden von *Porsche* das Internetprogramm seines Arbeitgebers angeboten hatte und *Porsche* Interesse signalisiert hatte, glaubte Pete, so erzählte er mir am Telefon, einen *911er Porsche* geschenkt zu bekommen.« Der Richter machte eine Pause.

»Ich hab vielleicht ein bisschen angeben wollen«, sagte ich und vermied es, Claus anzusehen.

Der Richter fuhr fort: »Nachdem er einen Monat für *Spike* gearbeitet hatte, nahm seine Verschwendungssucht bis dahin unbekannte Formen an. Seine Frau Pia berichtete mir, dass er ein Motorrad zum Preis von 21.500 Mark bestellt hätte. Sie stornierte den Vertrag mit dem Hinweis auf die psychische Erkrankung ihres Mannes. Als er nach Krefeld gezogen war, erzählte Pete mir, dass er bei *Waterworld* ein Wasserbett für 5000 Mark bestellt habe. Er konnte aber nicht einmal eine Anzahlung von 50 Mark leisten.«

Es fiel mir wie Schuppen von den Augen. Kein Wunder, dass mein Wasserbett nicht geliefert wurde. Wenn Pia alles wieder rückgängig machte ... Dass ich da nicht schon von selbst drauf gekommen war!

Der Richter trank einen Schluck Wasser und fuhr fort: »Pete setzte sich nach Rügen ab, zusammen mit einer Freundin, die allerdings nur die ersten Tage dort blieb. Wahrscheinlich hat sie es nicht mehr mit ihm ausgehalten.«

»Frechheit!«, entfuhr es mir. Der Richter sah auf und wartete auf weitere Einwürfe. »Das kann Tim überhaupt nicht beurteilen«, fügte ich in ruhigerem Tonfall hinzu. »Er war ja nicht dabei.«

Der Richter nickte bedächtig. »Das stimmt. Ihr Freund war nicht mit auf Rügen, zumindest geht es aus meinen Unterlagen nicht hervor.« Er las weiter: »Seine Frau befürchtete, dass Pete auf Rügen weiterhin Geld verprassen würde, daher schaltete sie den Anwalt Christian Krudewig ein. Er sollte dafür sorgen, dass Pete zurück nach Berlin käme.«

Ich hielt den Atem an. Christian, der mich um Hilfe gebeten hatte wegen angeblicher Probleme. Jetzt wurde mir so einiges klar.

»Seine Frau sollte Recht behalten. Pete hätte die Insel nur noch per Anhalter verlassen können: Der Geschäftsführer des Hotels hatte Petes Wagen zuparken lassen, das Fahrzeug konnte nicht mehr bewegt werden. Wie erwartet, hatte Pete kein Geld mehr.«

»Es gab Probleme mit der Scheckkarte«, erläuterte ich. »Das Verhalten des Hotelmanagers war nicht nachvollziehbar. Tim hat da wohl etwas falsch verstanden.«

Das Gesicht meines Bruders lief puterrot an. Er sah aus, als würde er vor Wut gleich platzen. Der Richter fuhr fort: »In Berlin wollte Pete nicht bleiben. Er litt offenbar an Verfolgungswahn. Bewusst streute er die Nachricht aus, dass er auf dem Weg nach Italien sei. Tatsächlich aber kam Pete zu mir. Geld hatte er keines. In Absprache mit seiner Frau lieh ich ihm nur geringe Beträge. Er gab alles mit rasender Geschwindigkeit aus. Einmal schenkte er den Reinigungskräften der Diskothek *Burg* je 20 Mark. Danach musste er sich wieder Geld leihen. Ich mietete Pete einen Wagen. Ein paar Tage später bat er mich noch einmal um 20 Mark. Er wollte sich in der Stadt ein T-Shirt kaufen. Da ich nur einen Hundertmarkschein bei mir hatte, überließ ich ihm den. Das war ein Fehler, er gab das Geld sofort komplett aus. Weil er, wie er mir später erzählte, sich mit dem Auto auf die Suche nach Herbert Grönemeyer gemacht hatte. Ich finde, das ist bezeichnend dafür, wie verrückt seine Aktionen sind.«

Ich erinnerte mich genau an den Moment. Als ich an einer roten Ampel hielt, fiel mein Blick auf die Litfaßsäule. Genauer gesagt auf das Grönemeyer-Plakat. Die ganze Stadt war zugepflastert damit. Ständig spielten sie seinen Hit *Bochum* und meinen Lieblingssong *Bleibt alles anders.* Ich fand den Text genial. Herbert zwinkerte mir vom Plakat aus zu und da hatte ich eine Eingebung. Ich fuhr nach Bochum, um ihn zu treffen. Ich dachte, wenn er schon von seiner Heimatstadt singt, wird er ja wohl auch irgendwo dort zu finden sein. Ich fragte die Leute auf der Straße, in Kneipen, in Bäckereien, in Hotels und sogar am Bahnhof. In jedem Plattenladen fragte ich nach Herbert. Leider wusste niemand genau, wo er sich gerade aufhielt. Bis auf eine Aushilfe. Eine von der Sorte, die sonst nur auspackt und sortiert und der man wenig zutraut. Sie war die Heldin der Stunde. In der Bunten habe gestanden, dass Grönemeyer mittlerweile in Berlin lebe, verriet sie mir, verlegen lächelnd. Was soll's, dachte ich, ich hatte meine Spritztour genossen, und wenn Herbert nun mal nicht in Bochum war, dann fuhr ich eben wieder zurück. Nicht mehr und nicht weniger war an der Story dran. Dass Tim die Dinge dramatisierte, sah ihm ähnlich. Ich merkte, dass ich mit meinen Gedanken abgeschweift war und wandte mich wieder dem Richter zu.

»Pete berichtete mir, dass er Herbert Grönemeyer in Bochum nicht angetroffen habe. Weil das Wetter so schön gewesen sei, habe er seine Fahrt fortgesetzt und sei in Dortmund gelandet. Er sprach Leute auf der Straße an, lud sie zu Probefahrten ein, lieh ihnen sein

Handy, seine Uhr und sein Portemonnaie. Bis heute ist Pete der Meinung, dass er seine 1400-Mark-Uhr zurückbekommt, genauso wie das Mobiltelefon. Ärgerlich für mich, denn es war mein Handy, das ich Pete geliehen hatte.«

Das hatte ich komplett verdrängt. »Zugegeben, ich glaube immer an das Gute im Menschen. Bei diesen Leuten habe ich mich wohl vertan«, sagte ich leise.

»Das befürchte ich auch«, entgegnete der Richter trocken und las weiter aus Tims Brief vor: »Auf der Rückfahrt gab es wohl noch einen Zwischenfall in Duisburg, dazu kann Ihnen der Bruder Auskunft geben.« Der Richter sah zu Claus. »Ja, dann erzählen Sie mal.«

Claus räusperte sich. »Ich bin Polizist. An besagtem Tag hatte ich Frühschicht. Ich erhielt einen Anruf von einem diensthabenden Kollegen. Mein Bruder habe polizeiliche Aktivitäten ausgelöst, so sagte er, ich müsse dringend kommen, weil mein Bruder nach mir verlange. Er sei mit seinem PKW mit 200 Stundenkilometern durch Duisburg gerast und habe zwischendurch immer wieder so heftig gebremst, dass die Reifen beschädigt worden seien. So schnell ich konnte, fuhr ich zu der Tankstelle, wo Pete und die Kollegen auf mich warteten. Ich muss Ihnen nicht sagen, wie peinlich das Ganze für mich war. Pete hatte sich meinen Kollegen gegenüber mehr als provokant verhalten, so haben sie es mir später erzählt.«

»Meine Güte, Claus, das war ein blöder Scherz, ich geb's ja zu. Aber die haben auch ein bisschen übertrieben. Ich bin nicht mit 200 Sachen gefahren, sondern habe mich immer an die Geschwindigkeitsbegrenzungen gehalten. Und überhaupt, was heißt hier Reifenbeschädigung?« Zum Richter gewandt erklärte ich: »Das Fahrzeug war gemietet. Wenn da was kaputt gewesen wäre, dann hätten die von *Sixt* das bei der Rückgabe festgestellt. Das war aber nicht der Fall.«

Der Richter sah Claus fragend an. »Können Sie das bestätigen?«

Claus senkte den Kopf und betrachtete stumm seine Hände auf der Tischplatte, dann murmelte er leise, aber dennoch hörbar: »Das entzieht sich meiner Kenntnis.«

»Dann kann ich den Vorfall nicht bewerten«, entschied der Richter in neutralem Tonfall und trug weiter vor: »Ich war mit meinem Latein am Ende, wusste nicht, wie wir Pete helfen könnten. Ich entschied mich, den Rat eines Fachmanns einzuholen und setzte mich mit einem Psychiater, Herrn Doktor Wallenbaum, in Verbindung. Ich schilderte ihm die beschriebenen und weitere Vorfälle, die ich hier nicht aufführe, weil das sonst den Rahmen sprengen würde. Herr Doktor Wallenbaum erklärte mir, dass dies die Folgen einer Manie seien. Pete müsse unbedingt in Behandlung. In Petes Kopf steige eine Party, sagte er ...«

In meinem Kopf steigt eine Party. Und ihr seid nicht dabei, dachte ich. Das macht euch missmutig. Ich lächelte in mich hinein. In meinem Kopf steigt eine Party. Das gefiel mir. Trotzdem war mir nicht nach Feiern zumute. Mein Lächeln versiegte. Mir kamen erste Bedenken, ob ich aus diesem Schlamassel wohl wieder rauskam. Ich konzentrierte mich wieder auf den Richter.

»Pete erzählte mir, dass er Kontakt zu unserem Freund Olli habe. Olli ist tot, er hat sich das Leben genommen. Da oben sei alles in Ordnung und Olli ginge es prima, sagte Pete. Sterben könne man sowieso nicht, sondern nur überwechseln in eine schönere, neue Dimension.«

Dass Tim zu allem und jedem seinen Senf dazu geben musste! Nur, weil er offenbar noch nie in seinem Leben mystische Erfahrungen gesammelt hatte, konnte er meine doch nicht als Spinnerei abtun. Der Richter sah auf. Ich gab mir alle Mühe, ihn meine Entrüstung nicht merken zu lassen. Es war nicht mein Problem, dass Tim meine Verbindung zu Olli nicht nachvollziehen konnte. Aber es konnte zu einem werden. Ich wusste nicht so recht, wie ich reagieren sollte, also ließ ich es und sah statt dessen dem Richter ruhig in die Augen. Der las weiter: »Pete wollte unbedingt mit mir ausgehen. In einer Bar stellt er mir zwei Frauen vor, Shawna und Selma. Zunächst dachte ich, es handele sich um Bekannte von Pete, später musste ich feststellen, dass beide offenbar als Prostituierte arbeiten. Besonders Selma hatte es Pete angetan. Sie war eine nette, kleinwüchsige Türkin mit Akneproblemen. Früher hätte Pete eine solche Frau nicht mal für einen One-Night-Stand in Betracht gezogen. Während des Abends flirteten die beiden und später machte er ihr tatsächlich einen Heiratsantrag. Es gipfelte darin, dass er auf der Heimfahrt in Tränen ausbrach. Er bat uns, das zu entschuldigen, da ihn gerade Emotions überwältigten.«

»Den Heiratsantrag kann ich bestätigen«, schaltete sich Claus ein. »Ich war zwar nicht dabei, aber Pete hat mir von dem Abend erzählt. Er sagte, er habe da eine sehr attraktive Frau kennen gelernt. Sie sei Türkin und hieße Selma. Natürlich müsse er sich erst noch scheiden lassen, aber danach, also nach Einhaltung des Trennungsjahres, wolle er Selma heiraten und mit ihr in die Türkei gehen. Pete wirkte sehr entschlossen. Ich kenne ihn. Wenn er sich etwas in den Kopf gesetzt hat, zieht er es auch durch. Es würde mich nicht wundern, wenn er es auch diesmal täte.«

Ich begann, unruhig auf meinem Stuhl hin- und herzurutschen. So wie Tim und Claus die Dinge verzerrten, wurde es allmählich fraglich, ob ich hier jemals wieder rauskommen würde. Ich musste mir eine Verteidigungsstrategie überlegen. Die Lösung war in mir, das spürte ich. Ich horchte also tief in mich hinein. Dann lenkte ich meine Aufmerksamkeit wieder auf die ruhige Stimme des Richters.

»Nachdem wir die Damen wieder abgesetzt hatten, erfuhr ich, dass Pete für unsere Begleitung 2000 Mark bezahlt hatte. Der Preis für die Mädchen ließ mir keine Ruhe, einen Tag später zog ich Erkundigungen ein. Rico hatte Pete übers Ohr gehauen. Die beiden Mädchen hätte ich für 100 Mark bei Rico buchen können. Damit konfrontiert, reagierte Pete verärgert, aber nicht etwa wegen des Wucherpreises, den er bezahlt hatte, sondern lediglich, weil ich mit Rico gesprochen hatte.«

Der Richter legte eine Pause ein, dann fragte er: »Herr Kluth, möchten Sie dazu etwas sagen?« Claus betrachtete mich mit Spannung. Er dachte wohl, aus der Nummer komme ich nicht mehr raus.

»Schönheit liegt immer im Auge des Betrachters. Tim hat Selma mit anderen Augen gesehen als ich, das geht klar aus seiner Schilderung hervor«, sagte ich und lächelte verschmitzt. »Ich habe Selma seit diesem Abend nicht wiedergesehen. Natürlich werde ich sie nicht heiraten, ich bin bereits verheiratet.« Claus wirkte auf einmal sehr verkniffen. »Und was das Geld betrifft: Ich habe es nicht bereut, für die wunderschönen Stunden mit ihr bezahlt zu haben. Ob Sie das nun viel finden oder wenig, für mich war der Preis gerechtfertigt. Sie, ich meine Selma, sie war es mir einfach wert.«

Der Richter nickte und wandte sich wieder Tims Ausführungen zu: »Pete wurde in der Stadt gesehen. Er trug Badelatschen zum Anzug.« Der Richter unterdrückte ein Lachen.

»Ich hatte Blasen an den Füßen, weil ich in der Nacht zuvor mit neuen Lederschuhen zum Tanzen gewesen war. Da blieb mir gar keine andere Wahl, ich musste Badelatschen tragen. Ich weiß nicht, was daran so schlimm sein soll«, stellte ich nüchtern fest. Der Richter nickte. »Oder sehen Sie daran etwas Unverständliches? Verrücktes?«

Der Richter wiegte den Kopf hin und her. »So wie Sie das erklären, ist es durchaus nachvollziehbar. Sehen wir mal, was Herr Arnsperger weiter aufführt. Wo war ich stehen geblieben?« Er fand die Stelle und las weiter: »Neuerdings trägt Pete Handschmuck. Es handelt sich um eine silberne Kralle, die vom Handrücken bis zum Nagel den Ringfinger bedeckt. Da sein Krallenfinger äußerst bizarr und irgendwie auch gefährlich wirkte, war ich nicht der Einzige, der Pete seltsam berührt musterte …«

Jetzt wurde es mir zu bunt. »Bitte, darf ich Sie kurz unterbrechen?« Der Richter nickte. »Sind derlei Äußerlichkeiten wie ein ausgefallener Ring oder nicht angemessenes Schuhwerk wirklich wichtig für Sie?«

»Nein, nicht unbedingt«, antwortete er unbestimmt.

Das war nicht das, was ich hören wollte. Ich sah ihn stumm an.

»Was Ihre Kombination aus Badelatschen und Anzug betrifft, so haben wir die Angelegenheit ja bereits klären können«, fügte er hinzu. Dann wandte er sich wieder Tims Schreiben zu. »Pete behauptete, eine Geschäftsbeziehung mit dem Besitzer der *Burg* zu haben. Ich wollte wissen, um was für eine Art Geschäft es sich handelt und machte mir selbst vor Ort ein Bild davon. Am Tresen der Bar wurde ich zufällig Zeuge eines Gesprächs. Zwei Gäste amüsierten sich über einen Typen, der in der Herrentoilette den Boden wischte. ‚Hast du den Krallenfinger gesehen?', fragte der eine den anderen. Ich wusste Bescheid. Das war also die Geschäftsbeziehung, die Pete mit Rico unterhielt.«

Es war mir peinlich, dass Tim das zur Sprache brachte. An dem Abend in der *Burg* war mir das Geld ausgegangen. Da habe ich mir meine Drinks eben verdient. Es war ein bisschen eklig, aber immerhin ehrliche Arbeit. Ich merkte, wie ich in Gedanken abschweifte und zwang mich, meine Aufmerksamkeit wieder auf den Richter zu lenken.

»Manchmal weinte er, weil er seine Tochter wiederhaben möchte. Er kam kurzzeitig sogar zu der Einsicht, dass mit ihm tatsächlich etwas nicht stimmen könnte, dass er vielleicht wirklich krank sei. Aber das schien er immer schnell wieder vergessen zu haben. Nachdem er sich eine Wohnung in der Stadt gesucht hatte, schaffte Pete sich erst eine Schlange an, die er im Terrarium in seiner Wohnung hält. Dann redete er nur noch wirres Zeug über seine Unsterblichkeit. Er behauptete, den Schmerz besiegt zu haben und hielt sich zum Beweis die Flamme eines Einwegfeuerzeugs unter die Handfläche. Er sagte, dass er sich damit oder mit Armdrücken gelegentlich Geld verdiene. Kürzlich habe er einen Türken im Armdrücken besiegt und deshalb genieße er jetzt bei den Krefelder Türken hohes Ansehen. In letzter Zeit verhielt er sich immer auffälliger. So hantierte er auf gefährliche Weise mit einem Messer herum. Ich nahm daraufhin den Messerblock an mich. Zum wiederholte Male versuchte ich, Pete davon zu überzeugen, dass er krank ist und dass wir, seine Freunde, ihm helfen wollen. Pete entgegnete kaltschnäuzig, das sollten wir doch bitte lassen, den alten Pete gäbe es nicht mehr. Er sei unendlich glücklich und schließlich schade er ja keinem. Dann plapperte er Texte von *Böhse Onkelz* nach: *Zu nah an der Wahrheit, zu nah am Leben, zu penetrant, um ignoriert zu werden* ... Inbrünstig sang er die Lieder der rechten Band mit, schief und laut. Um seine Aufmerksamkeit wieder zu erlangen, zertrat ich seinen CD-Spieler. Normalerweise bin ich konstant ausgeglichen, mein aggressives Verhalten schockierte Pete offenbar so sehr, dass er Mitleid mit mir bekam. Er war bereit, zu einem Psychiater zu gehen und versprach mir, endlich Doktor Wallenbaum aufzusuchen. Meines Wissens nach hat er sein Versprechen nicht eingehalten. Seit Ende Juni schlägt sich Pete mehr oder weniger durch. Da er kein Geld hat, konstruiert er Ansprüche gegen seine Frau. Er geht dabei sogar recht schlau und mit der Stimme eines intelligenten, aber empörten Mannes zu Werke …« Der Richter trank noch einen Schluck Wasser und las dann weiter: »Gestatten Sie mir noch einen wichtigen Hinweis: Sie können alle Angaben nutzen, um sich ein Bild davon zu machen, wie sich Petes Krankheit entwickelt hat. Ich möchte allerdings auf keinen Fall, dass Pete von diesem Schreiben erfährt. Man hört ja immer wieder von gewitzten Geisteskranken, die Ärzten und Richtern mit Erfolg etwas vorspielen. Selbst wenn Pete in Kürze stationär behandelt werden sollte, könnte er Kontakt zu seinen türkischen Armdrückerfreunden aufnehmen. Hierbei handelt es sich nach meiner Erkenntnis um Kleinkriminelle. Es besteht zumindest die theoretische Möglichkeit, dass an seinem Gerede über seinen Einfluss in diesen Kreisen etwas dran ist. Ich möchte auf jeden Fall vermeiden, dass Pete oder einer dieser Freunde gewalttätig werden. Pete droht derzeit meist auf subtile Art. Da ich mit meiner Familie in einer kaum besiedelten Gegend wohne, muss ich jedes Risiko vermeiden. Ich hoffe, dass es in absehbarer Zeit möglich sein wird, Pete von seiner Krankheit zu heilen.« Der Richter sah auf. »Als Anlage ist eine Liste beigefügt. Hierin werden mögliche Zeugen benannt«, erklärte er. »Dem Wunsch des Herrn Arnsperger, Ihnen diesen Brief vorzuenthalten, konnten wir nicht entsprechen«, fügte er hinzu und sah mir dabei fest in die Augen. »Wir spielen hier mit offenen Karten. Haben Sie vor, Herrn Arnsperger das Leben schwer zu machen? Als Reaktion auf dieses Schreiben?«

Ich schüttelte den Kopf.

»Dieses Gespräch wird aufgezeichnet.« Er wies auf das Diktiergerät in der Mitte des Tisches. »Ich muss Sie daher bitten, die Frage zu beantworten.«

»Nein«, antwortete ich laut und deutlich.

Wenn ich nicht in der geschlossenen Abteilung der Klinik landen wollte, musste ich bei dem Richter jeden Zweifel ausräumen. In meinem Kopf steigt eine Party, hatte Tim gesagt. Das sollte auch so bleiben. »Sehen Sie, in gewisser Weise kann ich die Reaktion meiner Freunde und auch meines Bruders verstehen. Sie sorgen sich um mich. Wie mir scheint, sogar mehr, als ich geahnt habe. Auch habe ich den Eindruck, dass die Menschen aus meinem privaten Umfeld sich gegenseitig hochpuschen. Speziell Herr Arnsperger ist offenbar so sehr irritiert über die Veränderungen, die sich in mir vollzogen haben, dass er Angst empfindet. Angst vor mir …« Unwillkürlich musste ich grinsen. »Das ist total abwegig«, sagte ich, jetzt wieder ernst und schüttelte den Kopf. »Und unnötig noch dazu. Aber Angst ist irrational, und wenn man sie empfindet, dann kann man sich auch wunderbar in dieses Gefühl hineinsteigern. Und speziell Tim, also Herr Arnsperger, ist meines Erachtens nach ein Kopfmensch. Wenn er Angst empfindet, dann wird ihn das verwirren, denke ich, und nur so kann ich mir erklären, dass er diese völlig unbegründeten Zweifel an meiner Rechtschaffenheit hat.« Ich seufzte. »Wie auch immer, ich werde mit ihm reden. Sie können versichert sein, dass er vor mir nichts zu befürchten hat.« Ich lächelte den Richter an. »Ich finde es sehr gut, dass Sie mir diesen Brief nicht vorenthalten haben.« Der Richter nickte. Ich seufzte. »Herr Arnsperger ist sicher nicht ganz vorurteilsfrei. Abgesehen davon fürchte ich, verfolgt er eigene Interessen.« Ich hörte, wie Claus scharf die Luft einsog.

»Wie kommen Sie zu dieser Annahme?«, erkundigte sich der Richter.

»Herr Arnsperger hat ein Verhältnis mit meiner Frau«, antwortete ich und blickte ihm fest in die Augen.

»Das ist nicht wahr, er lügt«, platzte es aus meinem Bruder heraus.

»Aber Claus«, ich sprach eindringlich und mit leiser Stimme. »Wir sitzen doch hier, um in Ruhe über alles zu sprechen. Fahr doch bitte nicht gleich aus der Haut.« Claus sah aus, als würde er jeden Augenblick explodieren.

»Das stimmt nicht und das weißt du«, giftete er.

Ich wandte mich achselzuckend an den Richter. »Sehen Sie? Ich kriege hier einfach keinen Fuß auf den Boden. Mein Bruder hat mich schon entmündigt, er nimmt mich nicht ernst.« Ich faltete meine Hände wie zum Gebet, sah auf die Tischplatte und sprach mit leiser Stimme weiter. »Meine Frau hat es mir selbst gesagt. Vielleicht wurde mein Bruder nicht von Herrn Arnsperger darüber in Kenntnis gesetzt, was ja durchaus möglich ist ... immerhin ist das eine delikate Angelegenheit. Tim ist einer meiner besten Freunde. Noch dazu ist er verheiratet, er wird mit Sicherheit nicht wollen, dass alle Welt davon erfährt.« Ich legte eine kurze Pause ein. Faszinierend, der Farbwechsel im Gesicht meines Bruders. Er kniff die Lippen zusammen und ballte die Hände zu Fäusten. Die Knöchel traten weiß hervor. Der richtige Moment, um fortzufahren. »Wie dem auch sei, ich weiß von dieser Affäre. Tim Arnsperger kann mein Verhalten nicht objektiv beurteilen. Nicht, dass ich ihm unedle Motive für diesen Brief unterstellen will, aber vielleicht bin ich ihm ja im Weg ... ehrlich gesagt, ich weiß nicht, was ich davon halten soll.«

»Das ist erstunken und erlogen«, zischte Claus.

Ich schüttelte traurig lächelnd den Kopf. »Frag ihn doch selbst, Claus.«

Energisch schüttelte er den Kopf und wandte sich Beifall heischend an den Richter. »Glauben Sie ihm nicht! Glauben Sie ihm kein Wort! Pete ist verrückt. Er weiß nicht mehr, was er sagt!«

»Da bin ich allerdings anderer Meinung«, entgegnete der Richter reserviert.

»Aber Sie dürfen ihm nicht glauben!«, brauste Claus auf.

»Was ich glaube oder nicht, müssen Sie schon mir überlassen.«

Das gab mir Auftrieb. »Claus, ich weiß ja, dass du auch mal Verantwortung übernehmen willst. Das ehrt dich. Ich weiß auch, dass du dir Sorgen um mich machst. Ich führe nun mal ein völlig anderes Leben als du. Du bist Polizist, ich bin eher der Exot. Du wolltest immer, dass unsere Eltern stolz auf dich sind, mich schert das nicht. Nicht mehr. Weißt du, irgendwann habe ich aufgehört, mir darüber

Gedanken zu machen. Aber Himmelherrgott, was ist denn schon so schlimm an meinem Verhalten? Gut, ich gebe vielleicht zu viel Geld aus. Ich mach die Nächte durch, und wenn mir die Kohle ausgeht, suche ich mir irgendeinen Job. Ich trage Ringe, die euch nicht gefallen, oder Badelatschen, wenn mir die Füße wehtun. Du würdest so nicht handeln, ich weiß. Du bist auch nicht so vertrauensselig wie ich, immerhin bist du Polizist. Aber was ist so schlimm an meinem Leben? Ich tu doch keinem was! Was ist so schlimm daran, dass ich anders bin als du?«

Claus wusste offenbar keine Antworten auf meine Fragen. Stumm schüttelte er den Kopf. »Ich weiß nur, dass du nicht mehr der Alte bist, Pete.«

»Menschen ändern sich.« Ich sah von Claus zum Richter und ließ den Satz im Raume stehen.

»Tja, wie es aussieht, finden Sie wahrscheinlich so schnell keinen Konsens«, stellte der Richter fest.

»Es ist nicht so, wie mein Bruder sagt, das müssen Sie mir glauben«, rief Claus verzweifelt. Der Richter runzelte die Stirn.

Claus merkte, wie er an Boden verlor und verhedderte sich immer mehr in Beschwörungen. Wie bei einem Tennismatch wanderte mein Kopf von Claus zum Richter und zurück. Claus wiederholte noch mehrfach, dass es nie eine Affäre zwischen Tim und Pia gegeben hätte.

Der Richter befragte mich dann, wie es zu meinem Umzug nach Krefeld gekommen war und warum ich von Pia getrennt sei. Ich erteilte ihm bereitwillig Auskunft.

»Meine Frau ist mit meiner Tochter ausgezogen und bei einer Freundin in der Nähe von Bonn untergekommen. Was sollte ich da noch in Berlin? Ich wollte zumindest etwas näher bei meiner Tochter sein, ich hoffte, sie wenigstens hin und wieder sehen zu können. Es gab Spannungen in unserer Ehe, leider schon länger. Das verflixte siebte Jahr.« Ich lächelte traurig. »Das kommt doch auch in anderen Familien vor. Mir fehlen die beiden sehr. Natürlich möchte ich gern meine Ehe retten. Ich habe auch vor, wieder heimzufahren nach Berlin.« Ich machte eine vage Handbewegung. »Wenn das alles hier ausgestanden ist.«

Und so redeten wir noch eine ganze Weile. Claus fuhr ein paar Mal dazwischen, konnte sich aber kein Gehör verschaffen. Einmal wies der Richter ihn zurecht, er solle mich doch bitte ausreden lassen. Schließlich kam der Richter zu dem Schluss, dass es keinerlei gesetzliche Grundlagen gab, mich weiterhin gegen meinen Willen einzusperren. Ferner, dass es keinen Grund gab, meinen Bruder weiterhin als meinen Betreuer agieren zu lassen. Claus platzte fast vor Wut. Aber das ließ mich kalt. Ich war wieder ein freier Mann.

Zugegeben, manchmal habe ich einen Hang zur Dramatik, dennoch, ich fühlte mich wie ein Häftling, der nach jahrelanger Gefangenschaft freigelassen wird. Gierig sog ich die Luft ein und betrachtete die Straße, als sähe ich sie zum ersten Mal. Endlich wieder frei atmen. Luft!

Glück ist für mich so umfassend, so subjektiv und dennoch
nur an Einzelheiten festzumachen: Freunde, die einen nicht loslassen,
ein Sonnenstrahl an einem trüben Tag, ein Licht in der Dunkelheit,
das Gefühl geliebt zu werden, zu leben, in mir ruhen zu können,
zufrieden zu sein – es ist eine lange Liste von Dingen,
die ich noch nennen könnte.
Wenn ich versuchen soll, es in einem Satz zu sagen,
würde ich es so versuchen: Glück ist die Summe aller positiven
Eindrücke in Vergangenheit, Gegenwart und Zukunft.
Wie lange dauert es an? Immer! Manchmal glaube ich aber,
dass der Mensch eher dazu neigt, sich dem Unglück hinzugeben
und das Glück zu vergessen.

Holger Bielen, 39 Jahre, Diplom-Verwaltungswirt

---

16. Strike!

»Du hast eine Psychose!«, donnerte Tim, kaum, dass ich ihm die Tür geöffnet hatte.

»Ist mir doch egal! Dann hab ich eben eine!«

»Und überhaupt, was sollte der Quatsch über meine angebliche Affäre mit Pia?« Tim baute sich vor mir auf und verschränkte die Arme.

»Meine Güte, Tim! Wenn sie dich einsperren wollten, würdest du auch das Blaue vom Himmel herunterreden! Ich war überhaupt nicht vorbereitet auf dein meterlanges Geschreibsel und ...«

»Du weißt von meinem Brief?«, unterbrach mich Tim. Plötzlich war er leichenblass. Mich kümmerte das nicht.

»Der Richter hat ihn mir vorgelesen. Hat dir Claus das nicht erzählt?«, fragte ich mit honigsüßer Stimme. Ich konnte es mir nicht verkneifen, noch eins drauf zu setzen: »Das hat er dir nicht gesagt? Wo du doch sonst schon wieder alles weißt?«

Tim schüttelte den Kopf. »Nein«, antwortete er mit tonloser Stimme. Ich konnte förmlich sehen, wie es hinter seiner Stirn ratterte. Und ich wusste, welche Frage er sich gerade stellte.

»Und? Hast du jetzt Angst, dass ich meine türkischen Armdrückerfreunde anstachle, ein bisschen Bambule zu machen?«

So starr wie ein Kaninchen vor der Schlange stand er da. Ich puffte ihn in die Seite und grinste breit. »Menschenskinder, Tim, wach auf! Wir sind Freunde.«

»Du nimmst es mir doch nicht übel, oder?«, fragte er kleinlaut.

»Nein. Ich habe mir lange Gedanken gemacht, warum du diesen Brief geschrieben hast. Und es gibt für mich nur eine Erklärung: Du hast es aus Sorge um mich getan. Dass du mir zutraust, ich könnte dir oder deiner Familie absichtlich Schaden zufügen, hat mich allerdings schockiert. Und ehrlich gesagt ...« Er sah mich mit seinem treuherzigen Dackelblick an. »Spar dir diesen Augenaufschlag für deine Frau. Ich konnte erst gar nicht glauben, was der Richter da vorlas. Ich hab noch mal darüber nachgedacht. Weißt du, ich habe mich einfach nur weiterentwickelt. Das ängstigt euch offenbar.« Ich machte eine Pause und beobachtete Tims Reaktion. Er nickte fast unmerklich. »Kurz, was ich sagen will, ich bin dir überhaupt nicht böse. Aber nur unter einer Bedingung.«

Tims Körper straffte sich blitzartig. »Welche?«, fragte er mit lauerndem Unterton.

»Schwamm drüber, wenn du darüber hinwegsiehst, dass ich dir die Bettgeschichte angedichtet habe.«

Er ging sofort darauf ein. »Okay«, grinste er erleichtert. »Dann sind wir quitt.«

»Ende gut, alles gut.«

»Nicht ganz. Da wäre noch etwas zu klären.« Tim sah mich ernst an. »Du hast eine Psychose, Pete.«

Und schon war unsere frisch gewonnene Harmonie wieder gestört. Dieser Kerl brachte mich noch um meinen Verstand. Ich atmete hörbar ein. »Na und? Mir geht es verdammt gut. Ich habe keine Schmerzen. Weißt du eigentlich, was das heißt? Tagein, tagaus, immer Schmerzen, Schmerzen, Schmerzen. Und dann, eines Tages sind sie plötzlich weg.« Ich schnippte mit den Fingern. »So, als hätte eine gute Fee sie dir weggezaubert. Futsch, einfach futsch! Ich bin glücklich, Tim! Wenn so eine Psychose aussieht, dann meinetwegen! Weißt du was? Ich bemitleide die anderen, die keine haben! Die sind nicht glücklich. Nicht so wie ich jedenfalls. Die empfinden vielleicht winzige Glücksmomente oder Augenblicke der Zufriedenheit. Die wachen nicht morgens auf und freuen sich, dass ein neuer Tag beginnt. Ihr denkt doch alle nur über eure Sicherheit nach, über Geld, über den Job, alles ist so schwierig für euch! Ich kann euch nicht helfen.«

Tim lächelte gequält. »Wir machen uns Sorgen.« Fast musste ich grinsen, doch dann ging mir mein Sinn für Humor flöten. Das ist nicht witzig, dachte ich erbost. Sorgen, Sorgen, andauernd machen sich alle Sorgen um mich. Und Tim, der sollte sich besser um seine eigene Angelegenheiten kümmern. In mir begann es zu brodeln. Plötzlich ritt mich der Teufel. »Ich möchte meinen Messerblock wiederhaben.«

»Später, Pete, später«, antwortete er, als habe er es mit einem Trottel zu tun.

»Ich brauche ihn aber«, beharrte ich.

»Wofür?«

»Was glaubst du wohl?«, fragte ich mit süffisantem Unterton.

»Ich habe keine Ahnung«, behauptete er.

»Ein Messer braucht man zum Schneiden, Tim«, erklärte ich.

»Ist klar. Du kriegst deine Messer wieder. Aber nicht jetzt.«

»Wann dann?«

»Nicht jetzt.«

»Ich habe dir eine einfache Frage gestellt. Darauf erwarte ich eine Antwort, Tim. Und zwar jetzt. Und bitte etwas präziser.«

»Du bekommst ihn zurück. Aber nicht jetzt«, antwortete er, wobei er jedes Wort betonte.

»Wann dann?«, brüllte ich.

»Später. Bald.«

»Du bist echt zum Kotzen, Tim! Warum kannst du nicht einmal offen sein? Wofür hältst du dich eigentlich? Machst hier einen auf Hobbypsychologe und bist nicht mal in der Lage, mir eine konkrete Antwort zu geben! Du nimmst mir Sachen ab und gibst sie mir nicht zurück. Verdammt noch mal, das geht mir gewaltig auf den Nerv.«

Tim biss sich auf die Lippen. Dann nahm er seine Jacke und schickte sich an, zu gehen. Ohne ein Wort.

»Geh nur, hau doch ab. Ich brauch dich sowieso nicht!« rief ich ihm nach. Das tat er dann auch.

Jeden Tag öffnete ich meinen Briefkasten, in der Hoffnung, das Protokoll der Anhörung zugestellt zu bekommen. Doch statt mit der erhebenden Nachricht meines Triumphes musste ich mich mit Rechnungen und, schlimmer noch, mit frech geschriebenen Mahnungen auseinandersetzen. Um meine Finanzen war es ziemlich schlecht gestellt. Ich dachte darüber nach, eine Schuldnerberatung aufzusuchen. Ich könnte auch Arbeitslosengeld beantragen, überlegte ich. Aber dann müsste ich in diese schreckliche Behörde gehen. Die Mahnungen waren schon sehr drastisch, hier und da wurde sogar mit Mahnbescheid und Pfändung gedroht. Ich würde mir etwas einfallen lassen müssen. Früher oder später. Ich beschloss, erst mal in Ruhe nachzudenken, wie es weitergehen sollte. So oder so, ich würde eine Lösung finden.

Fünf Tage nach meiner Entlassung aus der Klinik fischte ich aus dem Haufen Schriftsachen in meinem Briefkasten das Protokoll der Anhörung heraus. Endlich hatte ich es schwarz auf weiß: »Es besteht zwar der deutliche Verdacht, dass der Betroffene geistig erkrankt sein könnte und dass seine Gesundheit betreuend umsorgt werden müsste. Es ist aber nicht erkennbar, dass eine Gefahr besteht, weder für sein Umfeld, noch für den Betroffenen selbst. Vielmehr zeigt er sich in der mehrstündigen Anhörung zu einem beziehungsvollen Dialog fähig und wirkt einsichtig. Auf Vorhalte hat er von Fall zu Fall plausible Erklärungen.« Es folgte eine mehrseitige Auflistung der besprochenen Situationen und meiner Aussagen hierzu. Ich überflog den Text bis zur abschließenden Erklärung: »In diesem Zusammenhang erübrigt sich der Antrag des vorläufigen Betreuers, die geschlossene Unterbringung des Betroffenen zu bewirken. Der Betroffene wirkt in seiner gegenwärtigen Situation nicht akut krank.«

Strike! Letztlich wird immer alles gut, ich wusste es!

Die meisten Menschen stehen sich doch selbst im Weg.
Aus Angst vor Enttäuschung gehen sie ihrem Glück aus dem Weg oder hängen schlimmen Erinnerungen nach.
Ich habe den Krieg überlebt, viele Tränen geweint, und ich musste liebgewonnene Menschen zu Grabe tragen.
Warum ich trotzdem glücklich bin? Weil ich die Möglichkeit dazu ergreife. Jeder kann das. Selbst in kleinsten Dingen verbirgt sich große Schönheit und ich genieße jeden Tag, als wäre es mein letzter auf Erden. Das ist meine Philosophie.

Lisbeth Broden, 78 Jahre, Tagesoma

---

17. Shit happens

Obwohl es mir gelungen war, den Richter von meiner geistigen Gesundheit zu überzeugen, hatten mich die Erlebnisse der letzten Tage mental ziemlich heruntergezogen. Noch dazu verlief meine Rückkehr alles andere als glorreich. Kaum zurück in der Wohnung, wurde ich jäh zurückkatapultiert in das, was man üblicherweise Realität nennt. Mein Briefkasten machte mir am meisten zu schaffen. Mittlerweile quoll er über, die Schublade des Küchenschranks, in die ich die Post meist stopfte, leider auch. Ich würde sie später öffnen. Ich seufzte. Ich fühlte mich, als habe man mir die Energie komplett aus dem Körper gezogen. Ausgebrannt, matt und schlapp. Dennoch, ich ärgerte mich über Tim und Claus. Meine Herren, was hatten die für eine Panik! Totale Überreaktion! Tim und Claus waren Energiesauger. Sie kamen mir vor wie Vampire. Sie hatten mir alle Power aus dem Leib gesogen! Und nun ließen sie mich elendig zurück. Dachten wahrscheinlich, das könnten sie mit mir machen, die Herren! Ich seufzte noch einmal. Hatten die denn eigentlich sonst nichts zu tun? Wahrscheinlich langweilten sie sich zu Tode in ihrem elendigen spießigen Dasein. Da kam ihnen jemand wie ich gerade recht. Klar, der Pete ist ein bisschen gaga, da muss man sich doch kümmern. So konnten sie sich von ihrem eigenen Haufen Mist ablenken. »Ihr seid ja alle total bescheuert«, schrie ich. »Lasst mich doch alle in Ruhe!«

Shit happens. Ich würde wieder aufstehen. Die würden sich noch wundern. Ich taute Leo ein paar Mäuse auf. Er schlief. Ob er überhaupt registriert hatte, dass sein Herrchen drei Tage nicht zu Hause gewesen war? Nur gut, dass er sich vor meinem unerwarteten Klinikaufenthalt mit Lebendfutter vollgestopft hatte, sonst wäre er jetzt vermutlich schon verhungert. Sicher würde er später fressen wollen.

Eigentlich hatte ich vorgehabt, meine wiedergewonnene Freiheit in der *Burg* ausgiebig zu feiern. Dieser Gedanke hatte mich die Zeit in der Klinik über Wasser gehalten. Doch jetzt fühlte ich mich dazu nicht in der Lage. Erst wringen sie mich aus wie einen Schwamm und nun lassen sie mich schlapp am Boden liegen, dachte ich und schmiss mich deprimiert auf meine Matratze. Ich hatte mir vorgestellt, wie ich Rico lachend das Treffen mit Selma und Shawna schildern würde, wie ich die ganze Nacht durchtanzte, wie ich feierte, feierte … Ich gähnte. Das musste warten. Ich würde jetzt erst mal eine ruhige Kugel schieben. Ich war verdammt müde. Ich machte es mir so gut es ging auf der Matratze bequem. Mir fehlte mein Hund. Wenn Aquila doch nur hier wäre. Sie würde sich an mich kuscheln und wir würden zusammen ein Schläfchen halten.

Mein Handy klingelte. Unwirsch stand ich auf und kramte es aus meinem Sakko.

»Peter Kluth. Hallo?«

»Hier spricht deine Mutter.«

»Hey.«

»Kannst du mich hören?«

»Ja, ich höre dich sehr gut.«

»Wie geht's dir, mein Junge?«

»Es geht so. Ich bin ein bisschen schlapp. Um ehrlich zu sein, ich fühle mich, als hätte ich Monate lang in einem Steinbruch gearbeitet. Total ausgebrannt. Aber sonst ist alles okay.«

»Weißt du, wer mich angerufen hat?« Ohne eine Antwort abzuwarten, fuhr sie fort: »Die Mandy aus Berlin.«

»Ach? Tatsächlich?« Vermutlich hatte sie mich nicht erreichen können in der Klinik, überlegte ich. Da durfte ich mein Handy ja nicht angeschaltet lassen. »Was sagt sie denn? Wie geht es ihr?«

»Gut, glaube ich. Sie will die chinesische Mauer sehen.«

»Hä? Wozu denn das?«

Meine Mutter schnappte nach Luft. »Du stellst Fragen, Junge! Es gibt Leute, die finden die chinesische Mauer sehenswert, weißt du?« Sie lachte. »Jedenfalls will Mandy einen Asientrip machen, so hat sie es zumindest ausgedrückt.«

»Schön für sie.«

»Finde ich auch«, plapperte meine Mutter munter weiter. »Sie müsste jetzt schon im Flieger sitzen. Ach, ehe ich es vergesse, die Aquila konnte sie natürlich nicht mitnehmen.« Ruckartig setzte ich mich auf. Aquila! Gerade hatte ich an sie gedacht. Und plötzlich rief meine Mutter an und ...

»Was hat sie mit Aquila gemacht? Sie hat sie doch hoffentlich nicht in eine Hundepension gesteckt?« Der Gedanke gefiel mir überhaupt nicht. Mein Hund hinter Gittern mit gefährlichen anderen Straßenkötern. Meine Aquila!

»Nein! Reg dich nicht auf, Junge. Es ist alles in Ordnung. Aquila geht es gut.«

»Woher willst du das wissen?«, herrschte ich sie an.

»Sie ist hier.«

»Wo?«

»Na, hier, bei uns zu Hause.«

Und dann rückte sie mit der ganzen Story heraus: Während ich in der Klinik war, hatte Mandy bei meiner Mutter angerufen und das Problem geschildert. Zunächst hatten sich Freunde aus Berlin bereit erklärt, Aquila für die nächsten drei Wochen zu sich zu nehmen. In letzter Sekunde waren sie jedoch abgesprungen.

»Sie sind meine letzte Hoffnung«, hatte Mandy gesagt. Sonst bliebe nur noch eine Hundepension in der Nähe des Wannsees. Meine Mutter hatte nicht lange gezögert und Aquila aus Berlin abgeholt. Typisch meine Mutter. Sie handelte, wenn andere noch schwafelten. Eine warme Woge durchströmte mich. Schnell bedankte ich mich bei Gott und Schwester Blandine, dass ich auf dieser Welt war und dass es meine Mutter gab.

»Aquila wird nicht lange hier sein, Pete. Ich werde sie morgen nach Meckenheim bringen. Pia wird sich um sie kümmern.«

»Kann ich kommen und sie sehen?«

»Natürlich! Deshalb rufe ich ja an.« Meine Mutter machte eine kleine Pause. Und dann sagte sie etwas, was mir durch und durch ging. »Vergiss nie, wir sind immer für dich da. Du kannst immer nach Hause kommen. Immer.« So viel Wärme, so viel Liebe! Mein Blick fiel auf das Porträt von Schwester Blandine. Das einzige Bild, das meine Wände zierte. Fast schien es, als zwinkerte sie mir zu.

»Ich muss nur noch etwas regeln. Wenn ich fertig damit bin, mache ich mich auf den Weg.«

»Ist gut. Fahr vorsichtig. Bis später.«

»Ja, okay, bis später. Ciao.«

Ich legte auf. Natürlich hatte ich nichts zu regeln. Nichts, was nicht hätte warten können. Ich wollte mich nur ein wenig ausruhen. Ich legte mich wieder hin. Versuchte zu schlafen. Drehte mich von der einen auf die andere Seite. Der Boden unter der Matratze war hart, ich konnte ihn spüren. Meine Knochen bohrten sich durch die Matratze hindurch bis zum Boden, zumindest fühlte es sich so an. Ich kniff die Augen zu. Versuchte es mit der Entspannungsmethode nach Jacobson. Muskeln anspannen und wieder entspannen, von unten nach oben, erst die Füße, das rechte Bein heben und wieder sanft ablegen, das linke Bein heben und wieder sanft ablegen, das Becken heben und sanft zurücksinken lassen, den Brustkorb heben und sanft ablegen, die Schultern hochziehen und wieder herabsinken lassen, das Gesicht kräuseln und wieder entspannen, den linken Arm heben und wieder absinken lassen, die Finger der linken Hand fest zur Faust zusammenpressen und wieder entspannen, den rechten Arm heben und wieder absinken lassen, die Finger der rechten Hand fest zur Faust zusammenpressen und wieder entspannen. Gleichmäßig atmete ich ein und wieder aus. Ich spürte tief in mich hinein. Jetzt müsste sie sich einstellen, die innere Ruhe. Einatmen, ausatmen. Die Gedanken kommen und ziehen vorüber, leierte es in meinem Kopf, so wie ich es gelernt hatte. Einatmen. Ausatmen. Ich schlug die Augen auf. Es klappte nicht. Ich konnte nicht einschlafen, trotz meiner bleiernen Müdigkeit.

Am Nachmittag fuhr ich zu meinen Eltern.

Aquila kriegte sich kaum mehr ein vor Freude. Immer wieder sprang sie an mir hoch und drehte sich im Kreis. Sie war völlig aus dem Häuschen.

»Ist ja gut, altes Mädchen«, sagte ich lachend und tätschelte sie liebevoll. Dann erst begrüßte ich meine Mutter. »Wie siehst du denn aus?«, entfuhr es mir. »Ich hätte dich beinahe nicht erkannt.« Meine Mutter strahlte und fuhr sich übers Haar. Es war nicht mehr dunkel mit einzelnen grauen Strähnen. Es war rot. Knallrot.

»Gut, was? Ich brauchte mal eine Veränderung. Wie findest du's?«

»Rot«, antwortete ich. »Sehr rot.« Sie wartete. Ich zögerte. Erwartungsvoll sah sie mich an. »Steht dir gut.« Meine Mutter nickte befriedigt.

»Finde ich auch.« Eher beiläufig fügte sie hinzu: »Du findest es nicht zu rot?« Ich schüttelte den Kopf. Sie warf mir einen prüfenden Blick zu.

Ich grinste.

»Schwör's!«

Ich rollte die Augen. »Mutter!«

»Keine Widerrede. Schwör's!«

Ich schob meinen linken Arm hinter mein Becken, räusperte mich, nahm eine stramme Haltung ein und hob die rechte Hand. »Ich schwöre!« Meine Mutter packte mich an den Schultern und warf einen Blick auf meine andere Hand.

»Du Bastard!«, schrie sie, als sie entdeckte, dass ich die Finger der linken gekreuzt hatte. »Ich hab alles gesehen!« Lachend nahm sie mich in den Arm und drückte mich. Als sie sich wieder von mir löste, japste ich nach Luft. Zwei Minuten länger und ich wäre erstickt. »Komm, mein Junge. Wir sind in der Küche und trinken Kaffee.« Geschäftig lief sie vor mir her. »Komm rein und setz dich zu uns.«

Ich hätte es mir fast denken können. Trotzdem zuckte ich innerlich zusammen, als ich Claus am Tisch sitzen sah. Mein Vater erhob sich und umarmte mich kurz. »Tag, Pete. Wie geht es dir?«

Claus nickte mir reserviert lächelnd zu. »Hallo. Wie läuft's?«

»Ich bin verdammt müde. Aber ansonsten geht's mir gut.«

Meine Mutter goss mir Kaffee in meinen Becher. In den, auf dem Pete vorne drauf stand. Mit einem Marienkäfer oben rechts. Sobald ich mich gesetzt hatte, legte sich Aquila zu meinen Füßen hin.

»Weißt du was? Jetzt trinkst du erst mal einen schönen heißen Kaffee mit uns. Und wenn du dann noch müde bist ...«

»Soll heißen, ihr Kaffee weckt Tote auf«, synchronisierte mein Vater und zwinkerte meiner Mutter zu.

Sie lächelte verschmitzt und fuhr fort: »Und wenn du dann noch müde bist, legst du dich schön gemütlich oben hin. «

Eine verlockende Aussicht. Immer noch klebte diese bleierne Müdigkeit an mir. Aquila legte ihren Kopf auf mein Bein und sah mich an. Ich kraulte ihr die Ohren. Instinktiv spürte sie bestimmt, dass es mir nicht gut ging. Sie hob ihre Pfote hoch auf mein Knie. Ihre Geste hatte etwas ungemein Tröstliches.

Der Kaffee war stark und ziemlich bitter. Trotzdem fühlte ich mich weiterhin wie eine Mensch gewordene Valiumtablette.

»Ich glaube, ich nehm dein Angebot an und leg mich einen Moment aufs Ohr.«

»Natürlich, Schatz, mach das«, flötete meine Mutter.

Das Schlafzimmer meiner Eltern hatte sich in den letzten Jahren kaum verändert. Bis auf die Keramiktöpfe auf dem Wäscheschrank und die sonnengelb gestrichenen Wände. Wischtechnik. Garantiert das Werk meiner Mutter. Ansonsten immer noch das monströse Ehebett aus den Achtzigern mit integrierten Leselämpchen und Nachtischen zu beiden Seiten. Damals der letzte Schrei. Aquila bezog ihr Quartier direkt vor dem Bett und legte ihren Kopf auf die Pfoten.

»Jetzt halten wir zwei erst mal ein Nickerchen, Aquila, okay?« Sie sah kurz hoch zu mir und legte den Kopf dann zurück auf ihre Pfoten. Ich lächelte. »Du verstehst mich, hm?« Ich seufzte tief und kuschelte mich in die Kissen. Dann schlief ich tatsächlich augenblicklich ein.

Ich schlief drei Stunden. Eine Paradeleistung für jemanden, der in den letzten Monaten so gut wie nicht mehr geschlafen hatte. Ich fühlte mich wie neugeboren und sprang aus dem Bett. »Komm, Aquila, jetzt wollen wir mal ein Ründchen laufen«, trieb ich meinen Hund an.

Aus der Küche drangen laute Stimmen, es klang nach einem Streit. Was war da los? Als ich die Treppe herunterkam, merkte ich, dass die Tür geschlossen war, ganz gegen die Gewohnheit. Ging es um mich? Sollte ich nicht hören, was sie sprachen? Unsinn, schalt ich mich, sie wollten mich sicher nur nicht wecken. Ich drückte die Türklinke herunter und das Gespräch verstummte augenblicklich. Claus und meine Eltern starrten mir entgegen, als sähen sie ein Gespenst. »Warst du schon länger in der Diele?«, erkundigte sich meine Mutter, die sich als erste gefasst hatte.

»Nein«, antwortete ich und musterte sie. »Was ist los?«

»Ach nichts. Hast du ein bisschen geschlafen?«

Ich nickte.

»Magst du einen Kaffee?«

»Gute Idee.«

Claus sah aus dem Fenster, mein Vater auf den Kalender an der Wand.

»Was ist hier los?«, wiederholte ich meine Frage.

»Nichts. Alles in bester Ordnung«, antwortete meine Mutter. »Setz dich, meine Junge. Hier ist dein Kaffee.«

Ich beachtete ihn nicht. »Ich merke doch, dass hier was nicht stimmt. Warum schließt ihr mich aus?«

»Niemand schließt dich aus«, beeilte sich meine Mutter zu sagen und sah zu meinem Vater. Der warf ihr einen ernsten Blick zu.

Endlich wandte Claus den Blick vom Fenster ab. »Pete, ich habe einen Arzt kommen lassen. Während du schliefst.«

Oh nein. Bitte nicht schon wieder dieser Mist.

»Während ich schlief? Da hast du einen Arzt gerufen? Ich bin hier in meinem Elternhaus. Bin ich nirgends mehr sicher vor dir?« Meine Stimme bebte.

»Pete, Junge, reg dich bitte nicht auf«, beschwor mich meine Mutter. »Ich hab ihn wieder weggeschickt.«

»Weil ich geschlafen habe«, stellte ich müde fest.

»Nein, Pete, das ist nicht wahr. Claus hat den Arzt gegen meinen Willen gerufen. Heinz, bitte bestätige das«, forderte sie meinen Vater auf.

»Das stimmt«, sagte er und sah dabei ganz unglücklich aus.

»Er war hier und wollte zu dir hochgehen, um dich zu untersuchen. Ich habe das nicht zugelassen und ihn wieder fortgeschickt. Auch, wenn Claus das nicht versteht … ich sehe das genau wie du. Ein Zuhause ist wie eine Burg, da ist man in Sicherheit. Dies ist dein Elternhaus, dein Zuhause, deine Burg – da darf es nicht sein, dass man hinter deinem Rücken Maßnahmen ergreift«, stellte meine Mutter bestimmt fest und sah Claus streng an. Der nickte unmerklich, so als habe er sie verstanden.

Ich brauchte eine Weile, ehe ich wieder etwas sagen konnte. Ich trank meinen Kaffee und versuchte, Ordnung in meine Gedanken zu bringen. Ich befand mich ohnehin schon in der misslichen Lage, dass ich nicht mal mehr meinen engsten Freunden trauen konnte. Wenn ich nun auch noch meinen Eltern misstrauen müsste – wen hatte ich dann noch? Meine Mutter hatte gut daran getan, Claus' Aktion wieder abzublasen. Als ich mich wieder etwas beruhigt hatte, sprachen wir über Aquila.

»Pete, du hast momentan wirklich genug mit dir selbst zu tun. Pia kann sich viel besser um den Hund kümmern. Sie sagt, sie wohnt auf einem Bauernhof im Grünen. Ein Paradies für einen Hund«, sagte meine Mutter.

»Pia hat schon Maxi«, entgegnete ich störrisch.

»Du hast momentan zu viele Probleme. Denk doch nur mal daran, was es bedeutet, sich um Aquila zu kümmern! Mindestens dreimal täglich ausgedehnte Spaziergänge … dafür ist dein Leben im Augenblick doch viel zu unstet! Nein, Pete, sei vernünftig. Komm erst mal wieder selbst mit dir ins Reine und dann kannst du dich auch wieder um alles andere kümmern. Aquila bekommt in Meckenheim alles, was ein Hund braucht. Noch dazu ist Pia eine Bezugsperson für sie. Und auch für Maxi wird es schön sein, Aquila wieder um sich zu haben. Aquila wäre dort viel besser aufgehoben, glaub es mir, Junge.«

»Mutter, ist das zu 100 Prozent deine Meinung?«, fragte ich. »Oder vielleicht nur 99 oder 80 Prozent?« Nur so konnte ich in Erfahrung bringen, ob sie wirklich hundertprozentig zu ihrer Aussage stand. Das gehörte zu unserem Code. Manchmal kam es vor, dass sie antwortete, es seien nur 80 oder 99 Prozent. Dann wusste ich, dass sie sich selbst nicht ganz sicher war. »Sag's mir.«

»Es sind 100 Prozent«, antwortete sie mit fester Stimme.

Ich folgte ihrem Rat. Wenn es mir auch schwerfiel, mich wieder von meinem Hund zu verabschieden, so tröstete mich der Gedanke, dass sie es gut haben würde bei Pia auf dem Land.

Je mehr ich darüber nachdachte, desto klarer wurde es mir: Ich war meinen Freunden im Weg. Am liebsten wäre ihnen gewesen, man hätte mich ein für alle Mal weggesperrt. Dann hätten sie endlich wieder ihre Ruhe gehabt. Ihr Leben wäre wieder in ruhigen Bahnen verlaufen, niemand hätte sie mehr aus ihrer Lethargie gerissen. Aus den Augen, aus dem Sinn. Ja, das war es: Sie wollten ihr gewohntes Leben zurück. Das, was sie geführt hatten, bevor sie sich in meins eingemischt hatten. Mit meiner Power hatten sie nicht gerechnet, das zog ihnen glatt die Schuhe aus. Mein Energielevel hatte sie überfordert. Jetzt wollten sie zurück. Zurück in ihre klinisch sauberen

Wohnungen. Was sie brauchten, war ihr geregelter Tagesablauf: aufstehen, arbeiten, schlafen, aufstehen, arbeiten, schlafen. Wenn ich erst weggeschlossen war, würde keine neue Horrorstory über Psycho-Pete sie mehr stören. Doch den Gefallen würde ich ihnen nicht tun, dachte ich grimmig. Ihre unsinnigen Aktionen, die im schlimmsten Fall in der psychiatrischen Klinik ihr Finale fanden, die aufgebauschten Geschichten ... Ich beschloss, ein für alle Mal einen Schlussstrich unter dieses Kapitel meines Lebens zu ziehen und meinen alten Freundeskreis fortan zu meiden.

Außer meiner Mutter vertraute ich nur noch Rambo. Oft besuchte ich ihn im Tattoostudio und trank einen Kaffee mit ihm. Wir lachten viel, hörten Heavy Metal, und ab und zu sah ich ihm bei seiner Arbeit zu. Das dauerte mir aber meist zu lang. Ich schweifte dann mit meinen Gedanken ab und träumte einmal mehr von meiner kleinen Tochter. Ich vermisste Maxi. Doch der Weg zurück erschien mir hoffnungslos verbaut. Ich hatte sie verloren, meine kleine Familie. Maxi. Meine kleine Maxi. Ich vermisste sie so sehr, dass es mir schien, als könnte ich die Sehnsucht körperlich spüren. Es begann als Ziehen in der Magengegend und stieg hoch bis zur Brust.

Eines Tages hielt ich es nicht mehr aus und rief bei Helge in Meckenheim an.

Er meldete sich nach dem zweiten Klingelzeichen. Ich wertete es als gutes Omen.

»Hallo, Helge.«

»Pete! Wie geht's?«

»Durchwachsen. Ich vermisse Maxi. Und meinen Hund.«

»Kann ich mir vorstellen.«

»Ich würde sie gern besuchen.«

»Hm, klar. Kein Problem. Allerdings ...« Eine kleine Pause entstand. Ich wartete. Helge räusperte sich. »Allerdings solltest du Pia vorerst besser in Ruhe lassen. Wir haben damit gerechnet, dass du dich früher oder später meldest. Sie will ...«

»Geht es ihr so schlecht?«

»Hm. Ich denke, es ist besser, wenn ihr eure Beziehungskiste erst mal außen vor lasst.«

Ich war einverstanden. »Okay. Wann kann ich Maxi sehen?«

»Ich klär das mit Pia. Kann ich dich zurückrufen?«

Ich gab ihm meine Handynummer. Drei Stunden später rief er an und wir verabredeten ein Treffen bei ihm zu Hause.

»Pia unternimmt in der Zeit etwas.«

»Ist klar«, antwortete ich und war froh über diese Lösung.

»Für Papa!« Ich platzte fast vor lauter Vaterstolz, als Maxi mir ein selbstgemaltes Bild überreichte. Es war ein buntes Gekrakel. Pia hatte über einige Kringel geschrieben, was sie zu bedeuten hatten. »Wolken« stand über einem blauen Knäuel, »Blume« über einem dicken grünen Strich. »Für Papa!« stand oben rechts in der Ecke.

»Das hast du ganz toll gemacht«, lobte ich Maxi und strich ihr übers Haar. Aquila tollte im Garten herum. Es tat so gut! Ich hielt meine kleine Prinzessin wieder im Arm und drückte meine Nase in ihr Haar. Für einen Moment stand die Welt still und ich spürte das tiefe, innere Band zwischen Maxi und mir. All meine Wunden waren geheilt – zumindest fühlte es sich so an. Sabs und Helge ließen sich nicht blicken. Im Garten tobten wir mit Aquila um die Schaukel, um den Sandkasten und um die Hängeleiter, die an dem Ast eines Kirschbaums befestigt war. Voller Stolz präsentierte Maxi krumme Purzelbäume. Insgeheim dankte ich Schwester Blandine und allen Göttern der Welt für mein Glück und ließ mich zu einem Handstand hinreißen. Wir backten Kuchen im Sandkasten und pflückten Gänseblümchen »für die Mami«. Als ich am frühen Abend wieder nach Krefeld fuhr, wusste ich wieder, wo mein Platz war. Diese wenigen Stunden hatten mir gezeigt, wo ich hingehörte.

Zu Hause pinnte ich Maxis Bild an die Wand. Ich musste immer lächeln, wenn ich die bunten Kringel betrachtete. Und das tat ich täglich. In mir wuchs die Gewissheit, dass Maxi mich brauchte. So sehr, wie ich sie brauchte.

In den nächsten Monaten fuhr ich noch öfter nach Meckenheim. Wir hatten eine Menge Spaß, Maxi und ich. Ich spürte, dass es auch ihr sehr gefiel, mit ihrem Papa zu spielen. Einmal bekam sie unverhofft Besuch von einer Freundin.

»Papi, mein Papi«, plapperte sie und zeigte mit ihren kleinen dicken Fingerchen auf mich.

»Maxi, meine Maxi«, plapperte ich zurück. Das fand sie so lustig, dass sie lachte und lachte, ganz laut. Ich hatte meine Tochter noch nie so lachen gehört.

Als ich zum fünften Mal kam, öffnete mir Pia die Tür. Sonst war ich ihr nie begegnet, sie hatte es offenbar extra so eingerichtet, diesmal zu Hause zu sein. Wie vom Donner gerührt starrte ich sie an. Sie sah gut aus. Vielleicht etwas dünner als früher. Ihr langes, seidiges Haar fiel ihr ins Gesicht. Sie strich es zurück. Endlich fand ich meine Stimme wieder.

»Hallo.« Ich wusste nicht, wohin mit meinen Händen. Sollte ich sie umarmen? Kameradschaftlich knuffen? Auf die Wange küssen? Ich entschied mich für ein Lächeln.

»Hallo.« Sie lächelte ebenfalls, gab sich aber reserviert. Ich suchte nach Worten. Ihr schien es genauso zu ergehen.

Maxi rettete die Situation. »Hallo Papi«, krähte sie vergnügt und strahlte übers ganze Gesicht. Pia und ich wechselten ein paar belanglose Worte. Einzig Maxi blieb völlig unverkrampft. Also konzentrierten wir uns auf unsere Tochter. Wenigstens ihr sollte es gut gehen. Sie konnte ja nichts dafür, dass ihre Eltern sich entzweit hatten. Natürlich wollte sie im Garten spielen. Während Pia es sich auf einer Liege bequem machte, buddelte ich mit Maxi tiefe Löcher im Sandkasten. Ab und zu warf ich einen verstohlenen Blick zu Pia hinüber. Sie hielt ein Buch in der Hand und tat, als lese sie. Ich linste nach dem Titel. Es hieß *Allein und doch nicht allein. Eine Mutmach-Geschichte.* Schnell wandte ich meine Aufmerksamkeit wieder Maxi zu.

Am Abend verabschiedete ich mich.

»Darf ich bald wieder zu euch kommen?«, fragte ich Pia.

»Natürlich. Wann immer du magst.«

Ich nickte ihr dankbar zu. »Bis bald«, sagte ich und sah zu Maxi. Sie hatte bereits ihren Schlafanzug an und stand mit dem Kuschelbären im Arm neben Pia.

»Ist noch etwas?«, fragte Pia.

Ich ging runter in die Hocke und drückte Maxi noch einmal.

»Tschüss, meine kleine Prinzessin, sei schön lieb.« Maxi drückte mir einen feuchten Kuss auf die Wange.

Pia sah lächelnd zu.

»Also dann. Bis bald«, sagte ich, sah ihr kurz in die Augen und dann ging ich.

Kaum war ich wieder in Krefeld, vermisste ich Maxi. Immer häufiger fuhr ich nach Meckenheim und fortan war auch Pia immer mit dabei. Nach wie vor scheuten wir die offene Auseinandersetzung mit unserer Vergangenheit. Ich wusste, dass mir Pia meinen Trip nach Rügen zusammen mit Mandy sehr übel genommen hatte. Tim hatte mir verraten, dass sie eine Bettgeschichte vermutete. Doch viel schlimmer wogen wohl die Streitereien, die wir gehabt hatten. Das gegenseitige Vertrauen war zutiefst gestört. Und doch, auch wenn es meterhohe Barrieren zwischen uns gab, so war da trotz allem immer noch ein Gefühl von Verbundenheit, das durch Maxi vielleicht noch verstärkt wurde. Immer häufiger warfen wir uns Blicke zu, die mehr sagten als tausend Worte. Die anfängliche Verkrampfung löste sich und wir kamen uns Stück für Stück wieder näher.

»Ich würde gern zurückkommen«, sagte ich eines Abends, als Maxi schon im Bett lag und streichelte Pia sanft über die Schulter. Sie saß am Tisch und nähte einen Flicken auf Maxis Hose.

Überrascht sah sie auf. In ihren Augen war so viel Wärme.

»Wir sollten uns Zeit lassen, Pete. Es ist viel passiert.«

Ich nickte. Schon befürchtete ich, es käme nun zur unvermeidlichen Diskussion.

»Na ja ... es kann gut oder schlecht ausgehen. Vielleicht ist es nicht der richtige Zeitpunkt. Vielleicht kommt der nie. Vielleicht aber doch. Wenn wir es nicht ausprobieren, werden wir es nie erfahren«, überlegte sie laut und legte Maxis Hose beiseite. »Willst du einen Schluck Wein?«

»Ein Bier wäre mir lieber.«

Sie verschwand in der Küche und kam wenig später mit einem Pils für mich und einem Glas Wein für sich zurück. »Cheers«, prostete sie mir zu und nippte am Wein. Nach einer Weile sagte sie: »Du könntest erst mal hierher ziehen. Wenn es funktioniert mit uns, gehen wir zurück nach Berlin. Wenn es nicht funktioniert ... ach, das sehen wir dann. Lass es uns versuchen.«

Kurz. Knapp. Präzise. Typisch Pia.

»Ich weiß, es ist viel geschehen. Und ich finde es großartig, dass du trotz allem bereit bist, einen Versuch mit mir zu wagen. Ich verspreche dir, ich werde alles geben. Ich habe auch ein bisschen Manschetten, das will ich dir nicht vorenthalten. Ich weiß einfach nicht, ob es je wieder so wird, wie es einmal war.«

»Ich weiß.«

»Ich kann dir auch nicht sagen ...«

»Ich weiß«, unterbrach sie und dann küsste sie mich. Diesmal auf die Lippen. Das erste Mal seit unserer Trennung. »Lass es uns ganz einfach versuchen. Okay?«

Helge und Sabs waren einverstanden. Auf dem alten Bauernhof war genügend Platz vorhanden. Zudem hatten sie das wohl alles schon vorher mit Pia besprochen. Den Mietvertrag für meine Wohnung in Krefeld hatte ich ohnehin nur für ein halbes Jahr geschlossen, und das neigte sich gerade dem Ende zu, von daher gab es keinerlei Probleme. Mit Leo und meinen Siebensachen zog ich nach Meckenheim. Es war ein Versuch, wieder so etwas wie ein richtiges Familienleben zu führen. Ein Versuch, die Vergangenheit ungeschehen zu machen und weiter zu leben, als sei nichts geschehen.

Unsere Zuversicht verflog bereits in den ersten Tagen, als wir uns zusammen an den Küchentisch setzten und ich Pia meine finanzielle Situation darlegte. Das Geld von *Verto* hatte ich komplett ausgegeben. Meine lästigen Gläubiger ließen sich nicht abschütteln. *Mein Büro* und die *Telekom* verfolgten mich mit Mahnungen, die einen immer unfreundlicheren Tenor bekamen. Die Mobilfunkgebühren für meine stundenlangen Telefonate waren exorbitant hoch, die Rechnung für die Rückführung meines Autos von Rügen nach Krefeld war mindestens genauso üppig wie die der Autowerkstatt, bei der ich an meinem heißgeliebten BMW eine Schönheitsreparatur hatte durchführen lassen. Das war BEVOR ich in einem hellen Moment eingesehen hatte, dass sich ein Verkauf des Wagens nicht mehr umgehen ließ. Der Erlös hieraus war ebenso futsch wie alles Geld, das ich mit meinen diversen Nebenjobs als Toilettenmann in der *Burg* und bei Armdrückerwettbewerben eingenommen hatte. Ich warf Pia einen kurzen Seitenblick zu, sie schien mehr und mehr in sich zusammenzusacken. Ich holte kurz Luft, dann fasste ich es schließlich zusammen: »Ich steh mit dem Rücken zur Wand. Bin pleite.«

Pia brauchte eine Weile, bis sie sich von dem Schock erholt hatte, doch wie immer wusste sie eine Lösung. Sie überredete mich, eine Schuldnerberatung aufzusuchen. Die Frau dort war sehr nett und verständnisvoll. Pia erklärte ihr meine Situation, erzählte von meiner Krankheit, ich ließ sie gewähren. Wenn ich dann nur endlich meine Ruhe hätte, sollte es mir recht sein, dass sie mich als Psychotiker bezeichnete. Pia händigte der Dame in der Schuldnerberatung alle möglichen Unterlagen aus, unter anderem auch solche, die meine Klinikaufenthalte belegten. Pia nannte das unschönerweise Zwangseinweisungen, aber auch dazu sagte ich nichts. Tatsächlich erreichte die Mitarbeiterin der Schuldnerberatung einen Aufschub. Als ich sie fragte, wie sie das bewerkstelligt hätte, erklärte sie mir ungerührt, das sei ganz einfach gewesen.

»Ich habe den Gläubigern erklärt, dass Sie psychisch erkrankt und arbeitsunfähig sind, kein Geld mehr haben und Ihnen nur noch der Offenbarungseid bliebe. Bei einem psychisch Erkrankten macht eine eidesstattliche Versicherung nicht viel Sinn.«

Ich schluckte trocken. Es machte mich nicht gerade glücklich, das zu hören. Pia setzte noch eins drauf: »Natürlich musste ich deine finanzielle Situation belegen, das habe ich mit dem letzten Steuerbescheid getan. Alle deine Gläubiger haben sich erstaunlich schnell gemeldet. Du hast ein gutes Jahr Zeit, danach werden sie sich wieder melden und dir vermutlich aufs Dach steigen und zusätzlich Zinsen berechnen für die Stundung. Ich musste versprechen, dass du die Rechnungen begleichst, sobald es dir gesundheitlich wieder besser geht und du eine Stelle gefunden hast. Für diesen Fall habe ich eine Ratenzahlung angeboten. Du musst wieder auf die Füße kommen, Pete.«

Ich nickte. »Danke, dass du das für mich getan hast. Ich weiß gar nicht, wie ich das jemals wieder gut machen kann. Hoffentlich lassen sie mich jetzt auch wirklich in Ruhe.«

»Ich habe es teilweise schwarz auf weiß. Willst du die Korrespondenz sehen?«

Ich schüttelte den Kopf. »Nein, lass gut sein. Mir reicht es. Ich such mir einen neuen Job und dann wird alles wieder gut«, sagte ich.

Pia wirkte skeptisch, und selbst für mich hatten meine Worte hohl geklungen. Nicht, dass ich es nicht gewollt hätte, aber ich befürchtete, dass mein Glücksstern im Begriff war, rasant vom Himmel zu stürzen.

Nachts konnte ich nicht schlafen, plagte mich mit Gewissensbissen und Sorgen um unsere weitere Zukunft herum, morgens war ich nicht imstande, den gut gelaunten Familienvater zu mimen. Ich hatte Mühe, mich wieder in den normalen Alltag einzugliedern. Pia hatte eine Teilzeitstelle im Büro angenommen. Wenn sie arbeitete und Maxi im Kindergarten war, geisterte ich durch die leere Wohnung. Natürlich hätte ich einkaufen, mich ums Mittagessen kümmern und andere Dinge erledigen können, tatsächlich war ich aber nicht in der Lage dazu. Ich fühlte mich emotional im Minusbereich. Monatelang war ich auf dem Höhenflug gewesen, jetzt befand ich mich ganz tief unten im Keller. Mir fehlte die Energie. Ich war kraftlos, schlapp und chronisch müde. Jeder einzelne Knochen schmerzte. Die simpelsten Dinge waren für mich mit einem Kraftakt verbunden. Halbherzig bewarb ich mich auf Stellenanzeigen. Nicht eine einzige Einladung zum Vorstellungsgespräch kam dabei heraus. Meist saß ich zusammengekauert im Sessel, starrte Löcher in die Luft und hing trüben Gedanken nach. Wie hatte ich es nur so weit kommen lassen können? Wie krank war ich wirklich? Wie tief würde ich fallen? Warum nur? Warum ich? Warum mussten die leiden, die mich liebten? Ich hatte alles falsch gemacht. Versagt auf ganzer Linie. Okay, okay, ich war krank. Klar, gute Ausrede. Natürlich müsste ich einen Arzt aufsuchen. Keinen Arzt, einen Psychoklempner. Ich war ein Fall für die Klapse. Diese kleine gehässige Stimme in mir machte es nur noch schlimmer. Je mehr ich über meine Lage nachdachte, desto deprimierter wurde ich. Je öfter ich regungslos im Sessel saß, desto elender fühlte ich mich. Einerseits fehlte mir die Energie für alles, einfach alles, andererseits fühlte ich mich noch schlechter, wenn ich nichts tat. Zusehends wurde die Stimmung gereizter. Ständig herrschte ein unangenehmes Schweigen. Pia führte sich auf, als hätte sie nicht nur ein Kind, sondern zwei zu versorgen. Ihre Fürsorge, ihre lauernden Fragen, die ständigen Anforderungen, denen ich nicht gerecht wurde – ich hatte das Gefühl, zu zerreißen. Schon bald sehnte ich mich nach mehr Raum. Mehr Raum für mich.

Pia litt. Ich konnte es sehen. Morgens, wenn sie die Augen aufschlug. Mittags, wenn sie sich unbeobachtet wähnte. Abends, wenn sie sich in ihr Buch vertiefte.

»Vielleicht ist es besser, wenn ich wieder ausziehe«, sagte ich eines Abends vorsichtig.

Pias Augen füllten sich mit Tränen. »Ich habe es kommen sehen. Ich wusste, dass du irgendwann kommst und genau das sagst.«

»Es tut mir leid, Pia, das musst du mir glauben.«

Sie nickte. »Eine räumliche Trennung wäre wahrscheinlich das Beste. Für dich, für mich, für uns alle drei.« Sie drehte ihren Kopf zur Seite. Es schien, als sei sie mit ihren Gedanken weit weg. Sie atmete hörbar ein, so als müsse sie all ihre Kraft sammeln. Sie sah mich wieder an und dann sagte sie sehr bestimmt: »Pete, so machen wir es.«

Unser Familienleben unter einem Dach hatte nicht einmal vier Monate gedauert. In einem kleinen Ort in der Nähe von Meckenheim fand ich eine günstige Mietwohnung. Sie war sogar möbliert. Wir verbrachten regelmäßig gemeinsame Zeit mit Maxi und bemühten uns wider besseren Wissens um unsere kleine heile Welt. Die schon lange nicht mehr heil war.

Unser Mietvertrag für das Haus in Brandenburg war inzwischen endlich ausgelaufen. Pia kümmerte sich um alles. Sie löste den Haushalt dort auf, schenkte Mandy unser altes Sofa und konnte dem Nachmieter die Küche und einige weitere Möbel verkaufen. Kaum war sie wieder zurück, überredete sie ihren Arbeitgeber, ihren Halbtagsjob auf eine Dreiviertelstelle auszuweiten. Sie nötigte mich, Arbeitslosengeld zu beantragen. Aufgrund meines hohen Gehaltes, das ich bei *Spike* bezogen hatte, kam ich mit dem Geld, das mir die Behörde bewilligte, einigermaßen zurecht.

Trotzdem verschlechterte sich mein Zustand weiter. Ich wusste mir nicht mehr zu helfen. Also nahm ich Kontakt auf zu einem Psychologen, der von der Krankenkasse anerkannt war. Er klärte mich über die Länge seiner Warteliste auf und versprach, mich sofort anzurufen, wenn ein Patient absprânge. Mit einem guten halben Jahr müsste ich allerdings rechnen, bis ich einen Gesprächstermin mit ihm bekommen könnte. Ich telefonierte mich durch die Einträge im Branchenbuch und rief sämtliche Psychologen in der Umgebung an. Überall das Gleiche. Die einzigen, bei denen ich zeitnah einen Termin hätte bekommen können, waren die ohne Kassenzulassung. Im Klartext bedeutete das, ich müsste die Sitzungen aus der eigenen Tasche bezahlen. Da ich immer noch keine Anstellung gefunden hatte, fehlte mir das Geld dafür. Ein Teufelskreis.

In dieser Situation versuchten wir weiterhin, unsere Beziehung zu retten. Ein Versuch, der von vornherein zum Scheitern verurteilt war. Wir brauchten ein Jahr, um das herauszufinden. Das schlimmste Jahr meines Lebens.

Auf einem Spielplatz nahm es dann sein Ende. Maxi schaukelte, Pia und ich saßen auf einer Bank und sahen ihr zu.

»Es funktioniert nicht«, sagte Pia tonlos.

»Es kann auch nicht gut sein für die Kleine, wenn wir uns dauernd streiten«, ergänzte ich leise und nahm ihre Hand. Pia liefen die Tränen über die Wangen. Ich nahm sie in den Arm. »Es tut mir so leid, Pia«, flüsterte ich. Sie zitterte.

»Ich weiß. Mir auch.«

Ich reichte ihr ein Taschentuch, geräuschvoll putzte sie sich die Nase. Maxi schaukelte mit einer Spielkameradin um die Wette. Pia und ich schwiegen eine Weile vor uns hin. Als sie sprach, klang ihre Stimme sehr entschlossen.

»Besser gut gelaunte Eltern, die getrennt leben, als solche, die zusammen sind, sich aber ständig streiten. So schwer es mir fällt ... Lass uns Nägel mit Köpfen machen.«

Wir trennten uns. Maxi blieb bei Pia.

Von da an war meine Talfahrt nicht mehr aufzuhalten. Ich fiel, fiel, fiel. Nicht nur psychisch, sondern auch physisch ging es mir miserabel.

Einmal war es besonders schlimm. Um mich aufzuheitern, schleppte ich mich durch die Innenstadt von Bonn. Es war ein sonniger Nachmittag, aber mir war kalt. Ich vergrub die Hände tief in den Taschen. Meine Fußgelenke verursachten mir wieder einmal starke Schmerzen. Als ich eine Imbissstube passierte, rebellierte mein Magen und krampfte sich zusammen. Ich fürchtete zusammenzubrechen, so stark waren die Schmerzen. In dem Moment blitzte es. Ich sah ein helles Licht und wusste: Dahin muss ich gehen, ich muss zu dem Licht. Mühsam setzte ich einen Fuß vor den anderen. Endlich hatte ich die Quelle des Lichts erreicht, ich stand vor einer halb geöffneten Glastür, in der sich die Sonne spiegelte. Unsicher betrat ich den Raum. Ich befand mich in einer Bar. Mit weichen Knien schaffte ich es gerade noch auf einen Barhocker, dann verließ mich die Kraft. Ich kauerte darauf wie ein Häufchen Elend. Eiskalter Schweiß rann mir den Rücken runter. Ich wischte mir übers Gesicht und atmete tief durch.

»Geht's dir nicht gut?«

Ich sah auf. Die Frau, die das gefragt hatte, stand hinter der Theke. Sie hatte langes, gelocktes blondes Haar. Ein rundliches Puppengesicht mit blauen Kulleraugen. Wie ein Engel. Das muss die Bedienung sein, dachte ich benommen.

»Geht's dir nicht gut?«, wiederholte sie.

Ich schüttelte stumm den Kopf. Sie stellte mir ein Glas Wasser hin. Dann kam sie hinter der Theke hervor und setzte sich auf den Hocker neben mir. Sie nahm meine Hände und führte sie ans Glas.

»Trink das. Es wird dir guttun«, sagte sie leise. Eine unglaublich liebevolle Geste.

»Ich bin nicht betrunken oder so ...«, setzte ich an.

»Ich weiß.« Sie legte ihre Hand auf meinen Arm.

»Wie heißt du?«, fragte sie.

»Pete.«

»Ich heiße Blandine«, sagte sie und lächelte. Ein Blitz durchzuckte mich. Sie hieß Blandine! Wie meine Schutzheilige. Ein Gast verlangte die Rechnung. Sie stand auf. Mir ging es plötzlich wieder richtig gut. Ich hatte Appetit. Ich bestellte ein Baguette mit Thunfisch und aß es mit Genuss. Als Blandine wieder etwas Zeit hatte, unterhielten wir uns. Sie kam aus Frankreich, war in Versailles geboren. Mit drei Jahren war sie mit ihren Eltern nach Deutschland gezogen, was ihr akzentfreies Deutsch erklärte. Das war alles, was sie über sich verriet. Sie wechselte zurück in den Ton einer freundlichen Bedienung und der Zauber war gebrochen. Ich blieb noch eine Weile. Dann bat ich um die Rechnung und gab ihr ein ordentliches Trinkgeld. Für einen kurzen Moment hatte ich das Gefühl gehabt, die Welt sei wieder in Ordnung. Dafür war ich ihr dankbar. Und meiner Schutzpatronin natürlich auch. Denn die hatte sie mir geschickt, davon war ich fest überzeugt.

Natürlich bin ich sehr glücklich darüber,
dass ich endlich einen Menschen gefunden habe, mit dem mich
eine sehr tiefe Liebe verbindet. Und doch denke ich, dass man eine
Liebe nur leben kann, wenn man sowieso schon glücklich ist.
Glück entsteht nicht durch etwas oder durch eine Person,
sondern ist in einem. Ich denke, am glücklichsten sind die Menschen,
die nach ihrer eigenen Stimme leben, ihren Wünschen und Träumen
folgen und nicht nach unendlicher Sicherheit suchen.

Meike Schürgers, 43 Jahre, Product-Manager

---

18. Die Leiche im Keller oder Zu früh gefreut

Die Begegnung mit Blandine hatte mich wieder hochgerissen. Ganz gleich, was auch geschah, ich wusste, für mich würde gesorgt werden. Schwester Blandine hielt immer ein Auge auf mich. Sie hatte mir ein Zeichen gegeben und es mir endgültig klar gemacht: Ich musste zurückfinden ins Leben. Ich nahm Stift und Papier und skizzierte meinen Plan.

GUTE VORSÄTZE

1. Ich werde Maxi ein guter Vater sein! (Im Rahmen meiner Möglichkeiten.) Ab sofort stelle ich mich meiner Verantwortung.
2. Die Entscheidung, Aquila bei Pia zu lassen, war falsch. Ich hole Aquila zu mir zurück!
3. Ich suche mir einen Job!
4. Ich will zurück zur Normalität!

Nachdem ich längere Zeit über mein Vorhaben sinniert hatte, entschied ich mich dafür, die Reihenfolge zu ändern und die Punkte voranzustellen, die sich am leichtesten verwirklichen ließen. Ich zerriss den Zettel und fertigte einen neuen.

GUTE VORSÄTZE – Klappe: die Zweite

1. Aquila kommt zurück.
2. Catch a job!
3. Ich bin für Maxi da. Immer.
4. Ich werde wieder normal. Oder das, was man dafür hält.

Die Liste musste an einen Platz, wo sie mir immer ins Auge fallen würde. Ich klebte sie fein säuberlich an die Tür des Kühlschranks.

Punkt eins war schnell erledigt. Ich fuhr nach Meckenheim und holte meinen Hund. Maxi fand das glücklicherweise nicht tragisch. Sie wusste ja, dass sie ihn beim Papa jederzeit besuchen konnte. Bepackt mit Hundefutter, Gummiknochen in verschiedenen Variationen, einer Flasche *Cola light* und der Tageszeitung kehrte ich mit Aquila zurück in meine Wohnung. Sie war ganz die Alte, erkundete zunächst die Zimmer, beschnüffelte den neuen Hundekorb mit dem von meiner Mutter bestickten Kissen mit der seltsam anmutenden Aufschrift *Was für ein Hundeleben.* Dann setzte sie sich vor den Kühlschrank. Ein eindeutiges Zeichen, dass Madame etwas zu futtern wollte.

»Okay, Süße, dass das ein für alle Mal klar ist«, brummte ich. »Du kommst jetzt erst mal auf Diät. Bist ganz schön moppelig geworden.« Aquila drehte mir abrupt ihre Kehrseite zu.

»Jetzt sei nicht gleich beleidigt. Kriegst ja was«, lenkte ich ein und befüllte ihren chromblitzenden Napf mit *delikaten Geflügelhäppchen in nahrhafter Sauce.*

»Was die sich alles einfallen lassen«, murmelte ich und las interessiert die Konservenbeschriftung. »Das macht dein Fell glänzend, die Knochen stark und unterstützt deine Gesundheit. Sagen die. Lass es dir schmecken«, ermunterte ich Aquila.

Mein braver Hund befolgte natürlich sofort meine Anweisung, auch, wenn es sonst schon mal etwas länger dauerte, bis sie auf mich zu hören gedachte. Die Geflügelhäppchen schienen wirklich delikat zu sein, Aquila vertilgte sie in atemberaubender Geschwindigkeit. Ich ertappte mich dabei, wie ich ihr versonnen lächelnd zusah. Dann fiel mir ein, dass ich Wichtigeres zu tun hatte. Ich nahm einen Stift und strich Punkt eins auf meiner Vorsatzliste durch.

»Also auf zum nächsten Step«, murmelte ich. Aquila sah irritiert hoch, widmete sich aber sofort wieder ihrer Mahlzeit. Ich schnappte mir die Zeitung, setzte mich an den Küchentisch und durchforstete das Stellenangebot. Die Annonce von *Expert Solution* fiel mir sofort auf. Man suchte einen Vertriebsmanager. Die Stelle war mir wie auf den Leib geschrieben. Ich verfasste noch am gleichen Tag eine Bewerbung und frisierte meinen Lebenslauf. Da ich vor dem kurzen Intermezzo bei *Spike* Unternehmer gewesen war, stellte ich die Zeit der Arbeitslosigkeit ebenfalls als selbstständige Tätigkeit dar. Zwei Tage später lud man mich zum Vorstellungsgespräch ein.

»Das läuft ja bestens an«, frohlockte ich und warf Leo zur Feier des Tages eine Extramaus ins Terrarium. Aquila sprang an mir hoch. »Hey! Seit wann willst du aufgetaute Mäuse? Die hier ist für Leo«, tadelte ich sie. »Du kommst schon nicht zu kurz.« Aquila legte den Kopf schief. Ich befüllte ihren Fressnapf. Das überzeugte sie hoffentlich. Später machte ich einen langen Spaziergang mit ihr, wobei ich erfreut feststellte, dass mir meine Knochen nicht mehr ganz so große Probleme bereiteten wie in den Wochen zuvor.

Das Vorstellungsgespräch begann locker. Waldo Hesekiel, der Geschäftsführer von *Expert Solution,* war mir auf Anhieb sympathisch, und das, was er über den Job erzählte, auch.

»Unser Schwerpunkt liegt im Bereich des Systemmanagements«, sagte er und legte eine Pause ein, wohl um auszuloten, wie viel ich damit anfangen konnte.

Natürlich hatte ich mich auf das Gespräch vorbereitet. Ich spielte ihm den Ball zurück. »Es geht also um die Überwachung von großen Netzwerken.«

Er nickte befriedigt. »Wie Sie sicher wissen, geben mittelständische und große Unternehmen immens viel Geld aus, um ihre EDV-Anlagen auf Trab zu halten. Wenn das System aber ausfällt, bedeutet das einen großen wirtschaftlichen Verlust. Genau hier setzen wir an. *Expert Solution* hat eine Marktlücke geschlossen und eine Überwachungssoftware entwickelt, die sofort feststellen kann, wenn ein Server nicht ordentlich arbeitet oder wenn eine Speicherplatte ihre Kapazitätsgrenze erreicht. Das System reagiert mit Warnmeldungen oder leitet selbstständig Recovery-Maßnahmen ein.«

»Hört sich gut an. Aber ...« Er warf mir einen wachen Blick zu. »Aber ich könnte mir vorstellen, dass das sehr kostspielig ist.«

Er nickte. »Zugegeben, es ist eine ziemlich teure Software. Unser Verkaufsargument sind die drohenden Verluste bei einem Systemausfall. Im Vergleich dazu ist der Anschaffungspreis gering. Wir haben bereits jetzt einen großen Kreis namhafter Kunden. Und wir stehen erst am Anfang, das Programm ist ja noch nicht lange auf dem Markt.«

»Was wäre meine Aufgabe?«

»Der komplette Vertrieb. Sie arbeiten autark, informieren mich lediglich über den Stand der Dinge. Ein paar Kunden betreue ich noch mit, zumindest am Anfang. Sie müssten viel reisen, einige unserer Kunden haben ihren Sitz im europäischen Ausland.«

Ich nickte und stellte Frage auf Frage, erkundigte mich nach Marketingmaßnahmen, nach Messepräsentationen und schließlich nach den Kunden. Ich wusste, dass ich mich damit weit aus dem Fenster lehnte, denn in dieser Branche gab es viele Geheimniskrämer. Wie sich herausstellte, war es die richtige Frage gewesen.

»Die Top 100 der Industrie. Sie stellen viele Fragen, Herr Kluth. Das gefällt mir. Wann können Sie anfangen?«

Ich warf einen Blick auf meine Armbanduhr. Es war 12.37 Uhr.

»Hängt davon ab, wie schnell wir uns über die Konditionen einigen können. Wenn wir einen Konsens finden ...«, ich lächelte verschmitzt, »... dann bleib ich gleich hier.«

Er lachte und ich mit. »Nicht schlecht, Herr Kluth. Ich glaube, wir werden gut miteinander zurechtkommen, ich rede nämlich auch nicht gern lange um den heißen Brei herum.«

»Prima«, antwortete ich, immer noch lächelnd. »Dann lassen Sie mal hören ...«

Um 12.50 Uhr unterschrieb ich meinen Anstellungsvertrag als Vertriebsmanager. Waldo Hesekiel verhaftete mich nicht gleich, wie er sich ausdrückte, sondern gewährte mir Aufschub bis zum Monatsbeginn – zwei Tage später.

Zu Hause führte mich mein erster Weg zum Kühlschrank. Aquila sprang an mir hoch. »Nein, jetzt gibt's nicht schon wieder Futter. Du bist viel zu gefräßig, Süße!«, schalt ich sie. Prompt drehte sie mir wieder ihr Hinterteil zu. »Nun sei nicht gleich wieder beleidigt.« Sie drehte sich augenblicklich wieder zu mir um und wackelte freudig mit dem Stummelschwanz. Gut gelaunt betrachtete ich die Auflistung unter GUTE VORSÄTZE. Ich nahm einen Stift, strich Punkt zwei durch und markierte Punkt vier. Der erste Schritt in die Normalität war getan, doch noch war ich nicht ganz dort angekommen. Ab jetzt würde alles anders werden. Schluss mit dem Lotterleben, ich stand wieder im Beruf.

Endlich konnte ich wieder arbeiten. Mein Job bei *Expert Solution* lief gut an. Ich bekam einen Firmenwagen, ein großes, helles Büro, ein superleichtes Laptop, ein Handy so klein wie eine Zigarettenschachtel, kurz, den ganzen Krempel, den man eben so braucht, wenn man ständig busy ist.

Die Leute bei *Expert Solution* waren durch die Bank klasse. Es herrschte eine gute Atmosphäre, jeder duzte jeden, und es wehte ein Hauch von Pioniergeist durch die Räume. Besonders gut verstand ich mich mit Hermes, einem Programmierer. Wie die meisten Cracks hatte er einen staubtrockenen Humor, arbeitete meist bis spät in die Nacht und war immer ein bisschen crazy. Ich kam lange nicht dahinter, ob es an seinem Naturell lag oder am Koks, den er sich reinpfiff. Hermes war immer gut drauf, immer nett, immer lustig, und außerdem konnte er mir ziemlich gut erklären, wie das System arbeitete, wann es Fehlermeldungen herausgab, welche Erste-Hilfe-Maßnahmen es einleitete und warum. Dieses Hintergrundwissen war wichtig für meine Verkaufsargumentation.

Das Gegenteil von Hermes war Waldo. Stets ruhig und besonnen, ein klarer, wacher Verstand, keinerlei Marotten und immer auch reflektierend. Nie ließ er den Chef raushängen, alle im Team arbeiteten ihm gern zu. Waldo wusste genau, wie er jemanden dorthin bringen konnte, wo er ihn haben wollte. Die ersten drei Monate nahm er mich noch unter seine Fittiche. Ich arbeitete mich schnell ein, las bis tief in die Nacht komplizierte Texte über unsere Software und entwarf ausgeklügelte Marketingstrategien. Waldo begleitete mich auf einigen Reisen. Als er merkte, dass ich gut bei den Kunden ankam, ließ er mich gewähren. Ich startete eine große Akquiseaktion, coachte mein Team, berief regelmäßige Mitarbeiterbesprechungen ein und machte die Ergebnisse unserer Brainstormings im Unternehmen publik. Ich knüpfte enge Kontakte zu den EDV-Fachleuten. Bis dahin hatten sie sich ausschließlich aufs Programmieren konzentriert. »Wir sitzen alle in einem Boot«, erklärte ich und lud sie zu den Mitarbeiterbesprechungen ein. So kamen im Laufe der darauffolgenden Monate immer häufiger auch Programmierer dazu. Von diesen Sitzungen immer montags um elf profitierten letzten Endes alle. Mehr und mehr wurde das System den Kundenbedürfnissen angepasst.

Innerhalb der ersten beiden Monate hatte ich 18 Neukunden gewonnen, nach einem halben Jahr weitere 40. Ich war wieder da! Und wie! Ich strotzte vor Energie, war bester Dinge, arbeitete viel und gern und war sehr aktiv, oft bis spät in die Nacht. Bei meinem Team war ich beliebt, und man nannte mich den *Hans Dampf in allen Gassen.*

Mein Erfolg sprach sich in der Branche herum. Auf einem Seminar lernte ich den Geschäftsführer von *Common Success* kennen. Sein Unternehmen war der direkte Konkurrent von *Expert Solution.* Kaum hatten wir eine kurze Pause, steuerte er mit einem Glas Mineralwasser direkt auf mich zu.

»Grüß Sie, Herr Kluth. Ich habe schon viel von Ihnen gehört.«

»Tatsächlich?« Ich zog die rechte Augenbraue hoch.

Er lachte. »Ich bitte Sie! Das *Compunet-Journal* hat Sie bereits nominiert wegen Ihrer hervorragenden Verkaufszahlen!«

Ich runzelte die Stirn. Das anerkannte Fachblatt nominierte jährlich herausragende Leute aus der Branche für den *Compy.* So etwas wie der Oscar der Computerbranche. Der Preis war mit zwölf Riesen dotiert. Ich hätte nicht im Traum daran gedacht, dass die auf mich kommen würden. Normalerweise ging der *Compy* an Programmierer oder sonst irgendwelche wichtigen Leute. Und nun hatten sie mich nominiert. MICH! Woher wussten die denn überhaupt etwas über mich? Wie kamen die an Verkaufszahlen? Ob Waldo dabei seine Hände im Spiel hatte? Und warum wusste ich nichts davon? Ich stöhnte innerlich, als ich an den Stapel Briefe und Fachzeitschriften dachte, der sich auf meinem Schreibtisch türmte. Einiges davon hatte ich nicht einmal überflogen. Und hatte da nicht kürzlich eine Nachricht gelegen, dass die Redaktion des *Compunet-Journal* angerufen und um Rückruf gebeten hatte? Ich räusperte mich.

»Oh. Ehrlich gesagt wusste ich das noch nicht. Ich muss so viel lesen, dass ich gezwungen bin, dabei selektiv vorzugehen.«

Er nickte verständnisvoll. »Das bringt der Job mit sich. Ich habe mich noch gar nicht vorgestellt. Marco Jopp. Ich bin Geschäftsführer bei *Common Success.*« Das wusste ich bereits, es stand schließlich auf seinem Namensschild am Revers. Er schüttelte mir die Hand.

»Peter Kluth. *Expert Solution.* Aber das wissen Sie ja schon.«

Er nickte und grinste. »Schön, dass wir uns kennenlernen. Ich hatte gehofft, Sie hier zu treffen. Wie finden Sie das Seminar?«

»Nun ja. Ich hatte mir ein bisschen mehr davon versprochen. Aber vielleicht kommt das ja noch.«

Er nickte. »Sie haben Recht. Außergewöhnliche Strategien waren das nicht, die der Referent uns bisher vorgestellt hat.«

»Worüber wollten Sie sich mit mir unterhalten?« Er schien irritiert.

»Wenn Sie gehofft haben, mich hier zu treffen, dann doch vermutlich nicht, um mit mir über die Qualität des Seminars zu reden?«

Er lachte kurz auf. »Man hat mir gesagt, dass Sie schnell zur Sache kommen. Aber so schnell ...«

»Ist mir mein Ruf vorausgeeilt?«

Er lachte noch breiter. Ich lachte mit. Dann wurde er wieder ernst.

»Haben Sie schon mal darüber nachgedacht, unter einer anderen Fahne aktiv zu werden?«

»Sie wollen mich für sich gewinnen?«

»Ja. Ich könnte mir vorstellen, dass wir gut zusammenpassen.«

Ich stand erst am Anfang bei *Expert Solution* und dachte nicht im Traum an einen Wechsel. Andererseits wollte ich die Tür, die sich hier gerade öffnete, nicht sofort wieder zuschlagen.

»Im Moment fühle ich mich ganz wohl bei *Expert Solution.* Aber wer weiß, vielleicht ändert sich das ja irgendwann mal. Dann werde ich gern auf Ihr Angebot zurückkommen.«

Jopp nickte. »Sie werden uns immer willkommen sein. Hier ist meine Karte«, sagte er und überreichte mir seine Visitenkarte. Ich zückte meine, weil man das so macht, und dann war die Pause auch schon zu Ende und wir gingen zurück zum Seminar.

Hinterher dachte ich nicht mehr darüber nach. Die Arbeit für *Expert Solution* forderte mich sehr. Ich war erfolgreich, fühlte mich gesund, stark und glücklich. Mit Hermes freundete ich mich an. An einem Sommerabend lud er mich zu einer Grillparty ein. Dort traf ich Laura, seine Schwester. Eine tolle Frau. Natürlich, attraktiv, humorvoll und intelligent. Sie hatte rotes Haar und grüne Augen. Auf ihrer Stupsnase blitzten Sommersprossen. Während wir uns angeregt unterhielten, bedauerte ich es insgeheim, dass ich so wenig Freizeit hatte. Nach wie vor arbeitete ich wie ein Besessener. In meinem Leben war kein Raum für eine Beziehung. Vielleicht auch keine Zeit.

Von Pia hörte ich nur wenig. Hin und wieder telefonierten wir. Sie richtete es meist so ein, dass sie nicht zu Hause war, wenn ich in regelmäßigen Abständen Maxi besuchte. Helge oder Sabs öffneten mir dann die Tür. Manchmal brachte Helge meine kleine Prinzessin auch zu mir. Die Treffen mit Maxi bedeuteten mir viel, und ich achtete peinlich genau darauf, sie einzuhalten. Das war ein Teil meiner Abmachung mit mir selbst. Punkt drei auf meiner Liste strich ich guten Gewissens durch.

So verging ein ganzes Jahr. Eines Abends im Frühjahr 2001 setzte ich mich in meine Küche und zog Bilanz. Ich fühlte mich nach wie vor wohl bei *Expert Solution*. Das Sahnehäubchen war das Gehalt. Waldo hatte nicht zu viel versprochen. In der Tat handelte es sich um ein sehr lukratives Geschäft, denn die Lizenzen für die Software mussten vom Kunden einzeln gekauft werden. Am Ende des ersten Jahres hatte ich zusammen mit meinen Provisionen 370.000 Mark verdient. Beim Anblick der Summe wurde mir schlagartig klar, wie gut es mir ging. Zwar hatte ich bisher nur mein Fixum von 80.000 Mark erhalten, doch Waldo hatte mir fest zugesagt, mir nach Abschluss der nächsten Investitionsphase meine Provision auszuzahlen. Es war nicht so toll, dass ich das Geld noch nicht in meiner Tasche hatte, aber immerhin, demnächst würde ich es ja bekommen. Fakt war, ich verdiente verdammt viel Kohle, ich hatte Freunde und einen tollen Job, einen fetten BMW und mit Judy eine Assistentin, die mir die lästigen kleinen Dinge abnahm, und mit der ich mich auch sonst sehr gut verstand. Aber ich hatte viel mehr als das erreicht: Ich hatte mein Leben wieder im Griff. Ich hatte wieder Verantwortung übernommen. Für meine Tochter, für meinen Hund, meine Schlange und nicht zuletzt für mich selbst. Ich ging einer regelmäßigen Arbeit nach, die mir zudem auch noch gefiel. Wie viele Leute konnten das von sich behaupten? Ich war ein Glückspilz! Ich stand auf und baute mich vor der Liste an der Kühlschranktür auf. Ein Anflug von Stolz ergriff mich, als ich den letzten noch offenen Punkt auf meiner Liste der guten Vorsätze sah. Schon wollte ich zum Stift greifen, um ihn abzuhaken. Urplötzlich kamen mir Zweifel. Hatte ich mein Leben wirklich im Griff? Ich hatte einfach so von vorn begonnen. Ohne zurückzublicken. Sicher, das war der einfachste Weg gewesen. Zumindest am Anfang. Doch jetzt war der Tag der Abrechnung. Sie war immer noch da, meine Leiche im Keller. Lichtjahre entfernt erschien mir die Zeit, als ich mit Geld nur so um mich geschmissen hatte. Meine Reisen hierhin und dorthin, stundenlange Telefonate übers Handy, die durchtanzten Nächte, die Käufe von unsinnigem Kram ... ich hatte immer noch Schulden. Zum ersten Mal wurde mir bewusst, wie verantwortungslos ich gewesen war. Ich zuckte mit den Achseln. Na und? Ich war ja jetzt in der Lage, die Dinge wieder ins Reine zu bringen. Ich überlegte, womit ich anfangen sollte. Vielleicht wieder mit einer Liste? Das hatte doch gut funktioniert. Ich seufzte, öffnete den Kühlschrank und nahm ein Bier heraus. Ein Bier später schnappte ich mir den Kellerschlüssel. Aquila sprang auf, als sie sah, dass ich zur Tür wollte. »Es geht jetzt nicht raus, Süße, ich hab zu tun. Ich werde jetzt meine Leiche im Keller ausbuddeln«, erklärte ich ihr. Aquila legte den Kopf schief. »Ist nur eine Redensart, mach dir keine Sorgen«, lachte ich. »Es geht später vor die Tür, jetzt noch nicht.«

Ich schleppte meine Altlasten hoch in die Wohnung. Nun war er also da, der Moment, den ich so gefürchtet hatte. Ich sortierte den gesamten Schriftkram, den ich bei meinem Expressumzug einfach in Kartons gepfeffert hatte, und legte zahlreiche Rechnungen vom letzten Jahr auf einen Haufen, die Mahnungen dazu auf einen Haufen daneben. Dann war da noch umfangreiches Material von der Schuldnerberatung. Wie Pia es vorausgesagt hatte, hatten meine Gläubiger nach Ablauf der Frist wieder begonnen, mich anzuschreiben. Wieder einmal machte ich eine Liste und notierte säuberlich meine Schulden. Die Gesamtsumme betrug 120.323 Mark. Ich schluckte. Das war mehr als ich erwartet hatte.

Ich rief die nette Dame von der Schuldnerberatung an. »Vielleicht können wir einen Vergleich erzielen«, meinte sie.

»Das wäre schön«, antwortete ich. »Sicher werde ich irgendwann die Provision ausgezahlt bekommen von meinem Arbeitgeber. Nur ist noch nicht abzusehen, wann das sein wird. Wissen Sie, ich habe das Unternehmen von seiner Startphase bis heute begleitet, ich bin sozusagen ein Kind der ersten Stunde. Momentan will man verschiedene Investitionen tätigen und hat kein Geld übrig. Vielleicht wird sich die Situation zum Jahresende hin verbessern, doch solange will ich nicht warten. Vielleicht können wir das leidige Thema schon vorher zu Ende bringen.«

»Lassen Sie mich nur machen, Herr Kluth, wir kriegen das ganz sicher hin«, versprach die Frau. Und sie hielt Wort. Eine Woche später rief sie mich an und verkündete, meine Gläubiger seien mit einem Vergleich einverstanden. Ich müsste lediglich noch 25.000 Mark bezahlen. Mir rutschte das Herz in die Hose. Woher sollte ich 25.000 Mark nehmen? Doch wie heißt es so schön? *Immer, wenn du denkst, es geht nicht mehr, kommt von irgendwo ein Lichtlein her.* Meine Eltern halfen mir einmal mehr aus der Patsche. So konnte ich meine Schulden ein für alle Mal begleichen.

Erst danach strich ich den letzten Punkt auf meiner Vorsatzliste durch. Dann entfernte ich den Zettel von der Kühlschranktür und zerriss ihn. Aus irgendeinem Grund war mir das Durchstreichen vorher wichtig gewesen.

Ich schwamm weiter auf einer Welle des Erfolgs. *Expert Solution* expandierte, und ein Ende war nicht in Sicht. Als ich dort angefangen hatte, beschäftigte die Firma fünf feste Mitarbeiter und arbeitete ansonsten mit Freien zusammen, Hackern und Programmierern. Mittlerweile war die Zahl auf 60 fest angestellte Mitarbeiter und jede Menge Freie angestiegen. Aus dem einen Unternehmen wurden fünf GmbHs. Ich wurde zum Gesellschafter einer dieser Firmen ernannt und verdiente noch mehr Geld. Das hatte seinen Preis. Ich arbeitete von früh bis tief in die Nacht, war ständig auf Reisen, hauptsächlich nach Hamburg zum Headquarter und in die Schweiz zu einem Spezialkunden. Von nichts kommt nichts. Der Job war eine Herausforderung und ich hatte richtig Spaß daran. Ich schlief kaum und war immer fit. Gute Geschäftsergebnisse flogen mir zu, schienen mich wie eine Aura der Macht zu umgeben und vor Misserfolgen zu schützen. Ich hatte Energie für zehn und fühlte mich, als könnte ich Bäume ausreißen. Hin und wieder hätte ich eine kleine Auszeit gebrauchen können. Da kamen mir die Skiausflüge während der Geschäftsreisen in die Schweiz gut zupass. Ich hatte keinerlei Probleme mit meinen Gelenken und genoss es, durch den Schnee zu preschen. Keine Abfahrt war mir steil genug. Ich liebte das Gefühl der Schnelligkeit, die unendliche weiße Weite, die frische, kühle Luft und die wohlige Wärme, die der heiße Rum in meinem Körper erzeugte, wenn wir am Ende der Tour in einer Hütte saßen.

»Du hast dich verändert«, stellte Waldo bei einem dieser Wochenendtrips fest. Wir hockten zusammen und tranken Jagertee. Ich zog fragend eine Augenbraue hoch.

»Vielleicht täusche ich mich ja auch. Aber weißt du, am Anfang, da schienst du mir ausgeglichen, wenn auch lebhaft, mit der richtigen Prise Begeisterung, wenn du weißt, was ich meine. Und jetzt bist du so ... ich weiß nicht, wie ich es ausdrücken soll. Sieh es bitte nicht als Kritik. Du machst deine Arbeit hervorragend, das muss ich dir nicht sagen, glaube ich.« Er nahm einen Schluck Jagertee. Mir wurde etwas mulmig zumute. Waldo sah mich ernst an. »In letzter Zeit wirkst du oft aufgekratzt, Pete. Du bist nervös, manchmal fahrig. Nicht mehr so ausgeglichen, weißt du, was ich meine?«

Ich lachte erleichtert auf. »Ach so, das meinst du!« Er sah mich aufmunternd an. Ich wiegte den Kopf hin und her. »Ich bin momentan schwer aktiv. Du siehst ja selbst, wie gut die Auftragslage ist. Ich hab einfach wahnsinnig viel um die Ohren. Da kann es schon mal sein, dass ich ein bisschen stärker aufdrehe.« Das würde Waldo sicher nicht als Begründung reichen, dachte ich. Ich hatte nicht vor, ihm Details aus meinem Vorleben zu erzählen. Da fiel mir ein weiteres Argument ein, an dem er ganz sicher nicht rühren würde. »Ich könnte mir vorstellen, dass meine Veränderung vielleicht auch mit der Trennung von Pia zusammenhängt. Pia ist meine Frau ... Wenn du so willst, ist es ein Beziehungsproblem, mit dem ich mich momentan herumschlage.«

Es wirkte. »Ach, das kenne ich. Ich selbst bin auch geschieden. Das nimmt einen schon mal mit. Vor allem, wenn Kinder im Spiel sind.«

»Stimmt. Ja, ja, ich weiß, man sollte Privates zu Hause lassen. Das hat in der Firma nichts zu suchen. Aber manchmal, da kann man das nicht so einfach abschütteln. Mir geht es schon nahe, dass ich meine Tochter nur am Wochenende sehen kann. Kannst du dir ja sicher vorstellen.« Ich knuffte ihn in die Seite. »Aber, Mensch, ich bin froh, dass ich mit dir darüber geredet habe.«

Waldo berührte meine Schulter. »Hör mal, Pete, du kannst immer mit mir reden.« Er nahm die Hand weg, bevor es mir unangenehm werden konnte. »Danke. Ich werd's mir merken«, sagte ich und lächelte ihn dankbar an. Und obwohl ich es gar nicht gewollt hatte, sprach ich von Maxi. Wie immer hörte Waldo sehr aufmerksam zu. Diese Gabe schätzte ich sehr an ihm.

Viel später fand ich zufällig heraus, dass Waldo Psychologie studiert hatte. Ich sprach ihn darauf an. Er wollte nicht, dass jemand davon erfuhr. »Das macht die Leute misstrauisch«, behauptete er. Vermutlich hatte er damit sogar Recht.

Nun war ich also Vertriebsleiter und zusätzlich Gesellschafter in einer der fünf GmbHs. Ich hatte absolute Handlungsfreiheit. Und eine Assistentin, die mir die organisatorischen Aufgaben abnahm. Judy war mir zur unersetzlichen Stütze geworden. Wir hatten viel zu tun, die Software musste von den EDV-Fachleuten beim Kunden vor Ort implementiert und angepasst werden an die vorhandenen Systeme. Der Kunde zahlte sowohl für die Software als auch für die Dienstleistungen. Entsprechend große Summen wurden an unser Headquarter in Hamburg gezahlt. Von da aus hätten im Gegenzug die Provisionen an uns überwiesen werden sollen. Doch aus welchem Grund auch immer, das Geld kam einfach nicht. Unsere offenen Rechnungen wurden ganz einfach nicht beglichen. Am Anfang fiel mir das nicht gleich auf.

»Ihre Provision wird morgen zur Zahlung angewiesen«, vertröstete mich der Buchhalter im Haupthaus. In den nächsten Tagen konnte ich keinen Geldeingang feststellen. Diesmal redete man sich damit heraus, dass die zuständige Mitarbeiterin in der Finanzabteilung krank sei. Dann wieder hieß es, man habe die Rechnung nicht erhalten, wir sollten sie noch einmal per Fax senden. Ich vermutete bereits, dass da etwas schief lief, wusste aber noch nicht genau, was und warum. Ich stand ohnehin schon unter gewaltigem Druck. Von Tag zu Tag spürte ich, wie er größer wurde.

Ich saß ganz oben, auch im wörtlichen Sinne. Mein Büro lag in der fünften Etage, der Chefetage. Hier führte Waldo die Telefonate mit den Kollegen in Hamburg, hier trafen die Mahnungen ein für nicht bezahlte Krankenkassenbeiträge. Ich wusste, was das bedeutet. Die 60 Leute in den Stockwerken unter mir wussten das nicht. In meiner Position durfte ich ihnen nichts darüber erzählen. Das hätte eine Panik ausgelöst. Ich sollte schön Wetter machen. Tag für Tag. Eines Morgens hockte mir die Buchhalterin gegenüber, in Tränen aufgelöst. Ich versuchte, sie zu trösten. Doch was sollte ich sagen? Das wird schon wieder? Ich versuchte den Grund herauszufinden für die Misere und rief immer wieder in Hamburg an. Der Geschäftsführer ließ sich verleugnen. Waldo war ständig auf Reisen. Wenn er ins Büro kam, war er nicht ansprechbar, weil dauernd jemand bei ihm saß. Mehrmals versprach er mir, sich Zeit zu nehmen für ein Gespräch, doch meist war er schon wieder fort, wenn seine Sekretärin mich anrief.

»Herr Hesekiel ist schon wieder auf dem Weg zum Flughafen. Er bittet um Entschuldigung ...« Auch meine E-Mails beantwortete er nicht. Endlich, nach einem Monat, kriegte ich ihn zu fassen.

»Was ist hier los, Waldo?« Wir saßen in seinem geräumigen Büro.

»Was meinst du?«

»Lass diese Spielchen, Waldo! Ich hab die Nase voll von euren Mätzchen.« Dann zählte ich ihm alle die besorgniserregenden Beobachtungen auf, die ich in den letzten Monaten gemacht hatte. »Ich habe dir x-mal auf die Mailbox gesprochen und du hast es nicht für nötig befunden, mir wenigstens ein einziges Mal zu antworten!«, schimpfte ich.

»Das stimmt nicht.«

»Ja, richtig. Einmal hast du mir geschrieben, dass du gerade unterwegs bist und dass du dich mit mir zusammensetzt, wenn du wieder zurück bist. Das war vor drei Wochen.«

»Tut mir leid. Du hast ja Recht.« Er machte eine entschuldigende Geste.

»Also was?« Er sah mich fragend an, als habe er mich nicht verstanden. »Was wird hier gespielt? Verdammt, Waldo, jetzt sag's mir endlich!«

Er fuhr sich durchs Haar und atmete hörbar ein. Dann betrachtete er die Bambusstängel, die in einer kleinen Vase auf seinem Schreibtisch standen. »Wusstest du, dass Bambus ein Symbol für Glück und Wachstum ist? Was bedeutet Glück? Für die meisten Menschen resultiert es vermutlich aus dem eigenen Wohlstand. Also wollen sie Geld. Sie haben nichts verstanden. Was nützt das Streben nach dem Mammon? Materieller Reichtum ist nicht gleichbedeutend mit Glück.« Er faltete die Hände wie zum Gebet.

Ich schnaubte verärgert. »Tu mir einen Gefallen und verschon mich mit deiner Philosophie! Ich halte hier die Leute bei Laune. Menschenskinder, die wollen Antworten! Und weißt du was? Ich auch. Ich will endlich wissen, was hier los ist, verdammt noch mal!«

»Anscheinend war es zu verlockend für den Geschäftsführer der Hamburger GmbH, dass wir ihm regelmäßig Millionen überwiesen haben. Er hat sich aus der Kasse bedient.«

Ich starrte Waldo an.

»Sag das noch mal«, flüsterte ich.

»Er hat sich Geld abgezwackt.«

»Wie lange weißt du das schon?« Ich betrachtete ihn voller Abscheu.

»Sieh mich nicht so an! Ich weiß das auch noch nicht lange.« Er stand auf, kehrte mir den Rücken zu, ging zum Fenster und sah hinaus. »Ich bin viel zu spät dahintergekommen.«

Unser Gespräch wurde durch seine Sekretärin unterbrochen, die mit der Postmappe hereinkam. Ich hatte ohnehin genug gehört. Ohne ein weiteres Wort stand ich auf und ging zurück in mein Büro. Dort setzte ich mich an meinen Schreibtisch und starrte wie betäubt an die Wand. Was sollte ich jetzt tun? Wieder spürte ich diesen furchtbaren Druck auf mir lasten. Ich hatte genug. Genug von diesem Laden, von den Problemen. Und ich mochte auch die Buchhalterin nicht mehr sehen, deren Augenringe von Tag zu Tag dunkler geworden waren.

Ich fuhr nach Hause. Ich musste dringend zur Ruhe kommen. Das sagte mir allein schon mein Verstand. Mit Aquila machte ich einen langen Spaziergang durch den Wald. Doch es half nichts, die Gedanken in meinem Kopf konnte ich nicht einfach ausschalten. Später am Tag rief Hermes an.

»Was machst du heute Abend?«

»Nichts.«

»Geht's dir nicht gut?«

»Nein. Probleme in der Firma«, antwortete ich einsilbig.

»Vergiss den Laden«, sagte Hermes.

»Klar, dass du das sagst. Du hast mit *Expert* ja auch nichts mehr am Hut.«

»Bingo. Bin ich auch ganz froh drüber.«

Waldo hatte Hermes rausgeworfen. Weil Hermes lieber soff oder sich mit Koks und anderen Drogen zudröhnte, statt seinen Job zu machen.

»Mensch, Pete, es gibt auch noch was anderes als Arbeit.«

»Ach ja? Was denn?«

»Du musst mal auf andere Gedanken kommen. Ich besuch dich heute Abend. Bin gegen sieben da.«

Hermes klopfte mir kumpelhaft auf die Schulter. Wir unterhielten uns ein bisschen, doch wie immer hielt es ihn nicht lange in seinem Sessel.

»Mensch, Pete, du musst mal raus aus deiner Bude«, behauptete er. »Lass uns eine Spritztour machen.«

»Offen gestanden steht mir nicht der Sinn danach, Hermes. Wenn du meine Probleme hättest, hättest du auch keine Lust, unter Menschen zu gehen.«

Hermes schüttelte energisch den Kopf. »Ich will ja mit dir nicht unter die Leute! Ich will bloß eine kleine Spritztour machen«, beharrte er. »Und du willst das auch«, behauptete Hermes und schüttelte sich die blonden Locken aus dem Gesicht. Plötzlich kam er mir vor wie ein kleiner Junge. Ich musste lachen. Diesem Kerl konnte man einfach nichts abschlagen.

»Wo willst du denn überhaupt hin?«

»Nirgends. Einfach so ins Blaue fahren.«

Ich seufzte. »Meinetwegen.«

»Aber ich fahr!«

»Mit meinem Firmenwagen? Du hast doch nicht mal einen Führerschein!«

»Man hat ihn mir nur kurzzeitig entzogen. Aber ich kann doch fahren! Stell dich nicht so an. Außerdem sind wir hier auf dem platten Land. Da wird uns keiner kontrollieren. Also, was soll da schon groß passieren?«

Energisch schüttelte ich den Kopf. »Das geht nicht.«

»Klar geht das. Widerstand zwecklos!«

Ich gab mich geschlagen. »Von mir aus.«

Hermes setzte sich ans Steuer, ich ließ mich auf den Beifahrersitz fallen. Er fuhr los. Doch anstatt die Kurve zu nehmen, fuhr der Trottel geradeaus. Und zwar ziemlich weit links.

»Lenk nach rechts, Hermes!«, brüllte ich. Ich fragte mich, ob Hermes vielleicht mal wieder Drogen geschluckt hatte. »Lenken, Hermes, lenk nach rechts!«

Zu spät. Hermes rammte die Reihe parkender Autos auf der linken Seite.

»Halt an!«, schrie ich. Der Wagen kam zum Stillstand. Wir stiegen aus, um sein Werk zu begutachten. Die ganze linke Seite des Firmenwagens war Schrott. Keiner sagte ein Wort. Ich betrachtete jeden Kratzer, jede Beule. Nichts entging mir, nicht die kleinste Schramme. Ich umrundete das Auto. Die rechte Seite funkelte wie neu, die linke Seite sah aus wie nach einer Ralley. Aus irgendeinem Grund musste ich lachen. Hermes auch. Ich lachte immer lauter. Überhaupt war ich in einem merkwürdigen Zustand. Statt mich aufzuregen, lachte ich und konnte nicht mehr aufhören.

»Was bist du nur für ein Chaot«, brüllte ich. Hermes lachte mit. Erst zaghaft, dann immer lauter. »Wenn du schon mein Auto demolierst, dann mach es wenigstens richtig«, schrie ich weiter und ließ mich nach Luft japsend wieder auf den Beifahrersitz fallen.

Hermes rückte wieder ans Steuer und sah mich glucksend an.

»Jetzt noch die rechte Seite, Hermes!«, feuerte ich ihn an und wollte mich ausschütten vor Lachen.

»Ey, ey, Sir, wird gemacht«, wieherte Hermes und trat die Kupplung durch. Der Motor heulte auf. Hermes gab Vollgas. Mit Wucht schoss der Wagen nach vorn. Damit hatte der gute Hermes offenbar nicht gerechnet. Fast verlor er die Kontrolle übers Steuer, doch dann schaffte er es doch noch zu wenden und das Auto auf die richtige Fahrbahn zu bringen. Mit quietschenden Reifen fuhr er die Strecke zurück. Ein bisschen klang es wie eine Schleifmaschine auf Hochtouren, als wir an den parkenden Autos vorbeiratschten.

»Nur keine halben Sachen«, schrie ich und lachte hemmungslos, während die Funken an uns vorbeiflogen. Kurz vor der nächsten Kurve hielten wir an.

Nur mit Mühe ließ sich die Beifahrertür öffnen. Der Wagen sah aus, als wäre er gerade aus der Schrottpresse gezogen worden. Beide Seiten waren trichterförmig nach innen gedrückt. Schlaff hing der Seitenspiegel herunter.

»Na, das muss ja nun auch nicht sein«, sagte ich lachend und riss den Spiegel mitsamt Kabel aus der Verankerung. Hermes warf ihn in den Kofferraum.

»Wir sind ja schließlich keine Umweltverschmutzer«, krakeelte er begeistert.

Dann fuhren wir weiter ziellos durch die Gegend und lachten uns halb tot. Hermes wahrscheinlich wegen des Kokains, das er geschnupft hatte. Warum ich lachte, wusste ich nicht.

Am nächsten Vormittag gefror mir beim Anblick des Wagens das Blut in den Adern. Zwar konnte ich noch damit fahren, aber ich würde mir etwas einfallen lassen müssen, um Waldo das zu erklären. Auf dem Weg zum Büro hielt ich an einer Tankstelle. Mein Magen knurrte. Ich kaufte mir ein Brötchen und einen Kaffee und balancierte beides zu einem Stehtisch. Der Typ neben mir nickte mir freundlich zu.

»Gehört die Schrottkarre da draußen dir?«

Ich biss ins Brötchen und nickte. »Hm. Wir haben gestern eine kleine Spritztour gemacht und mein Kumpel beherrschte das Lenken noch nicht so gut.«

Er lachte. Vermutlich hielt er das für einen Witz. Sein Freund gesellte sich zu uns. »Scheinst ein komischer Vogel zu sein. Was machst du denn so?«

Ich zuckte mit den Achseln. Ich verspürte überhaupt keine Lust, mit ihnen über meine Arbeit zu reden.

»Hast du nicht Lust, mit zu uns zu kommen? Meine Frau kocht für uns. Kannst bei uns mitessen.«

Ich überlegte kurz. Eigentlich zog es mich unter den gegebenen Umständen nicht gerade in die Firma. Es wäre schon okay, wenn ich mal einen Tag frei nähme. Und überhaupt, ich war Gesellschafter. Wenn ich nicht da war, war ich nicht da. Fertig. Schließlich brauchte ich niemandem Rechenschaft abzulegen.

»Gute Idee«, antwortete ich.

Die Typen waren schon nicht ganz proper, die Wohnung wies sie allerdings als echte Proleten aus. Sie zischten ein Bier nach dem anderen. Dennoch, sie waren nett. Wir unterhielten uns stundenlang. Irgendwann wurden wir müde.

»Kannst auch hier pennen, wenn du willst«, bot mir der an, dessen Frau zum Mittag Würstchen serviert hatte.

»Gute Idee. Ich bin total erledigt«, entgegnete ich und machte es mir auf dem Sofa bequem. Ich wollte so gern einschlafen, konnte aber nicht. Die ganze Nacht arbeitete mein Hirn auf Hochtouren, zusammenhanglose Gedanken schossen mir durch den Kopf.

Am nächsten Morgen fühlte ich mich ziemlich gerädert. Ich verließ die Wohnung, ohne ihre Bewohner zu wecken. Mit meiner Schrottkarre fuhr ich nach Hause, sprang unter die Dusche und zog mich um. Aquila machte ein mordsmäßiges Theater. Dauernd sprang sie an mir hoch und jaulte herzzerreißend, denn sie spürte, dass ihr Herrchen sie gleich wieder allein lassen wollte. Waldo würde sicher nicht wollen, dass ein Tier litt, oder? Bestimmt hätte er nichts dagegen, wenn mich mein Hund heute mal begleitete. Vielleicht würde er es sogar ganz gut finden, wenn Aquila mal ein bisschen Leben ins Büro brächte. Ich könnte es auf einen Versuch ankommen lassen. Womöglich dürfte ich sie dann zukünftig öfter mal mitnehmen, überlegte ich. »Also gut, Aquila, ausnahmsweise. Aber benimm dich.« Ich nötigte sie, ins Auto zu springen. Auf der Fahrt zum Büro hatte ich plötzlich eine Eingebung. Eine göttliche Vision. Meiner Tochter ging es nicht gut. Ich wusste sofort, dass diese Vorstellung von meiner Schutzheiligen kam. Schwester Blandine hatte mal wieder an mich gedacht. Ich dankte ihr im Stillen und konzentrierte mich aufs Fahren. Maxima brauchte meine Hilfe. Ich trat das Gaspedal bis zum Anschlag durch. Presste alles aus dem Wagen raus, was ich konnte. Ich musste so schnell wie möglich zu meiner Tochter. Sie war in ernster Gefahr, das spürte ich ganz deutlich. Der Wagen beschleunigte rasant. Auf der Überholspur krepelte einer im Schneckentempo dahin. Meine Güte, wer es nicht drauf hat, sollte nicht links fahren! Dem Kerl konnte man ja im Fahren die Reifen wechseln!

»Verdammte Hacke, mach voran, ich hab's eilig«, brüllte ich.

»Meine Tochter ist in Gefahr. Mach dich vom Acker!« Der Kerl wich nicht. »Mach die Fliege, du Warmduscher!« Nichts zu machen. Der Kerl schien mich nicht zu hören. Vielleicht wollte er es auch gar nicht. Der reinste Sonntagsfahrer! Fehlte nur noch der Hut auf der

Ablage. Er blockierte weiterhin die linke Fahrspur. »Das reicht jetzt!«, schrie ich. »Dir werde ich Beine machen!« Ich fuhr ganz dicht auf. »Na warte, gleich hab ich dich!«, knurrte ich und tippte kurz aufs Gaspedal. Der Wagen vor mir machte einen kleinen Hopser. Das reichte. Er fuhr rechts rüber. Ich zischte an ihm vorbei und sah kopfschüttelnd zu ihm rüber. Er gestikulierte wild. »Erzähl das deinem Friseur«, brummte ich und warf ihm durch den Rückspiegel einen letzten Blick zu.

Vor lauter Aufregung hatte ich die Schilder völlig außer Acht gelassen. »Wo ist denn diese vermaledeite Ausfahrt?«, murmelte ich. Hatte ich sie verpasst? Ich wurde immer nervöser. Ich nahm die nächste Ausfahrt und fuhr in entgegengesetzter Richtung wieder auf die Autobahn. Doch nirgends ein Hinweis auf Meckenheim. Ich fuhr wieder raus und die Strecke noch einmal zurück. Ich fand den Weg nicht mehr. Ich war völlig außer mir. Maxi brauchte mich! Mich, ihren Vater! Nur ich konnte ihr helfen. Und jetzt fand ich nicht zu ihr hin! Wo doch jede Sekunde zählte.

»Verdammte Scheiße!«, brüllte ich. Ich war der Verzweiflung nah. Wo ein Wille ist, ist auch ein Weg, kam es mir plötzlich in den Sinn. Nur eine konnte mir jetzt noch helfen. Judy. Judy, meine rechte Hand bei *Expert.* Den Weg zur Firma würde ich finden, ich müsste einfach nur den Weg zurückfahren bis nach Hause und von da aus die gewohnte Strecke zur Arbeit. Das müsste gehen, überlegte ich. Mit quietschenden Reifen raste ich zurück. Und tatsächlich. Endlich wusste ich wieder, wo ich war. Nach einer halben Stunde erreichte ich den Firmenparkplatz. Dort herrschte reger Betrieb, die Mitarbeiter kamen gerade an. Mit querstehendem Heck schoss ich um die Ecke und legte eine Vollbremsung hin. Plötzlich tauchte Waldo auf, direkt neben meinem Auto. Oder besser gesagt dem, was noch davon übrig war. Er stand da mit offenem Mund. Ich hatte keine Zeit für Erklärungen, sondern sprang aus dem Wagen. »Waldo, ich brauch ganz dringend die Judy. Wo ist sie?«

»Pete, was ist mit denn mit dem Wagen?«, stammelte er fassungslos.

»Das war ich nicht. Das war Hermes«, grinste ich. Immer schön bei der Wahrheit bleiben, dachte ich. »Ich war nur das hier vorn«, fügte ich hinzu und zeigte auf die verbeulte Stoßstange. Irgendjemand musste Judy verständigt haben. Sie kam mit schnellen Schritten auf mich zu.

»Judy, steig ein, wir müssen los.«

Sie riss die Augen weit auf. »Was denn? Warum? Wo müssen wir hin?«

Ich stand unter Höchstspannung. »Wir müssen sofort hier weg, der Maxi geht es nicht gut.«

Sie betrachtete mich aufmerksam. »Was ist passiert?«, fragte sie mit ruhiger Stimme.

»Stell bitte keine Fragen, Judy. Wir haben keine Zeit! Es geht um Leben und Tod. Maxi ist in großer Gefahr. Wir müssen sofort zu ihr!«

»Ist gut. Soll ich fahren?«

»Ja, fahr du, aber fahr schnell«, bestimmte ich.

»In Ordnung.«

Ich nahm auf dem Beifahrersitz Platz, Judy setzte sich hinters Steuer und ließ den Motor an. Dann fädelte sie sich in den Verkehr ein und fuhr zügig in Richtung Autobahn. Dass Judy bei mir war, beruhigte mich etwas.

»Pete, ich muss ganz kurz telefonieren«, sagte sie und lenkte den Wagen in eine Parklücke vor einer Apotheke. »Geht ganz schnell«, ergänzte sie und sprang raus.

Als Judy endlich zurückkam, fuhr sie nicht gleich los. »Mit Maxi ist alles in Ordnung, Pete. Ich habe mit Pia gesprochen. Du kannst ganz beruhigt sein.«

»Das glaube ich nicht. Ich habe dieses Gefühl, dass sie in Gefahr ist. Dieses Gefühl, es ist ... es ist tief in mir drin. Ich weiß es, verstehst du, ich spüre es hier drin.« Ich zeigte auf mein Herz.

»Pete, bitte glaub mir. Es ist alles in Ordnung mit Maxi. Aber weißt du was? Wenn du so ein merkwürdiges Gefühl hast, so einen Druck auf dem Herzen, dann stimmt vielleicht mit dir etwas nicht. Das darf man nicht auf die leichte Schulter nehmen, meine ich. Was hältst du davon, wenn wir das überprüfen lassen?«

Sie redete mit Engelszungen auf mich ein. Ich hörte ihr stumm zu.

Zusammen mit Aquila betraten wir den Eingangsbereich einer Klinik in Bonn. Im Hintergrund registrierte ich leise meditative Musik. Die Sekretärin hinter der Theke nahm meine Personalien auf und bat mich, im Wartezimmer Platz zu nehmen. Dort verströmte eine Duftlampe Lavendelgeruch. In einer Ecke, gleich neben einem mannshohen Ficus, rann Wasser über einen zerklüfteten Stein in eine Terrakotta-Schale. Es plätscherte leise. Judy setzte sich neben mich. Aquila mochte Judy, ich beobachtete, wie sie sich von ihr streicheln ließ.

»Okay, Judy. Das könnte unter Umständen etwas länger dauern mit den Untersuchungen«, sagte ich. Judy nickte. »Könntest du dich um Aquila kümmern?«

»Na klar. Pia hat gesagt, sie würde Aquila gern zu sich nehmen, solange du hier bist.« Ich schluckte trocken. Pia hatte wieder einmal an alles gedacht.

»Mach dir keine Sorgen, Pete.« Sie pfiff leise. Aquila sprang sofort auf. Ich begleitete beide zur Tür und sah ihnen nach.

Was als nächstes kam, kannte ich schon. Beschwichtigender Ton, dumme Fragen. Ein Mann im weißen Kittel.

»Herr Kluth, wie geht es Ihnen?«

»Prima.«

»Wie sind Sie hergekommen?«

»Mit dem Auto. Ich bin gebracht worden.«

Schweigen. Vielsagender Blick, hochgezogene Augenbrauen. Ich spürte gleich, das war nicht die richtige Klinik für mich.

»Ich habe mich vorhin nicht wohlgefühlt, aber jetzt geht's schon wieder. Ich weiß auch nicht so recht. Ich bin ein bisschen aufgewühlt. Hab nicht so gut geschlafen.«

»Wie lange haben Sie schon nicht mehr geschlafen?«

»Weiß ich nicht. Ist ja auch egal.«

»Warten Sie bitte einen Moment.«

Eine Schwester kam mit einem Tablett. Darauf stand ein Gläschen aus Plastik. Gefüllt mit einer klaren Flüssigkeit. Der Weißkittel nickte der Schwester zu, nahm das Gläschen und reichte es mir. »Hier, trinken Sie das. Es wird Sie beruhigen.«

Auch das kannte ich schon. Halbherzig startete ich einen Versuch der Ablehnung. »Nein danke. Möchte ich nicht.«

»Bitte, Herr Kluth, trinken Sie das«, wiederholte er.

Wozu großartig wehren? Ich hatte einfach keine Kraft mehr dazu. Abgesehen davon, mich konnte sowieso nichts aus den Schuhen hauen. Ich bin unverwundbar, dachte ich. Unverletzlich. Ich trank das Schnäpschen.

»Wunderbar«, lobte mich der Weißkittel. »Wenn Sie bitte kurz im Wartezimmer Platz nehmen? Ich rufe Sie gleich.«

Die Zeit verging. Ich saß da und wartete. Dann kam der nächste Weißkittel. Er stellte die gleichen Fragen wie sein Kollege zuvor. Wie es mir ging, wie ich hergekommen war, warum ich mich nicht gut fühlte … Ja, war ich denn hier in einem Kindergarten? Konnte der sich nicht mal was anderes einfallen lassen? Mir platzte der Kragen.

»Hören Sie, für Ihre Spielchen habe ich keine Zeit. Ich geh wieder.« Ich stand auf, bereit zum Abmarsch.

»Sie können jetzt nicht gehen.«

»Warum kann ich jetzt nicht gehen?«

»Es ist besser, wenn Sie hierbleiben.«

»Ich möchte hier aber nicht bleiben.«

»Sie bleiben hier«, forderte der Weißkittel in barscherem Ton.

Das gefiel mir nicht. Ich sprang auf. »Tu ich nicht.«

»Ist gut. Ich werde das noch einmal mit dem Arzt besprechen. Warten Sie bitte noch einen Augenblick.«

»Können wir uns alles sparen. Ich glaube nicht, dass ich mich hier wohl fühlen werde. Ich gehe.« Er baute sich in der Tür des Wartezimmers auf und verbarrikadierte mir so den Ausgang.

»Nehmen Sie bitte wieder Platz.«

Gut, dachte ich, dann würde ich eben noch einen Augenblick warten. Ich setzte mich mit dem Rücken zur Tür. Ich wurde müde. Dämmrig. Das dauerte vielleicht! Mir fielen die Augen zu. Ich riss sie wieder auf. Wenn ich nur nicht so müde wäre.

Irgendwann muss ich eingenickt sein. Plötzlich wurde ich vom Stuhl hochgerissen. Jemand stieß mich mit voller Wucht nach unten auf den Boden, rammte mir etwas ins Kreuz und verdrehte mir die Arme nach hinten.

»Jetzt nicht mehr bewegen«, schrie ein Mann. Ich weiß nicht genau, was sie mit mir angestellt haben. Mag sein, dass sie mir eine Spritze verabreichten. Mir wurde schwarz vor Augen.

Menschen zu haben, die man liebt,
das ist für mich Glück.
Alles andere ist unwichtig.

Serkan Hamzi, 23 Jahre, Müllmann

---

19. Das richtige Bauchgefühl

Als ich aufwachte, dachte ich zunächst, ich träume. Meine Arme waren auf meinem Oberkörper gekreuzt und steckten in Jackenärmeln, an deren Ende Bänder befestigt waren. Damit war ich am Bett fixiert. Über meinem Bauch verlief ein Gurt, der ebenfalls am Bettgestell festgezurrt war. Auch meine Füße waren irgendwo festgeschnallt, ich konnte sie nicht einmal hochheben. Absolut unfähig, auch nur die kleinste Bewegung auszuführen, fragte ich mich, wo um Himmels willen ich war. Wie war ich hierher gekommen? Was war geschehen? Ich dachte angestrengt nach. Hatte ich eine Bank überfallen? Oder eine alte Dame mit einer Knarre bedroht? Aber wo hatte ich eine Pistole her? Wir leben in Deutschland, da braucht man doch einen Waffenschein! Vielleicht hatte ich die Pistole gestohlen. Blanker Unsinn! Ich würde niemals eine Bank überfallen! Und eine Oma überfallen, nein, das war nun gar nicht meine Art! Nach reiflicher Überlegung kam ich zu dem Schluss, dass ich vermutlich die Firma in die Luft gesprengt hatte. Ich hoffte nur, dass ich wenigstens gewartet hatte, bis die Bürofenster dunkel waren. Waren Menschen zu Schaden gekommen? Wo war Judy? War Waldo etwas zugestoßen? Ich schüttelte den Kopf. Immerhin den konnte ich noch bewegen. Ausgeschlossen. Ich hatte weder ein Haus in die Luft gejagt, noch jemanden umgebracht. Andererseits, warum lag ich hier und war festgeschnallt wie ein Geistesgestörter? Etwas Furchtbares musste geschehen sein! Was hatte ich nur getan? Wenn man mich so behandelte, dann musste es etwas Schreckliches gewesen sein. Vielleicht hatte ich doch jemanden umgebracht? Ganz bestimmt. Nein. Nein, das konnte nicht sein. Vielleicht doch? Ich konnte mich an nichts erinnern. Mein Atem ging flach und unregelmäßig. Alles schmerzte, selbst der kleinste Muskel. Ich bemühte mich, regelmäßig zu atmen. Ein, aus, ein, aus, ein-ein, aus, ein-ein-ein, aus ... Mist, das funktionierte doch sonst immer! Warum ausgerechnet jetzt nicht? Ich hatte jemanden umgebracht, es konnte gar nicht anders sein. Ein-ein-ein, aus. Ein, aus, verdammt noch mal! Es schien, als hätte ich das Luftholen verlernt. Immer unregelmäßiger ging mein Atem, immer flacher, immer schneller, immer kürzer. Mir wurde schwindelig. Ich hatte Angst. Ich hustete, röchelte und verschluckte mich. Ein, aus, ein, aus. Jeden Augenblick ersticke ich! Ich sollte besser Hilfe rufen. Meiner Kehle entrang sich ein heiseres Krächzen. Wieder verschluckte ich mich, musste husten. Ich kriege keine Luft mehr. Ich ersticke! Mein Atem ging schneller und schneller, kürzer, schneller. Alles drehte sich. Tränen rannen mir übers Gesicht. Ich röchelte wieder.

Wie aus dem Nichts erschien ein Pfleger.

»Ruhig, ruhig, verhalten Sie sich ganz ruhig«, befahl er. Verzweifelt sah ich zu ihm auf. »Sie haben sicher Durst, oder?« Ich nickte hektisch. Er legte mir die Hand auf die Schulter. »Bleiben Sie ruhig.« Ich rang nach Luft, konnte nicht antworten. Er legte mir die Hand auf den Puls. »Gleich bringe ich Ihnen etwas zu trinken. In Ordnung?« Ich nickte wieder. Er lächelte. »Alles wird gut.« Das wirkte, ich wurde ruhiger. »Ich besorge Ihnen etwas zu trinken. In Ordnung?« Ich krächzte mein Einverständnis.

Wenig später kam er zurück. »Sekunde, ich verstelle das Bett«, erklärte er und drückte das Oberteil hoch. Sachte führte er mir eine

Schnabeltasse an die Lippen. Meine Kehle war ausgetrocknet. Ich fühlte mich, als hätte ich einen Marathon durch die Sahara hinter mir. Der Pfleger verabreichte mir winzige Mengen Wasser. Das Schlucken tat weh.

»Jetzt fühlen Sie sich bestimmt schon besser«, meinte er nach einer Weile und brachte das Bett wieder in seine ursprüngliche Position.

»Was ist passiert?«, flüsterte ich. »Warum haben Sie mich ans Bett gefesselt?«

Der Pfleger strich mir beruhigend über die Wange. »Das klären wir später. Jetzt schlafen Sie noch ein bisschen«, sagte er.

»Nein, nein, sagen Sie mir, was ich getan habe …«, rief ich und versuchte den Kopf zu heben. Der Pfleger war nicht mehr da. Ich war wieder allein. Ich atmete tief ein und wieder aus. Ermattet betrachtete ich mein Zimmer. Die Wände waren weiß getüncht, ein Fenster zur Linken, eine Tür mit einem großen Fenster in der oberen Hälfte zur Rechten. Ein zurückgezogener Vorhang gab den Blick frei auf ein Waschbecken, darüber eine Ablage und ein Spiegel.

Ich schloss die Augen und verfiel in einen Dämmerzustand. Ab und zu erwachte ich. Dann saß immer der Pfleger an meinem Bett und flößte mir etwas Wasser ein. Von Mal zu Mal klappte das Schlucken besser. Aber immer wieder nickte ich ein. Vermutlich hatten sie mich mit Medikamenten stillgelegt.

Irgendwann wurde ich wieder richtig wach. Draußen war es hell. Ich wusste nicht, wie lange ich geschlafen hatte. War es früh am Abend, mittags, morgens? Jegliches Zeitgefühl war mir abhanden gekommen.

»Sie sind in der Psychiatrie«, erklärte mir der Pfleger. Ich nickte. »Warum bin ich festgeschnallt?«

»Sie wirkten sehr aggressiv.«

»Ich? Aggressiv? Das passt gar nicht zu mir. Sind Sie sicher, dass hier nicht ein Irrtum vorliegt?«

Der Pfleger studierte mein Gesicht. Ein wissendes Lächeln huschte über sein Gesicht. »Absolut sicher. Das erleben wir öfter, dass Patienten sich hinterher an nichts mehr erinnern können.«

»Das kann ich auch nicht. Vielleicht liegt das an den Medikamenten, die man mir verabreicht hat? Ich weiß, dass ich gleich zu Beginn etwas einnehmen musste.«

»Das war ein Beruhigungsmittel. Es nennt sich *Haldol.*«

»Das Zeug kenne ich. Aber mein Kopf scheint gar nicht schief.«

Er nickte anerkennend. »Sie kennen sich aus. Wir haben Ihnen ein entkrampfendes Mittel gegeben.«

»*Acineton*«, antwortete ich trocken.

Er stutzte. »Sie sind erstaunlich gut informiert.«

Das überhörte ich. »Ich begreife trotzdem nicht, warum Sie mich wie einen Schwerverbrecher ans Bett gefesselt haben.«

»Das habe ich Ihnen doch schon erklärt. Sie wirkten gefährlich.«

»Ich? Gefährlich?« Wider Willen musste ich lachen.

»Auf meine Kollegen machten Sie einen äußerst aggressiven Eindruck. Noch dazu sind Sie in Begleitung eines Kampfhundes gewesen.«

»Aquila ist kein Kampfhund.«

»Moment bitte, ich sehe mal nach.« Er drehte mir den Rücken zu, und ich hörte das Rascheln von Papier. »Na bitte, hier steht es«, triumphierte er. »Patient erschien in Begleitung eines Kampfhundes (Dobermann). Patient wurde nahegelegt, sich stationär behandeln zu lassen. Patient weigerte sich.«

Ich war fassungslos. »Aquila ist kein Kampfhund.«

»Ist er ein Dobermann?«

»Ja, aber ...«

»Na bitte!«

Während der nächsten Stunden lag ich wieder allein in der unseligen Kreuzfixierung und starrte die Decke an. In Gedanken setzte ich Puzzleteil für Puzzleteil zusammen. Der Dobermann stand derzeit, so war ich aufgeklärt worden, noch auf dem Index der Kampfhunde. Auch hatte Judy dem Arzt offenbar von dem zu

Schrott gefahrenen Auto berichtet. Daher war man wohl der Meinung gewesen, man müsse mich vor mir selbst schützen.

Auf jeden Fall konnte ich fürs Erste nichts dagegen unternehmen. Wie auch? Ich rief nach dem Pfleger. Bertram, so stand es auf dem Namensschild an seiner Pflegekluft, kam recht schnell.

»Darf ich bitte zur Toilette gehen?«

»Natürlich. Sekunde, ich rufe den Kollegen.«

Der kam wenig später. Er und Bertram waren ziemlich bullige Typen, fiel mir auf. Bertram befreite mich von meinen Fesseln, während der andere aufpasste. Vorsichtig bewegte ich meine Arme und Beine. Streckte sie und schrie vor Schmerzen auf.

»Das ist normal. Das gibt sich wieder«, sagte Bertram. »Die Arme legen Sie jetzt bitte hinter den Rücken.«

»Bitte?«

»Wir müssen Ihnen die Hände auf dem Rücken festbinden.«

Ziemlich abgedreht, fand ich, enthielt mich aber jeglichen Kommentars und tat wie mir geheißen. Wie bei Hannibal Lector. Ich, der schmale Pete, dem die Hosen meist zu locker saßen. Ich, der keiner Fliege was zuleide tun konnte! Mühsam unterdrückte ich ein Grinsen. Aber bitte, wenn sie ihre Show haben wollten, dann sollten sie sie auch bekommen. Ich ließ Kopf und Schultern hängen und gab mir alle Mühe, schuldbewusst auszusehen. Widerstandslos ließ ich mich zur Toilette führen.

»Wollen Sie mir dabei helfen oder binden Sie mich los?«, fragte ich die Pfleger.

»Keine Sorge, den Rest können Sie selbst erledigen.« Bertram löste mir die Fesseln. Ingo, so hieß der andere, warf mir einen strengen Blick zu, so als würde er mich k.o. schlagen, sobald ich auch nur eine falsche Bewegung täte. Was ich natürlich unterließ. Endlich durfte ich aufs stille Örtchen. Meine Bodyguards postierten sich vor der Klotüre.

»Das stört mich. Können Sie bitte draußen warten?«

Räuspern. Dann Bertrams Stimme: »In Ordnung. Aber machen Sie keinen Unsinn.«

»Ist gut. Ich bleib ganz artig«, antwortete ich und biss mir auf die Lippen, um nicht laut los zu lachen. Was für einen Unsinn sollte jemand in meiner Position schon anstellen können?

Am nächsten Tag löste mir Bertram den linken Arm und das rechte Bein aus der Kreuzfixierung. Ein zweifelhafter Genuss. Jede Bewegung tat höllisch weh, so als stächen tausend Nadeln immer und immer wieder in meine dünne Haut.

»Wann wird der Rest gelockert?«, fragte ich.

»Wenn Sie weiterhin so kooperativ sind, denke ich, steht dem nichts mehr im Wege.«

»Was heißt das genau?«

»Ich denke, wir können das morgen in Angriff nehmen.«

Aha. Ich nahm mir fest vor, schön kooperativ zu bleiben. Wie versprochen, befreite Pfleger Bertram am nächsten Morgen meinen rechten Arm und das linke Bein. Unnötig zu sagen, dass ich ihm vor lauter Dankbarkeit beinahe die Füße geküsst hätte.

Nach vier Tagen durfte ich in den Speisesaal. Ich war glücklich. Über die Attacke der Pfleger und die Kreuzfixierung regte ich mich nicht länger auf. Ich beschloss, die Dinge abzuhaken und nach vorn zu sehen. Ich würde mich aufs Wesentliche konzentrieren. Und das hieß, sich einzufinden in den Klinikalltag. Ich war so fasziniert davon, mich auf der Station endlich bewegen zu können, wohin auch immer ich wollte, dass ich gleich mehrmals hintereinander in den Speisesaal und wieder zurück ins Zimmer spazierte. Und wieder hinein in den Speisesaal und zurück zum Zimmer. Und noch einmal hin und wieder zurück. Ich hätte das gern noch öfter getan, befürchtete jedoch, dass das Pflegepersonal misstrauisch werden könnte. Als ich endlich meinen Platz im Speisesaal eingenommen hatte, erwartete mich eine weitere Überraschung. Das Essen war fantastisch! Ach, was sag ich, es war fulminant, ein Feuerwerk für die Geschmacksnerven, es war ... eine Delikatesse! Na ja, wahrscheinlich war das Essen für eine Klinik tatsächlich nicht schlecht, indes, nach der künstlichen Ernährung waren meine Geschmacksnerven hochgradig sensibilisiert – für mich war es einfach großartig! Ich fühlte mich, als sei ich durch die Hölle gegangen und dann aber doch noch im Himmel gelandet.

In den nächsten Tagen erkundete ich die Station. Ich erfuhr, dass ich mich in der geschlossenen Abteilung der Psychiatrie befand. Das war also die GESCHLOSSENE. Eigentlich unterschied sie sich in nichts von den Stationen in anderen Kliniken. Mit einem Unterschied: Die Stahltür am Ende des Gangs war immer verschlossen.

Die richterliche Anhörung verlief diesmal nicht ganz so glücklich. Vielleicht lag es an meinem Bericht von der göttlichen Eingebung oder an meiner detaillierten Beschreibung von Schwester Blandine. Vielleicht lag es auch daran, dass der Fahrer des Wagens, dem ich bei meiner Mission auf der Autobahn einen Stups gegeben hatte, zwischenzeitlich Anzeige gegen mich erstattet und Pia das alles brühwarm an die Klinikleitung weitergetratscht hatte. Der Eindruck, den der Richter von mir gewonnen haben musste, angereichert durch Nebensächlichkeiten wie die Haltung eines Kampfhundes und einer Königspython, hatte sich offenbar schon sehr gefestigt. Es gelang mir nicht, das schiefe Bild wieder gerade zu rücken.

Man verschrieb mir Psychopharmaka, unscheinbar wirkende Pillen in unterschiedlichen Farben. So sehr ich mich darum bemühte, mit den Ärzten und dem Personal zusammenzuarbeiten, ich konnte mich nicht dazu überwinden, sie zu schlucken. Immer noch hatte ich eine tief verwurzelte Abneigung gegen jegliche Form von Medikamenten. Gleichzeitig war mir sehr wohl bewusst, dass ich hier nur wieder herauskäme, wenn ich mich unauffällig verhielt. Also nahm ich die Tabletten von den Pflegern entgegen, schob sie mir, ohne mit der Wimper zu zucken, in ihrer Gegenwart in die Wangentasche, nahm einen Schluck Wasser und wartete, bis meine Aufpasser wieder verschwanden. Kaum waren sie außer Sichtweite, spuckte ich die Tabletten ins Waschbecken. Glücklicherweise wurde das nicht ernsthaft kontrolliert. Selbst bei Blutabnahmen wäre nicht feststellbar, ob ich *Haldol* nun genommen hatte oder nicht, das wusste ich inzwischen. Meine Strategie war, nicht aufzufallen und kooperativ zu bleiben. Vermutlich dachte man, dass der neue, handzahme Pete ein Resultat der medikamentösen Behandlung war. Das konnte mir nur recht sein. Es lohnte sich jedenfalls, das Spielchen mitzuspielen. Nach fast vier Wochen durfte ich von der geschlossenen in die offene Abteilung wechseln.

Die Offene wurde von einer Psychiaterin geleitet. Sie kam, als ich gerade mein neues Zimmer bezogen hatte, begrüßte mich mit Handschlag und stellte sich vor. Ihr Name war Doktor Marie Sittler. Das dunkle Haar hatte sie im Nacken zu einem Pferdeschwanz zusammengebunden, ihre Lippen verrieten Entschlossenheit und ihre Augen hatten einen wachen Blick. Im Gegensatz zu den Ärzten zuvor war mir Doktor Sittler gleich sympathisch.

»Also, Herr Kluth, bevor ich Ihnen etwas zum Ablauf erkläre, möchte ich, dass etwas Grundlegendes zwischen uns beiden geklärt ist. Ich weiß, dass Sie Ihre Medikamente nicht genommen haben.« Ehe ich etwas erwidern konnte, sprach sie schon weiter. »Leugnen zwecklos. Wir sind nicht blöd, Herr Kluth.«

Ich atmete tief ein und nickte. »Ich mag keine Psychopharmaka«, sagte ich leise.

Frau Doktor Sittler wirkte verständnisvoll. »Das ist bei vielen Patienten so, aber wir wissen nun einmal über die positive Wirkung der Mittel. Schwamm drüber, Herr Kluth. Ich möchte, dass wir beide, Sie und ich, auf einer ehrlichen und vertrauensvollen Basis zusammenarbeiten. Ab sofort wird nicht mehr geflunkert oder verschwiegen, einverstanden?«

»Einverstanden.«

Sie hielt mir ihre Hand hin und ich besiegelte unsere Übereinkunft, indem ich einschlug.

»Gut, dann wäre das ja geklärt. Sie haben es nun in die Offene geschafft. Jetzt erkläre ich Ihnen, was Sie hier erwartet. Wir haben ein vielfältiges Angebot, das Sie nutzen können. Gibt es etwas, das Sie besonders gern machen? Haben Sie Hobbys?«

Ich dachte kurz nach. »Ich male hin und wieder.«

»Sehr gut. Dann sollten Sie in den nächsten Tagen mal einen Blick in unser Atelier werfen. Hier können Sie malen, so oft Sie mögen. Außerdem haben wir eine Bildhauerwerkstatt. Einige unserer Patienten fertigen wunderbare Skulpturen an. Sie können mit Speckstein oder Sandstein arbeiten oder sich an Metallarbeiten versuchen. Haben Sie sich schon im Klinikgebäude umgesehen?«

Ich verneinte. »Ich bin gerade erst angekommen.«

»Gut. Wenn Sie mögen, machen Sie später einen kleinen Spaziergang durchs Haus. Die Bilder an den Wänden und die Skulpturen in den Gemeinschaftsräumen sind Arbeiten unserer Patienten. Die sollten Sie sich unbedingt anschauen, es sind großartige Werke dabei.«

Ich nickte.

»Vielleicht möchten Sie gern mit Holz arbeiten? Wir haben eine Schreinerei.«

Ich zuckte mit den Achseln.

»Wenn Sie etwas schreiben oder einfach nur so am PC arbeiten möchten, wir verfügen über ein Office-Center.«

»Ein Office-Center? Was darf ich mir darunter vorstellen?«

»Das ist ein Büro-Zentrum, wenn Sie so wollen. Unsere Patienten schärfen dort ihre kognitiven Fähigkeiten. Jeder Schreibtisch ist mit einem PC ausgerüstet. Wir verfügen über moderne Software, seien es nun Office-Pakete wie Word und Excel oder Grafikprogramme.«

»Anscheinend stehen mir hier alle Wege offen«, antwortete ich.

»Nicht ganz.« Sie lächelte. »Nach Hause können Sie erst am zweiten Wochenende. Vorausgesetzt, Sie arbeiten mit uns zusammen. Dann steht einem freien Wochenende nichts entgegen. Allerdings funktioniert das nur auf einer Vertrauensbasis. Sie unterschreiben vorher, dass sie freiwillig wieder zurückkehren werden in die Klinik. Unter Angabe der konkreten Zeit. Wir verlassen uns darauf, dass Sie sich daran halten.« Sie legte den Kopf schief und warf mir einen Blick zu, mit dem sie mein Einverständnis einzufordern schien.

»Ist klar. So hatte ich das auch nicht gemeint.«

Sie lachte. »Das weiß ich. Für jeden Mittag um elf Uhr dreißig ist eine Gruppensitzung angesetzt. Sie sind herzlich eingeladen, daran teilzunehmen.«

Ich bedankte mich bei ihr für die freundliche Aufnahme und atmete erleichtert auf. Mir kam der Gedanke, dass ich mich hier vielleicht doch wohl fühlen könnte.

Die Gruppensitzung fand in einem lindgrün gestrichenen Raum auf der Station statt. Ordentlich standen Kunststoffstühle in einer Runde. Wir waren zu acht. Zwei Frauen, sechs Männer. Frau Doktor Sittler eröffnete die Gesprächsrunde.

»So, da wären wir wieder. Neu hinzugekommen ist Peter Kluth.« Dann stellte sie mir die anderen vor: Hans, Roland, Frank, Tilo, Ferdinand, kurz Ferdi, Anna, Shirin.

»Ich hoffe, ich kann mir die Namen alle merken«, sagte ich lächelnd.

»Ich erkläre kurz noch einmal den Sinn der Treffen. Wir reflektieren über die Dinge, die uns hierher geführt haben und darüber, wo jeder Einzelne hin möchte. Sie sprechen darüber, wie Sie sich Ihre Zukunft vorstellen. Und was Sie tun werden, um Ihre Träume und Vorstellungen zu verwirklichen«, fuhr Doktor Sittler fort, und sah jedem von uns eindringlich in die Augen. Als ihr Blick mich erreichte, nickte ich unwillkürlich.

»Wer möchte den Anfang machen?«

Keiner antwortete.

»Gibt es ein Thema, über das Sie mit mir sprechen möchten?«

Neben mir meldete sich Shirin. Ich musterte sie unauffällig. Sie war blass und ziemlich dünn. Ihre dunklen Haare fielen ihr ins Gesicht.

»Ich möchte über mich sprechen.« Sie sah kurz in die Runde.

»Ich weiß, ich habe bisher nie einen Ton gesagt. Aber heute möchte ich reden.« Sie stockte. »Über mich und meine Depressionen.«

Frau Doktor Sittler nickte ihr zu. Shirin fuhr sich durchs Haar.

»Eigentlich war ich immer schon melancholisch. Schon früher. Ich erinnere mich, dass ich als ...«, sie überlegte kurz, »als 14-Jährige gern auf den Friedhof ging. Da war es immer so schön still.« Sie lächelte. »Die Vögel zwitscherten, der Wind rauschte durch die Bäume, und ich fand es schön dort. Meist war ich aber auch ein bisschen traurig. Später wurde es schlimmer, da hatte ich schon meine erste Wohnung ...« Shirin stockte und starrte auf den Boden in der Mitte unseres Stuhlkreises.

»Wie alt waren Sie da?«, fragte die Ärztin.

»22. Damals war ich Single. Ich hatte immer diese, ich weiß nicht, wie ich sie bezeichnen soll, ich nannte diese Tage lonely Sundays.«

Keiner sagte etwas.

Shirin fuhr fort. »Jeden Sonntag fühlte ich mich schrecklich. Es begann bereits ganz früh morgens. Die Woche über war ich unterwegs, beschäftigt mit meinem Job und vielen Leuten. Ich hatte einen riesigen Bekanntenkreis und nie Langeweile. Aber spätestens sonntags holte mich meine Traurigkeit wieder ein. Ich wachte auf und wusste, es würde wieder einer von diesen lonely Sundays werden.«

Shirin hielt inne und wirkte gedankenverloren.

»Was war anders?«, fragte Doktor Sittler.

»Ich war traurig, verstehen Sie? Ich fühlte mich ungeliebt, allein, wertlos. Sonntags kann man kaum jemanden anrufen. Meine Freundinnen hatten alle einen Freund, und ich wagte es nicht, sie sonntags zu stören. Trautes Heim, Glück allein, das war ihre Schiene. Ich fühlte mich ausgeschlossen. Einsam. Versteht das einer?« Shirin sah uns fragend an.

Einige nickten stumm.

»Jeden Sonntag kriegte ich das heulende Elend. Das hörte erst auf, als ich Tobias kennen lernte.«

»Wann war das?«, fragte Doktor Sittler.

»Als ich 27 war.«

»Was geschah dann?«

»Ich verliebte mich in ihn. Und er sich in mich.« Shirin lächelte. »Wir heirateten und alles schien in Ordnung. Als ich 29 war, bekam ich Hannah, meine Tochter.«

»Sind Sie glücklich mit Ihrer Familie?«

Shirin antwortete nicht. Als ich schon dachte, das wars für heute, sie wird nichts mehr sagen, redete sie weiter: »Ich war es. Ich war glücklich verheiratet, und wir hatten eine süße, gesunde Tochter. Als Hannah zwei Jahre war, nahm ich einen Teilzeitjob bei einem Steuerberater an. Wir kauften uns ein Reihenhaus am Rande der Stadt in einer schönen ländlichen Umgebung. Wir hatten Freunde und Freude an der Arbeit. Dann, irgendwann, ich weiß nicht mehr genau, fing es wieder an. Schleichend, ohne dass ich es erst richtig bemerkte.«

Shirin atmete hörbar ein.

»Gab es einen Auslöser? Wann war es denn besonders schlimm?«

»Immer im November. Ich hasse diesen Monat«, kam es gepresst zwischen ihren Lippen hervor.

»Was ist denn so schlimm am November?«

»Das welke Laub auf dem Boden. Feuchtes, welkes Laub. Ich mag dieses Bild nicht. Es erinnert mich an den Tod. An Friedhöfe.«

»Es gab eine Zeit, da mochten Sie Friedhöfe«, erinnerte Doktor Sittler.

»Richtig. Ich mag sie auch heute noch. Die Stimmung dort ist so schön friedlich. Aber alles hat zwei Seiten, nicht? Ich mag das düstere Licht nicht. Im November fehlt es mir an allem. Da ist kein Licht, keine Sonne. Das Dahinsterben der Blätter mag ich nicht.« Shirin presste die Lippen aufeinander.

»Möchte jemand etwas dazu sagen?«, fragte die Ärztin in die Runde.

Hans meldete sich. »Die Bäume bekommen wieder neue Blätter. Man könnte das auch anders sehen, als Erneuerung, verstehst du? Es ist der Anfang von etwas Neuem.«

Shirin sah ihn nachdenklich an. Dann sagte sie: »So habe ich das noch nie gesehen. Danke für den Tipp.«

»Wie äußerte sich Ihre Traurigkeit, Shirin?«

Shirin seufzte. »Am Anfang war es lediglich eine traurige Grundstimmung. Das zog sich rund zwei, drei Wochen hin. Ich wachte morgens auf und war traurig. Den ganzen Tag lang. Es war eine düstere Traurigkeit, die ich empfand. Später, über die Jahre hinweg, wurde es immer schlimmer. Alles, einfach alles erschien mir dunkel, traurig und sinnlos. Ich musste mich zusammenreißen, damit weder meine Arbeitskollegen noch meine Tochter meine Traurigkeit bemerkten. Ich hatte zu nichts Lust ...« Sie machte wieder eine Pause.

»Haben Sie sich jemandem anvertraut?«

Shirin schüttelte den Kopf. »Es ist schwierig, wenn man selbst den Grund nicht kennt, warum man abgrundtief traurig ist.«

»Muss man denn immer einen Grund dazu haben?«

Shirin blickte erstaunt zu Doktor Sittler hoch. »Ich denke schon. Sehen Sie, ich bin jemand, der mit beiden Füßen fest im Leben steht. An und für sich bin ich ein positiver Mensch. Und dann das: Von heute auf morgen bin ich urplötzlich traurig. Fühle mich nutzlos. Wertlos. Alles, was ich bisher gemacht habe, erscheint mir ohne Sinn. Ich stelle mich selbst infrage, empfinde mich als schlechte Mutter, als unzureichende Ehefrau, als jemand, der seinen eigenen Ansprüchen nicht gerecht wird. Ich bin völlig losgelöst von allem, habe keinen Halt mehr. Ich fühle mich schrecklich allein, isoliert, wie hinter einer Scheibe. Ich kann sie sehen, die Menschen, die mir nah sind, ich kann sie sehen wie durch Glas, aber sie erreichen mich nicht. Und ich erreiche sie auch nicht. Dafür musste es doch einen Grund geben.« Sie schüttelte traurig den Kopf. Die Haare fielen ihr ins Gesicht, so als zöge sie einen Vorhang zu. »Und dann wieder sagte ich mir, du hast alles, was man sich wünschen kann. Trotzdem geht es dir nicht gut. Was um Himmels willen ist los mit dir?« Wieder sah sie in die Runde und fuhr dann fort: »Sollte ich mich in dieser Situation offenbaren? Meinem Mann erzählen, wie ich mich fühle, was ich fühle? Wo es doch so wenig erklärbar war? Wäre es besser gewesen, eine Freundin anzurufen? Was hätte ich ihr sagen sollen? Mir geht es schlecht? Wie hätte sie darauf reagiert? Die erste Frage wäre doch die nach dem Warum gewesen! Wenn ich mir aber diese Frage selbst schon nicht beantworten konnte, wie sollte ich mich dann anderen mitteilen können?«

»Vielleicht tut es manchmal ganz gut, sich einfach nur mitzuteilen? Muss man denn immer gleich die Antwort mitliefern?«, warf Frau Doktor Sittler ein. Shirin sah erst in die Runde und dann erstaunt zu der Ärztin.

»Ich denke schon. Das würde ich im umgekehrten Fall von meinem Gegenüber schließlich auch erwarten. Zu Recht, wie ich finde.«

»Sie haben versucht, sich das Leben zu nehmen, Shirin.«

»Ich habe nicht versucht, mich umzubringen! Ich habe lediglich ein paar Schlaftabletten zu viel genommen!«

»Es war der Inhalt eines ganzen Röhrchens Schlaftabletten und ungefähr eine halbe Flasche Wodka in Ihrem Magen. So steht es hier in Ihrer Akte. Man schluckt nicht aus Versehen oder Gedankenlosigkeit so viele Tabletten auf einmal, Shirin.«

Shirin antwortete nicht, sondern stierte wieder auf den Boden. Doktor Sittler ließ nicht locker. »Warum wollten Sie sich das Leben nehmen?«

Shirin antwortete nicht sofort, und auch wir anderen schwiegen. Nach einer ganzen Weile begann sie wieder zu reden: »Die Phasen der Traurigkeit wurden von Jahr zu Jahr schlimmer und länger. Immer, wenn es mir besser ging, versuchte ich, nach den Ursachen zu forschen. Ich las viel über Winterdepressionen. Wenn Menschen das Tageslicht fehlt, kommt es offenbar zu chemischen Reaktionen im Gehirn. Der eine verkraftet das besser, der andere schlechter. Ich gehörte wohl zu denen, die damit nicht so gut umgehen können. Also startete ich einen Gegenangriff. Sobald es Oktober wurde, legte ich mich auf die Sonnenbank und begann zu joggen, um selbst Glückshormone zu produzieren. Doch die reichten offenbar nicht aus. Einmal fand ich mich auf einem Spielplatz wieder. Eigentlich hatte ich joggen wollen. Stattdessen hockte ich auf der Schaukel und heulte. Ohne dass ich wusste, warum ich so traurig war. Ich tat alles, damit es mir besser ginge, aber das Gegenteil trat ein. Ich schlief nur noch wenig. Meist wachte ich schon um zwei Uhr morgens auf und lag dann grübelnd im Bett. Nichts schmeckte mir mehr, ganz gleich, wie gern ich es früher gemocht hatte. Ich nahm ab, obwohl ich normal aß. Ich konnte mich nicht mehr richtig konzentrieren. Ein Buch zu lesen, fiel mir schwer. Genau genommen interessierte mich nichts mehr wirklich. Ich fühlte mich ohne Halt und hatte das Gefühl, zu versumpfen. Immer häufiger dachte ich darüber nach, wie es wäre, nicht mehr denken zu müssen. Ich hielt es nicht mehr aus. Und dann ... starb meine Mutter.« Shirin lächelte schief. »Jetzt hatte ich immerhin einen Grund, traurig zu sein, nicht?«

Es sollte wohl wie ein Witz klingen, doch keiner von uns reagierte darauf.

»Ihr Tod kam nicht unerwartet. Meine Mutter war sehr krank gewesen, und ich hatte sogar Gelegenheit, mich von ihr zu verabschieden. Ich meine, wer hat das schon? Es wäre doch schlimmer gewesen, wenn sie von einem Auto überfahren worden wäre, oder?« Sie zuckte mit den Achseln. »Was weiß denn ich? Im Endeffekt kommt es aufs Gleiche heraus. Deine Mutter ist tot, und du stehst da, fassungslos und musst damit klarkommen. Irgendwie geht das dann auch.«

Sie sah zu Doktor Sittler. »Oh, nein, ich sehe es in Ihrem Gesicht! Ich weiß genau, was Sie denken!«, triumphierte sie.

»Tatsächlich? Was denke ich denn?«

»Ihr Psychologen seid doch alle gleich. Kaum habt ihr etwas gefunden, was nach Symptom aussieht, stürzt ihr euch darauf. Das, denken Sie gerade, das ist des Pudels Kern. Nicht verarbeiteter Tod der Mutter. Aber damit sind Sie auf dem Holzweg, Frau Doktor Sittler!«, stellte Shirin kampflustig fest.

»Shirin, Sie haben getrauert, und vielleicht tun Sie es noch. Das ist völlig in Ordnung und gut so. Nehmen Sie sich alle Zeit, die Sie brauchen. Manchmal kann Trauer eine depressive Stimmung noch verstärken. Übrigens habe ich nicht an Verdrängung gedacht. In diesem Fall hätten Sie den Tod Ihrer Mutter komplett ausgeklammert, zumindest ist das sehr wahrscheinlich.«

Shirin strich sich mit zitternder Hand die Haare aus dem Gesicht.

»Dass ich meine Mutter verloren hatte, war schlimm für mich. Mehr denn je fühlte ich mich allein. Natürlich kriegte Tobias mit, dass es mir nicht gut ging. Er half mir, tröstete mich, doch immer war da diese Distanz, diese Mauer, die mich von ihm und allen anderen trennte. Alle meine Bemühungen, sie zu durchbrechen, scheiterten, meine Jagd nach den Glückshormonen, das Joggen, die Sonnenbank, all das erschien mir wie kompletter Blödsinn. Es half mir ja nicht. Nichts hatte mehr einen Sinn. Nichts machte ich wirklich gut. Ich war gereizt, schlief nach wie vor schlecht und hatte keinen Appetit. Am liebsten hätte ich mir morgens die Decke über den Kopf gezogen und wäre einfach liegen geblieben. Doch das ging nicht. Ich hatte ein Kind, das in den Kindergarten musste. Ich hatte einen Job, bei dem ich wie aus dem Ei gepellt zu erscheinen hatte. Immerhin, meine Arbeit gab meinem Leben Struktur. Ich wusste genau, was ich zu tun hatte. Wie ein Roboter arbeitete ich die Akten durch. Hier musste ich nichts hinterfragen, hier musste ich einfach nur funktionieren. Es kostete mich enorm viel Kraft, die Fassade aufrechtzuerhalten. Sobald ich mich fallen lassen konnte, tat ich das. Am Wochenende stand ich einfach nicht auf und versank in einem Meer von Tränen.«

Niemand sagte etwas.

»Versteht Ihr? Ich war am Ende. Ich konnte nicht mehr. Manchmal hatte ich Schwierigkeiten, in ganzen Sätzen zu reden. In meinem Kopf kreisten nur wirre Gedanken. Buchstabensalat. Ich brachte es nicht mehr zustande, Wörter aus meinem Mund zu pressen. Ich konnte mich einfach nicht mehr ausdrücken. Die Außenwelt verschloss sich mir immer mehr. Und immer dieser Kloß im Hals. Die Augen brannten mir vor lauter Tränen. Das Schlimmste aber war, mir taten alle leid! Tobias, der ganz verzweifelt war, Hannah, die ihre Mutter brauchte. Ich konnte ihnen nicht gerecht werden. Ihnen nicht und mir schon gar nicht.« Erschöpft sank sie in sich zusammen und begann zu weinen. Doktor Sittler reichte ihr ein Taschentuch. Es dauerte einige Minuten, bis sich Shirin wieder beruhigt hatte.

»Wie fühlen Sie sich jetzt?«, fragte die Ärztin. Shirin schien darüber nachzudenken. »Ich weiß nicht.« Sie hielt kurz inne. Und dann fügte sie mit leiser Stimme etwas hinzu, das mich wirklich erstaunte: »Ein kleines bisschen leichter vielleicht.«

»Versuchen Sie, das Gefühl zu behalten.«

Sie nickte. »Ich werd's versuchen.«

»Eins interessiert mich noch, Shirin. Haben Sie zuvor schon einmal so offen über alles gesprochen?«

Shirin schniefte und schüttelte den Kopf. »Nein, noch nie.«

Doktor Sittler lächelte sie voller Wärme an. »Ich würde sagen, das war schon mal ein guter Anfang. Vielen Dank, dass Sie uns Ihr Vertrauen geschenkt haben, Shirin.«

Die anderen aus der Runde nickten. Hans klopfte Shirin auf die Schulter und fast schien es, als sei Shirin ein bisschen stolz.

Nach der Sitzung beschloss ich, einen kleinen Spaziergang über das Gelände zu machen. Ich genoss es, mich frei bewegen zu können. Begierig sog ich die frische Luft ein. Zum ersten Mal seit langer Zeit hatte ich das Gefühl, wieder unbeschwert atmen zu können. Der Druck, der auf meiner Brust gelastet hatte, war verschwunden. Als ich am Atelier vorbeikam, sah ich durchs Fenster hinein. Einige Patienten saßen vor Leinwänden und malten. Ich nahm mir vor, dort in den nächsten Tagen einmal vorbeizuschauen. Schon lange hatte ich nicht mehr gemalt. Obwohl ich mich dabei doch sehr gut entspannen konnte. Nun hatte ich also eine Auszeit. Ich atmete wieder tief ein. Die hatte ich mir wirklich verdient. Mit Schaudern dachte ich an die weinende Buchhalterin bei *Expert* zurück, und fast kam es mir vor, als sei das vor 100 Jahren gewesen. Wie gut, dass ich das hinter mir lassen konnte. Ich setzte mich auf eine Bank, schloss die Augen und hörte dem Gezwitscher der Vögel zu. Dabei formte sich in meinem Kopf ein Gedanke. Ich war nicht freiwillig hierher gekommen. Auch wenn ich mich fühlte, als sei ich in Urlaub, ich war hier, weil ich … na ja, ich musste zugeben, ich hatte mich tatsächlich ein bisschen merkwürdig verhalten. Ein bisschen merkwürdig? Ich hatte es zugelassen, dass Hermes meinen Firmenwagen zu Schrott gefahren hatte. Statt am nächsten Tag Rede und Antwort zu stehen, war ich mit völlig Fremden in deren Wohnung gegangen und hatte mir dort die Zeit vertrieben. Und dann die Nummer mit der Eingebung! Ich war mit überhöhter Geschwindigkeit über die Autobahn geprescht und hatte den Wagen meines Vordermanns angestoßen, damit er Platz macht. Ich durfte gar nicht drüber nachdenken … in meinem Wahn, Maxi retten zu müssen, hatte ich jemanden in Gefahr gebracht. Von meiner Arbeitsstelle ganz zu schweigen. Das hatte ich mir aber so richtig schön vermasselt! Ich stand auf, verschränkte wütend die Arme und stapfte wieder los. Warum nur hatte ich mich so verhalten? Es konnte nur eine Erklärung geben. Pia, Claus und Tim hatten Recht. Ich war nicht mehr der Pete, den sie kannten. Ich war ein Fremder für sie, und wie ich jetzt feststellen musste, für mich selbst auch. War ich am Ende doch krank? War ich manisch-depressiv? Depressiv, ich? Nein, völlig ausgeschlossen. So wie Shirin hatte ich mich nie gefühlt. Und manisch? Wenn die Manie für das allumfassende Glücksgefühl stand, dass mich beflügelt hatte, gut, dann könnte man mich wohl als manisch bezeichnen. Ich stutzte. Hatte ich also tatsächlich eine Psychose? Vermutlich schon, sinnierte ich. Aber was machte ich mir Gedanken? Ich war doch in einer psychiatrischen Klinik. Wenn ich eine Psychose hatte, dann würden die das hier schon feststellen. Ich hatte Zeit. Und genau die würde ich nutzen und mein inneres Gleichgewicht wieder finden.

Als Helge mich besuchte, wirkte er bedrückt.

»Was ist los?«, fragte ich ihn.

»Das frage ich dich«, antwortete er.

»Mir geht es gut. Immer besser.«

»Gut. Und wie fühlst du dich?«

»Sag ich doch! Mir geht es gut.« Er nickte. Irgendetwas verbarg er vor mir. »Nun sag schon! Mit dir stimmt etwas nicht, das sehe ich doch!«

»Ich hab dir deine Kündigung mitgebracht.«

Man hatte sie sofort nach dieser Autogeschichte ausgestellt, so hieß es offiziell. Natürlich wussten sie von meinem Aufenthalt in der Klinik. Aber meine Güte, es traf mich ja nicht aus heiterem Himmel. Es hatte sich ja schon vorher abgezeichnet, dass sich unsere Wege trennen würden. Und wie hieß es doch? Wo sich eine Tür schließt, öffnet sich eine neue.

Ich musste an den Typen von *Common Success* denken, der mich damals auf dem Seminar hatte abwerben wollen. Wie hieß der noch mal? Sein Name fiel mir beim Malen im Atelier wieder ein. Marco Jopp. Dass ich nicht mehr für Waldo arbeitete, würde sich bereits herumgesprochen haben. Die Branche ist zwar groß, trotzdem aber überschaubar. Wusste er von meinem Aufenthalt in der Klinik? Das musste nicht unbedingt der Fall sein. Jopp und Waldo konnten sich nicht ausstehen. Wenn ich Glück hatte, dann wusste Marco Jopp allerdings von den Zahlungsschwierigkeiten meines bisherigen Arbeitgebers, das würde mir die Sache etwas erleichtern. Zurück im Zimmer rief ich Jopp an.

»Herr Jopp, mit Waldo Hesekiel ist es nicht mehr so wie es sein sollte. Ich will das jetzt mal beiseite lassen. Sie haben mir ja seinerzeit Ihre Karte in die Hand gedrückt, erinnern Sie sich? ...«

Insgesamt sechs Wochen blieb ich in der Klinik. Wider Erwarten fühlte ich mich mit der Zeit dort sehr wohl. Ich malte viele Bilder, beschäftigte mich mit Skulpturen und mit mir selbst und besuchte regelmäßig die Therapiestunden. Eines Tages bat Doktor Sittler mich zum Gespräch.

»Sie haben erstaunliche Fortschritte gemacht, Herr Kluth«, begann sie. Das freute mich. »Wenn wir Sie entlassen, wissen Sie dann auch, worauf es ankommt?«

Ich lächelte sie unsicher an. »Wie meinen Sie das?«

»Ihr Gefühlsleben schwankt vom Hoch ins Tief.« Sie nahm ein Blatt Papier und zeichnete zwei Geraden und dann eine Kurve, die von oben nach unten verlief und wieder nach oben. Mit dem Bleistift schraffierte sie die Mitte. »Hier, schauen Sie mal, das ist die Mitte, in der Sie sich normalerweise bewegen sollten. Die Kurve hier oben bezeichnet Ihren Zustand in der Manie. So hoch Sie fliegen, so tief fallen Sie. Ich habe es Ihnen ja schon erklärt, mit Medikamenten können wir die Spitzen oben und unten beschneiden …«

»Ich möchte keine Medikamente nehmen«, unterbrach ich sie.

»Ich weiß«, antwortete sie rasch. »Deshalb ist es so wichtig, dass Sie für Ihren inneren Ausgleich sorgen. Wir haben Ihnen ja einige Techniken an die Hand gegeben. Sie wissen, ich bin Psychiaterin und befürworte die medikamentöse Unterstützung. Sie haben sich gegen Psychopharmaka entschieden, da ist es extrem wichtig, dass Sie aus eigener Kraft dafür sorgen, diesen Bereich«, sie zeigte auf die Mitte zwischen den Geraden, »möglichst nicht zu verlassen.« Ich nickte mit ernster Miene. »Also noch mal: Sorgen Sie für Ihren inneren Ausgleich und setzen Sie sich selbst Grenzen. Die Lösung klingt simpel, ist aber mit Tücken versehen.«

Ich zog die Augenbrauen fragend hoch. »Unterschätzen Sie nicht die Macht der Gewohnheit. Sind Sie erst einmal wieder in Ihrer gewohnten Umgebung …«

»Ich weiß schon, was Sie sagen wollen«, unterbrach ich Doktor Sittler.

Sie lächelte. »Machen Sie es gut, Herr Kluth. Sie können sich immer an mich wenden. Zögern Sie bitte nicht mich anzusprechen, ja?« Ich nickte. Sie stand auf und gab mir die Hand. »Ich sage jetzt absichtlich nicht Auf Wiedersehen, sondern Tschüss. Und rufen Sie mich an, wenn irgendetwas sein sollte.«

Ich brummte mein Einverständnis, sah aber gleichzeitig schon meine nahe Zukunft vor mir. Was erwartete mich da draußen?

Am Tag meiner Entlassung fuhr ich direkt von der Klinik aus mit dem Taxi zu *Common Success*. Das Vorstellungsgespräch dauerte genau dreißig Minuten. Offenbar war Marco Jopp nichts über meinen Klinikaufenthalt zu Ohren gekommen. Im Anschluss daran führte er mich durch die Büros und stellte mich vor. Ich verließ das Unternehmen mit einem Anstellungsvertrag, einem neuen Firmenwagen und der Aussicht auf ein fürstliches Gehalt. Meine berufliche Zukunft war gesichert.

Da die erste Prioritätenliste so gut funktioniert hatte, erstellte ich am Abend nach meinem ersten Arbeitstag eine neue.

Die Fakten:

- ❍ Ich habe keine finanziellen Probleme mehr. Auch wenn mein Gehalt in Euro nun nach viel weniger klingt.
- ❍ Marco hat mich 200 Leuten als *Hero of the world* im Vertrieb vorgestellt. Besser kann es nicht laufen!
- ❍ Wo will ich hin? Prioritäten:
  1. Ich werde wieder Verantwortung übernehmen. Für mich selbst und für Maxi.
  2. Ich werde mein Leben wieder selbst in die Hand nehmen.
  3. Ich kenne meine Grenzen und werde auf den nötigen Ausgleich achten. Nicht übers Ziel hinausschießen!

Die Liste klebte ich wieder an den Kühlschrank. So würde ich mich jeden Tag daran erinnern, was mir wichtig war.

Im Auftrag von *Common Success* arbeitete ich für eine führende Telefongesellschaft. Wir stellten dem Kunden, also der Telefongesellschaft, unsere Consulting-Mitarbeiter zur Verfügung. Ungefähr 50 Leute waren für sie im Einsatz, für jeden war 900 Euro pro Tag zu zahlen. Ich arbeitete viel und hart, wieder war ich Tag und Nacht unterwegs und lebte aus dem Koffer, weil ich sämtliche Messen in der Umgebung abklapperte. Die Ruhephase war vorbei, das Leben hatte mich wieder!

Ich fühlte mich rundum wohl, und anfangs lief alles bestens. Drei Monate lang gab ich Gas. Ich war wieder ganz der charismatische Workaholic. Doch dann bemerkte ich Risse in der Fassade des Unternehmens. Obwohl nach außen hin alles rosig aussah, gab es eine ziemlich hohe Fluktuation der Mitarbeiter. Nur zwei Wochen nach meinem Eintrittstermin hatten schon wieder Kollegen gekündigt. Unsere übrigen Berater mussten deren Arbeitsbereiche mit abdecken, bis neue Mitarbeiter gefunden waren. Das behagte unserem Kunden nicht, mit der Zeit forderte er unsere Leute immer seltener an. Es dauerte einige weitere Wochen, bis ich den Grund dafür herausfand: Die Telefongesellschaft setzte immer mehr eigenes Personal ein, die Aufträge für *Common Success* wurden immer magerer.

Dann wurde ich krank. Mit einer schweren Grippe musste ich zwei Wochen das Bett hüten. Während dieser Zeit dachte ich über meine Arbeit bei *Common Success* nach. Eines Morgens fiel es mir wie Schuppen von den Augen. Die Struktur des Unternehmens taugte nichts. Es war nur eine Frage der Zeit, bis die Aufträge der Telefongesellschaft ganz ausbleiben würden. Folglich waren meine Tage dort gezählt. Ich rief Marco Jopp an und schilderte ihm meine Erkenntnisse. Er bestätigte mich in allen Punkten, allerdings schien er noch Hoffnung zu haben. Er faselte etwas von einem potenziellen Kunden, mit dem er in Kontakt stehe. Das ganze Geschwätz von Dingen, die da noch kommen könnten, die aber tatsächlich nie kamen, hatte ich satt. Wir trennten uns. Marco blieb fair, ich bekam mein Geld bis zum letzten Arbeitstag und den Firmenwagen durfte ich auch so lange behalten.

Eines stand aber nun ein für alle Mal für mich fest: In dieser Branche wollte ich nicht mehr arbeiten. Der Boom war vorbei, die anfänglich herrschende Goldgräberstimmung war einer fatalen Berg- und Talfahrt gewichen. Der Markt brach katastrophal weg. Die, die es nicht sehen wollten, hatten selbst Schuld. Wenn ich mich in ein Projekt stürze, muss ich dahinterstehen, dachte ich. Wenn ich von vornherein weiß, dass es keine Zukunft hat, kann ich ein Unternehmen nach außen nicht ordentlich vertreten. Das Gefühl im Bauch muss stimmen, sonst passt es nicht. Ich war froh, dass *Common Success* und ich uns getrennt hatten.

Wenig später konnte ich der Tagespresse entnehmen, dass meine Entscheidung richtig gewesen war. Von ehemals 200 Leuten waren nur noch sechs Mitarbeiter übriggeblieben. Zumindest hier hatte ich das richtige Gespür gehabt.

Glück ist für mich, wenn ich zufrieden bin,
trotz aller Wehwehchen und Schicksalsschläge.
Liebe Menschen, die einen umgeben, Freunde zu haben ...
so viel Glück hat nicht jeder.

Trude Remus, 82 Jahre, Pensionärin

---

20. Alles ist gut. Oder etwa nicht?

Ich gestand es mir nur ungern ein, aber die vier Monate bei *Common Success* hatten mich mehr mitgenommen, als mir lieb war. Einmal mehr war ich zur Höchstform aufgelaufen, und nun konnte ich schlecht wieder anhalten. Einen Rennwagen kann man aus einer Geschwindigkeit von 300 Stundenkilometern in relativ kurzer Zeit zum Stillstand bringen, bei mir funktionierte das nicht. Ich spürte einen inneren Druck, ein Prickeln, fühlte mich rastlos und unruhig. Stress tut einem Psychotiker nicht gut, hatte Doktor Sittler gesagt. Ich hatte das Gefühl, in einem rasend schnellen Zug zu sitzen, der an den Haltestellen vorbeijagt, an denen ich gerne einen Stopp eingelegt hätte. Ich musste dringend die Notbremse ziehen, fand das dumme Ding aber nicht. Ich schlief nicht oder nur sehr wenig. Das sind erste Symptome, schoss es mir durch den Kopf. Warum musste ich immer Vollgas geben?

In meiner Wohnung hielt ich es nicht aus, sie war mir zu eng, grenzte mich ein. Ich musste raus, an die frische Luft, vielleicht einen kleinen Sprint einlegen. Ein bisschen unter Leute gehen.

Das Telefon klingelte, als ich die Türklinke schon in der Hand hatte. Ich nahm ab.

»Kannst du mich hören, Junge?« Meine Mutter mit ihrer Megafonstimme.

Ich unterdrückte ein ärgerliches Schnauben. »Natürlich höre ich dich.«

»Ich bin es, deine Mutter.«

»Das dachte ich mir. Hallo.«

»Wie geht es dir?«

»Es geht so.«

»Was heißt das?«

»Das, was ich sage. Es geht so.«

»Was ist denn los?«

Vielleicht lag es an ihrer melodischen Stimme, vielleicht auch am Tonfall. Mir war, als umarmte sie mich. Meine Ungeduld verflog.

»Was ist los?«, wiederholte sie.

»Ach, ich weiß es auch nicht. Es ist nur ... ich wünschte, ich könnte mir eine Auszeit nehmen.«

»Junge, wo bist du?«

»In meiner Wohnung. Du hast mich doch angerufen.«

»Bleib, wo du bist. Ich komme zu dir.«

»Ich denke, das ist keine gute Idee.«

»Das denke ich aber doch.«

Ich gab mir die größte Mühe, sie von ihrem Vorhaben abzubringen. Nach einer halben Stunde gab sie endlich auf.

»Also gut, wenn du schon etwas anderes vorhast, dann komme ich eben ein anderes Mal. Du weißt ja, ich bin immer für dich da. Ach, übrigens, wo fährst du denn überhaupt hin? Was sagtest du, wen willst du besuchen?«

»Hermes«, antwortete ich auf gut Glück.

Hinterher fand ich, dass das gar keine schlechte Idee war. Hermes wohnte in Bad Godesberg. Er freute sich, mich zu sehen.

»Kommst gerade richtig, ich wollte grillen.« Ich machte es mir im Liegestuhl bequem, die ersehnte Ruhe wollte sich jedoch nicht so recht einstellen. Während Hermes die Würstchen auf dem Grill wendete, beschloss ich zu gehen.

Das Telefon klingelte, Hermes griff zum Hörer, meldete sich und lauschte. »Hey Süße«, gurrte er breit grinsend ins Telefon und warf mir vielsagende Blicke zu. »Das ist eine sehr gute Idee. Ich grille gerade. Ja. Hm. Ja. Bier habe ich in rauen Mengen, aber Fleisch nicht. Ja ... ja, das wäre gut. Okay. Ja ... Sag mal, habe ich dir schon gesagt, dass Pete gerade hier ist?«

Ich horchte auf. Mit wem sprach Hermes? Er unterbrach meine Überlegungen. »Meine Schwester kommt gleich vorbei.«

»Laura?«

Er nickte. »Hier, sprich mal mit ihr.« Er drückte mir den Hörer in die Hand. Ich schüttelte den Kopf. Hermes nickte mir aufmunternd zu. So eine unsinnige Aktion!

»Hallo, hier ist Pete.«

»Hallo. Sehen wir uns gleich?«

»Ich wollte eigentlich gerade gehen. Aber wenn du kommst, dann bleibe ich natürlich.«

»Fein«, antwortete sie. »Dann bis gleich.«

Laura brachte Fleisch, Baguette und Grillsaucen mit. Ich ging mit ihr in die Küche, während Hermes sich weiter am Grill beschäftigte. Aus ihrem Korb zog Laura Quark, eine Gurke, Joghurt und frischen Knoblauch hervor.

»Magst du mir helfen? Das wird Zaziki.« Sie deutete auf die Zutaten und lächelte verschmitzt.

»Na klar«, antwortete ich und begann, die Gurke zu schälen.

Laura war Lehrerin und unterrichtete Religion, Deutsch und Englisch an einer Gesamtschule. Sie und ihr Bruder stammten aus einer Intellektuellenfamilie. Beide Eltern waren Lehrer und in den Siebzigern von der Idee der antiautoritären Erziehung besessen gewesen.

»Ich bin damit klargekommen«, sagte Laura später beim Essen

lachend und warf ihrem Bruder einen spitzbübischen Blick zu. »Hermes eher weniger.«

Ich grinste. Hermes war wirklich der schlimmste Chaot, der mir je über den Weg gelaufen war. Andauernd baute er Mist, nahm Heroin, Koks und alles, was ihm sonst noch zwischen die Finger kam. Außerdem war er unorganisiert, unzuverlässig und manchmal ziemlich verwirrt. Trotzdem war und blieb er ein liebenswerter Geselle. Laura hingegen wirkte bodenständig, war sehr belesen und hatte eine Präsenz, die mir fast die Schuhe auszog. Sie war der Typ Frau, der einen Raum voller Menschen betritt, und plötzlich verändert sich durch ihr bloßes Erscheinen die Atmosphäre. Alles, was sie sagte, hatte Hand und Fuß. Sie war klug und hatte Charme. Ehe ich mich versah, hatte ich mich in sie verliebt. Hals über Kopf.

War es mir eben noch schlecht gegangen, schoss ich nun wieder direkt in den Himmel. Da war es wieder, das vollkommene Glück. Ich wachte morgens auf und wusste, ein neuer spannender Tag wartete nur darauf, von mir erlebt zu werden. Ein Tag kann 1000 Taschen haben, dachte ich. Du musst sie nur zu füllen wissen. Alles geschieht, weil es so sein muss und nicht anders. Weil du dich in einem Energiefeld bewegst und das Energiefeld mit dir. Alles ist im Fluss, du schöpfst aus einem überlaufenden Topf voll Fantasie und Kreativität. Alles ist gut. Nichts wirft dich aus der Bahn. Nichts könnte besser sein, alles ist wundervoll und du bist es auch. Was könnte schöner sein als dieses Glück, dieses vollkommene Einssein mit der Natur und dem Universum? Ich war dankbar. Dankbar, dass ich dieses wahrhaftige Glück wieder empfinden durfte.

Laura wusste nichts über meine Erkrankung. Sie nahm mich so, wie ich war. Das nächste Vierteljahr verbrachten wir im absoluten Hoch. Manchmal dachte ich darüber nach, wie ich das Glück früher erlebt hatte. Manchmal hatte es nur so kurz angehalten wie der Flügelschlag eines Schmetterlings. Ein Baum in der Sonne, mit tanzenden Mücken davor, eine herzliche Umarmung, ein schönes Klavierstück und pfffft! Ehe man es begriffen hatte, war das Glück vorbeigeflattert. Man musste schon sehr aufpassen, um diese kostbaren Augenblicke bewusst zu erleben. Sonst hatte man sie am Ende noch verpasst. Jetzt aber dauerte es wieder lange an, dieses umfassende, die Poren durchdringende Gefühl. Was konnte es Schöneres geben? Wollen denn nicht alle Menschen glücklich sein?

Sicher, ich kannte inzwischen die Kehrseite. Aber ich hatte daraus gelernt. Ich erinnerte mich an das, was Doktor Sittler mir erklärt hatte. Die Zustände außerhalb des Normbereichs hatte sie als Episoden bezeichnet. »Psychotiker lernen aus ihren Episoden. Fehler, die sie in der ersten gemacht haben, wiederholen sie nicht in der nächsten«, hatte sie gesagt. Sie sollte Recht behalten. Aus meiner bisherigen finanziellen Misere klug geworden, nahm ich mir vor, diesmal mit meinen Mitteln zu haushalten. Am besten gar kein Geld ausgeben, dachte ich, damit wäre ich auf der sicheren Seite.

Wieder klang mir Doktor Sittlers Stimme im Ohr. »Die Episoden sollten keineswegs ausgelebt werden ...« Aber ich fühlte mich doch so unbeschreiblich gut! Es war einfach zu verlockend, dem leichten Gefühl des Schwebens zu folgen. Das war die Quelle meiner Kraft, mein ganz persönliches Hochgefühl über viele Monate hinweg. Sollte ich es mir etwa nehmen lassen, dieses pure Empfinden von Glück? Wozu das? Ich konnte keinen Sinn darin erkennen.

Ständig war ich unterwegs und feierte oft und ausgiebig. Diesmal allerdings, ohne das Geld unters Volk zu werfen. Laura konnte das nicht aus der Ruhe bringen. Ich war mir ganz sicher, in ihr die richtige Frau gefunden zu haben. Natürlich würde ich es Pia sagen müssen. Wir hatten uns fest vorgenommen, immer mit offenen Karten zu spielen. Eines Abends fuhr ich zu ihr und erzählte ihr alles. Sie nahm es gefasst auf, stellte mir noch einige Fragen, wie es mir ginge, was ich so machte, redete mit mir über dies und das, und beim dritten Milchkaffee ließ sie die Bombe platzen.

»So, wie du im Augenblick auf mich wirkst, ist es nur eine Frage der Zeit, bis du wieder in der Klinik sein wirst.«

»Aber …«

»Bitte lass mich ausreden. Ich erkenne die Vorzeichen wieder, Pete. Ich weiß, du willst das nicht hören. Dennoch, ich sehe, wie nervös du bist, wie du mit den Knien wippst, ich registriere, dass du die Welt in rosaroten Farben schilderst, dass du dich schon wieder unschlagbar fühlst …« Sie seufzte. »In einem Satz: Du bist auf einem Glückstrip, für den andere Menschen Pillen schlucken müssen.«

Ich hatte dem nichts entgegenzusetzen. Sie hatte ja Recht.

Sie versuchte ein Lächeln, doch es verrutschte. »Ich tue mein Bestes, um Maxi ein halbwegs normales Leben zu bieten. Ich habe schon länger darüber nachgedacht, ob es ihr überhaupt gut tut, wenn du regen Kontakt zu ihr hältst. Ich weiß ja nie, wie lange ich noch auf dich zählen kann.« Sie hielt kurz inne, atmete tief ein, so als schöpfe sie daraus Kraft für den nächsten Schritt, und fuhr fort: »Deshalb habe ich mich dazu entschlossen, das alleinige Sorgerecht zu beantragen.«

Peng. Ich war wie vor den Kopf geschlagen, konnte überhaupt kein einziges Wort sagen. Ich starrte sie nur stumm an und schüttelte langsam den Kopf.

»Eigentlich will ich dich nur vorwarnen. Ich habe bereits einen Anwalt eingeschaltet. Bitte nimm's mir nicht übel, Pete. Es ist besser so.«

Pia machte Ernst. Sie reichte die Scheidung ein und setzte vor Gericht das alleinige Sorgerecht durch. Wen interessiert es, dachte ich. Ich würde immer für Maxi da sein. Immerhin, das Besuchsrecht gestand Pia mir glücklicherweise noch zu. Für den Fall, dass es mir wieder mal schlecht ginge, war diese Regelung sicher besser.

Energiegeladen wie ich war, konnte ich meinen Bewegungsdrang nur schwer bändigen. Es war wie zu meinen Krefelder Zeiten in der *Burg*, wieder einmal tanzte ich die Nächte durch, dennoch, im Vergleich zu Hermes war ich harmlos. Der Kerl war nicht zu bremsen und hielt mich ununterbrochen auf Trab.

»Was ist, habt ihr Lust auf 'ne Party heute Abend?«

»Laura kann nicht, sie ist verabredet. Aber ich hab Zeit.«

»Ich hab nicht gefragt, ob du Zeit hast, sondern ob du Lust hast, Mann! Das wird eine richtig geile Party, nicht irgend so eine dröselige Ansammlung von Pärchen.«

»Ist ja schon gut, ich hab dich verstanden! Natürlich habe ich Lust. Wann soll's losgehen?«

»Jetzt sofort. Ich fahre auch.«

»Hast du deinen Führerschein zurück?«

»Yep. Also, was ist jetzt? Ich parke gerade vor deiner Wohnung. Kommst du runter?«

Ich lachte. Solche spontanen Aktionen waren typisch für Hermes.

Nachdem wir in Gütersloh von der Autobahn abgefahren waren, ging es schier endlos übers Land. Hermes holperte über unbeleuchtete Feldwege.

»Sag mal, weißt du überhaupt, wo genau das ist?«

»Klar. Die Villa liegt ziemlich versteckt. Wenn man da noch nie war, findet man sie nie im Leben.«

»Sagtest du gerade Villa?«

Hermes nickte. »Hast du schon mal was von einer Bruderschaft gehört?«

Ich sah ihn schräg von der Seite an und runzelte die Stirn.

»Also, ich sollte dir vielleicht ein paar Takte dazu sagen«, fuhr er fort und starrte mit zusammengekniffenen Augen in die Dunkelheit. Ich hatte arge Bedenken, dass wir auf dem Feld landen würden statt auf der Party.

»Der Thorn Blade ...«

»Wer?«

»Thorn Blade.«

»Was ist denn das für ein Name?«

»Den hat er sich selbst gegeben.«

»Dachte ich es mir doch!«

»Also, pass auf. Thorn Blade ist der Gastgeber. Ihm gehört die Villa, wo die Party stattfindet. Thorn Blade gehört einer Bruderschaft an.« Hermes bog nach links ab. Schemenhaft konnte ich zu beiden Seiten Felder erkennen. »Das ist so eine Art Geheimbund. Die Mitglieder erkennt man an den Schmissen im Gesicht, die ziehen sie sich beim Fechten zu.«

»Das ist ja der Hammer! Woher kennst du sie? Soweit ich weiß, hast du keine Narbe, oder?« Ich schaltete das Innenlicht an und starrte ihn an.

»Bist du verrückt geworden? Mach das Licht wieder aus! Ich kann nichts mehr sehen!« Hermes fingerte an dem Schalter, bis die Lampe erlosch und starrte wieder mit zusammengekniffenen Augen durch die Windschutzscheibe.

»Die meisten von ihnen kenne ich von einer anderen Party. Das war in Bonn. Diese Typen haben in der Regel eine Menge Asche, viele stammen aus reichem Elternhaus. Verstehst du? Sie kommen meist in die richtigen beruflichen Positionen. Weißt du, warum?«

Ich sah ihn stumm an.

»Weil sie Verbindungen haben. Die Mitglieder eines Geheimbundes halten zusammen. Da kommt man normalerweise überhaupt nicht rein«, behauptete Hermes.

»Du übertreibst! Wenn das so schwierig sein soll, da rein zu kommen, wieso darfst du denn da hin? Und vor allem, wieso kannst du mich einfach so mitbringen?«

Hermes schüttelte den Kopf. »Du glaubst mir nicht! Merk ich schon.«

Ich machte eine abwiegelnde Handbewegung, die er wahrscheinlich gar nicht sah, weil er sich ja aufs Fahren konzentrierte.

»Das ist eine eingeschworene Technogemeinde ...«

»Techno? Na und? Damit hab ich kein Problem. Aber wenn das so merkwürdige Geheimbündler sind ...«

Er lachte. »Du wirst sehen, es wird richtig gut abgehen. Die Leute sind nicht merkwürdig. Die halten eben zusammen. Man muss sich für die Leute verbürgen, die man mitbringt.«

»Was denn, wer hat sich denn für uns verbürgt?«

»Für dich, meinst du.«

»Für dich nicht?«

»Ich hab's dir doch schon gesagt, mich kennen sie. Sagt dir *Picwic* was?«

»Nie gehört.«

»Das ist eine ziemlich abgefahrene Diskothek in Berlin. Da habe ich früher Platten aufgelegt.«

»Wie jetzt? Hast du auch mal in Berlin gelebt?«

»Fünf Jahre lang. Dann hat sich meine Freundin von mir getrennt, weil ich ihre Hi-Fi-Anlage versetzt habe.«

Ich verdrehte die Augen himmelwärts.

»Sag mal, was sind denn das für Abgründe? Und überhaupt, was hat das mit Berlin zu tun und deinem Job als DJ?«

Er gluckste. »Meiner Freundin gehörte das *Picwic.*«

»Und du klaust ihre Anlage? Nicht gerade clever.«

»Ja, ja, ich weiß, das war ein bisschen kurzsichtig. Aber ich brauchte die Kohle.«

»Du hast doch Geld verdient als DJ, oder nicht?«

»Das schon. Aber du weißt ja, wie das ist mit der Kohle. Man hat nie genug davon.«

Ich grinste. »Stimmt.«

»Jedenfalls, sie hat mich rausgeschmissen, und ich hatte auf einen Schlag keine Wohnung und keinen Job mehr«, erzählte Hermes weiter.

»Und was hast du dann gemacht?«

»Ich hab mich in den nächsten Zug gesetzt und bin einfach drauflosgefahren. Irgendwohin. Ich glaube, ich wusste nicht mal, in welche Richtung der Zug fährt.«

»Du bist einfach abgehauen? Ohne Ziel?«

»Genau.«

»Ohne Geld, ohne alles?«

»Noch nie was von Schwarzfahren gehört?«

»Oh Mann, Hermes.«

Hermes zuckte mit den Schultern.

»Wo fuhr der Zug hin?«

»Nach Köln. Ich bin ausgestiegen, hab noch auf dem Bahnhof eine Frau kennengelernt, und die hat mich mit zu sich nach Hause genommen. Die Karen, das war eine ganz nette ...« Er brach ab und seufzte. »Im Nachhinein muss ich sagen, das war wirklich eine supertolle Frau. Schade, dass ich das damals nicht erkannt habe. Sie ließ mich übergangsweise bei sich wohnen, und ich suchte mir einen Job als Programmierer.«

»Nicht als DJ?«

»Nein, die Zeit war vorbei. DJ, das war Berlin. Jetzt war ich woanders. Also konnte ich ebenso gut wieder von vorn anfangen. Ich wollte etwas Neues machen, verstehst du?«

»Ja, ich denke schon.«

»Aber die Zeit in Berlin war auch schön gewesen. In der Technobranche war ich so was wie der Papst«, behauptete er. »Bestimmt hast du schon mal was von *Doktor M* gehört?«

»Nö.«

»Oh Mann, wo lebst du? Das kann doch nicht alles an dir vorbeigegangen sein!«, echauffierte er sich.

»Als ich noch in Berlin gewohnt habe, konnte ich mit Techno nichts anfangen. Jetzt reg dich mal nicht so auf.«

Er pfiff unwirsch durch die Zähne. »Wie auch immer. Also, was ich sagen wollte, dieser *Doktor M* bin ich.«

»Na, dann herzlichen Glückwunsch. Mag sein, dass ich schon mal von *Doktor M* gehört habe, aber wie gesagt, damals hatte ich mit Techno nichts am Hut.«

Hermes brummte etwas Unverständliches.

»Was hast du gesagt?«

»Die bekannten DJs kennen sich alle untereinander. Und dann wird man automatisch zu solchen Partys mitgenommen. Vorausgesetzt, jemand verbürgt sich für einen.«

»Ist klar. Und du hast dich für mich verbürgt?«

»Yep. Du hast es erfasst.«
»Dann vielen Dank. Ich fühle mich geehrt.«
»Kannst du auch.«
»Du bist ein Chaot.«
»Du auch.«

Der Weg wurde breiter. Rechts und links brannten in regelmäßigen Abständen Pechfackeln und warfen gespenstische Schatten auf die riesigen Eichen am Rande der Allee. Nach einer Weile mündete der Weg in eine Auffahrt zu einem imposanten, hell beleuchteten Landhaus. Hermes parkte den Wagen, und wir stiegen aus. Tatsächlich schien er ziemlich bekannt zu sein, denn kaum hatte er den Fuß aus dem Auto gesetzt, da wurde er auch schon von einer Gruppe von Leuten begrüßt.

»Pete, komm mal her«, rief er mich und machte mich mit ein paar Typen bekannt, die er als seine DJ-Freunde bezeichnete. Wir quatschten über Berlin und über gute Musik. Das war das Stichwort für Hermes. »Ich freu mich schon drauf, abzutanzen. Wollen mal sehen, was hier abgeht«, meinte er und wies mit dem Kinn Richtung Villa. Wir gingen darauf zu. Das Gebäude war im Kolonialstil erbaut, hatte eine eierschalfarbene Fassade, weiß gestrichene Säulen am Eingang und hohe Sprossenfenster. Am Fuß der Freitreppe steckten auf beiden Seiten brennende Fackeln in tönernen Töpfen. Die Flügeltüren waren weit geöffnet.

»Okay, dann lass uns mal reingehen«, sagte ich und wandte mich um. Hermes war verschwunden.

Ich betrat die Villa und bahnte mir einen Weg zwischen den Partygästen hindurch. Das ganze Haus schien zu beben, der Boden unter den Füßen vibrierte leicht. Ich versuchte festzustellen, woher die Musik kam, konnte aber die Quelle nicht ausmachen. Nach und nach entdeckte ich überall, wo ich ging oder stand, Lautsprecher, denen Techno entströmte. Ich nahm mir ein Bier und schlenderte den Gang entlang, der sich vom Foyer aus bis zum hinteren Teil des Hauses durchzog. Zu beiden Seiten gingen jeweils mindestens acht, wenn nicht noch mehr Räume ab. Ich fragte mich, wie viele Zimmer diese Villa wohl haben mochte. Ich schob einen transparenten anthrazitfarbenen Vorhang beiseite und betrat einen Raum, der von der Größe her eher ein Saal war und sehr kühl wirkte. Anthrazitfarbener Marmorboden, puristisches Interieur, hier und da kleine Glastische und Le-Corbusier-Liegen. Die Musik hämmerte und dröhnte.

»Hey, haste Lust auf eine kleine Reise?«, hauchte jemand in mein Ohr. Ich wandte mich um. Die Frau, die mich gefragt hatte, trug ein hautenges Sternchentop und giftgrüne Hotpants. Passend dazu hatte sie ihre Augenbrauen grün gefärbt und ihr orangerotes Haar zu Pippi-Langstrumpf-Zöpfen geflochten.

»Willste auch? Bedien dich«, forderte sie mich auf und fuhr sich mit der Hand durchs Gesicht. Als ich nicht reagierte, zog sie die grünen Augenbrauen hoch. Dann leckte sie sich im Zeitlupentempo die Lippen und wies mit einer lässigen Bewegung zum Tisch. In japanisch anmutenden Schälchen schmiegten sich hier winzig kleine Pillen aneinander.

»Ich brauche keine Drogen, ich bin schon high«, antwortete ich überflüssigerweise. Denn bei dem Geräuschpegel hörte mich keiner, am allerwenigsten Pippi L. Sie zuckte mit den schmalen Schultern und reichte einer Frau über den Tisch hinweg ein Plastikröhrchen. In der Ecke krempelte sich ein Typ den Ärmel seines Hemdes hoch. Er zog sich eine feste Schlinge um den Arm und setzte sich eine Spritze an die Vene. Ich hatte genug gesehen. Beim Hinausgehen entdeckte ich Hermes. Er hing, ein glückseliges Lächeln auf den Lippen, in ziemlich schlaffer Haltung auf einer Relaxliege und schien mich nicht wahrzunehmen. Ich beschloss, mich ein wenig umzusehen. Das hämmernde Bummbummbumm aus den Boxen begann mich zu stören, ich würde es ignorieren müssen. Im nächsten Raum stolperte ich über abgestreifte Schuhe. Nirgends ein Tisch, kein Stuhl, stattdessen eine überdimensionale Liegefläche. Auch hier war die Musik überlaut. Ich entdeckte Boxen direkt unter der Decke, die schräg nach unten gerichtet waren. Blutrote Vorhänge an den Fenstern bildeten einen Kontrast zu den schwarz gestrichenen Wänden, an denen in regelmäßigen Abständen große dreiarmige Lüster angebracht waren, in denen weiße Kerzen brannten und für ein schummriges Licht sorgten. Ein Projektor ließ in trägem Tempo einen Lichtkegel über ineinander verschlungene Körper schweifen. Ich hatte noch nie eine Orgie erlebt. Wie gebannt starrte ich auf das Bild, das sich mir bot. Eine Frau mit langen, dunklen Haaren und vollen Brüsten kniete über einem Mann am Boden. Mit einer katzengleichen Bewegung beugte sie sich zu ihm hinunter, ihr Mund umschloss seinen Schwanz, während er ihr zunächst zusah. Es schien ihn bis aufs Äußerste zu erregen, er sank zurück und gab sich ihrem Spiel hin. Ihre Haut schimmerte feucht im Licht des Scheinwerfers, der sachte über sie hinwegstrich. Sie hatte die Beine gespreizt. Erst jetzt entdeckte ich den Typ hinter ihr, der mit ihr verschmolzen schien. Rhythmisch und immer schneller werdend bewegte sich das Trio, wie in Ekstase. Die Frau schien zu stöhnen. Hören konnte ich es nicht, die Musik war zu laut. Ich fühlte mich wie ein Eindringling und wandte mich ab. Zwei Frauen schlängelten sich um einen Mann. Eine von ihnen hatte mich entdeckt. Sie steckte sich den Finger in den Mund und warf mir einen provozierenden Blick zu. Bummbummbumm. Ratatata. Die Musik gefiel mir immer weniger. Sie war ganz anders als die in der *Burg*.

Im nächsten Raum wurde gekokst, ich schaute nur kurz hinein. Weißes Pulver auf Glastischen. An den Wänden Bilder. Öl auf Leinwand. Sie zeigten Fechtszenen. Eine breite Treppe führte hinunter zum Keller, dort war ein großer Saal in eine Diskothek umfunktioniert worden. Auch hier waren die Wände schwarz verhangen, die Musik voll aufgedreht. Ich versuchte immer noch, ihr etwas abzugewinnen, tanzte sogar ein bisschen, doch es wollte mir nicht gelingen, mich in den Rhythmus hineinzufinden. Bummbummbumm. Wenn das weiter so ging mit dem Bass, würde ich am Ende ein weichgekochtes Hirn haben, dachte ich missmutig und trollte mich wieder. Auf der Treppe nach oben saßen ein paar Leute. Ich hockte mich zu ihnen und erfuhr, dass ich mich auf einer der angesagtesten Technopartys befand. Die

Gäste kamen aus ganz Deutschland, so ließ mich Pippi L. wissen, die plötzlich wie aus dem Nichts aufgetaucht war. »Diese hammergeilen Partys feiern wir meistens 24 Stunden.« Als ich nichts entgegnete, meinte sie: »Manchmal auch 36 Stunden lang.« Und dann: »Was guckste so entsetzt?« Offenbar waren mir meine Gesichtszüge entgleist. So lang würde ich es hier auf keinen Fall aushalten können! Bloß, wie sollte ich von hier wegkommen? Ich hatte keinen blassen Schimmer, wo ich war, geschweige denn, wie ich von hier verschwinden konnte. Alles, was ich wusste, war, dass wir uns in der Nähe von Gütersloh befanden, in einem Haus umgeben von hohen Mauern irgendwo in der Pampa. »Haste den Garten schon gesehen?«, fragte mich Pippi L. Wie betäubt schüttelte ich langsam den Kopf. »Du, den kann ich dir echt empfehlen. Da brennt ein großes Lagerfeuer, die Leute sind cool drauf. Die Stimmung ist voll peacemäßig.« Sie formte ihre Finger zu einem V, hielt sie mir direkt vor die Augen und bewegte ihren Arm zum Takt des Bummbummbumm. »Du siehst aus, als könntest du die Vibrations jetzt echt voll gebrauchen. Geh mal raus, Süßer. Und vergiss den Teich nicht.« Ich runzelte die Stirn. Pippi L. grinste breit. »Was soll ich mit einem Teich, denkste jetzt, häm? Das ist der ganze Stolz vom Thorn Blade, Mensch! Weisste auch warum?« Ich verneinte. »Da biste aber froh, dass du mich getroffen hast, was?« Glücklicherweise musste ich nicht antworten, Pippi plapperte weiter. »Da sind Kois drin. Echte, verstehste?« Ich starrte sie verständnislos an. Was hatte ich mit Karpfen am Hut? »Das sind diese sauteuren Fische, Mann! Thorn hat den Champion gekauft, echt jetzt!« Offenbar reagierte ich nicht wie Pippi es sich vorgestellt hatte. »Mann, du kapierst aber auch gar nix! Du bist echt ne seltsame Type, Junge, Junge! Der Champion hat eine halbe Million gekostet!«

»Aha.« Sie wartete offenbar auf eine weitere Reaktion. Ich seufzte. »Ehrlich gesagt, ich finde das nicht sehr clever, so viel Kohle für einen Fisch auszugeben, den andere Leute in der Pfanne braten würden«, sagte ich und grinste sie breit an.

Das war zuviel für Pippi. »Du raffst echt gar nix, Mann. Schöne Party noch!«, blaffte sie und ließ mich stehen.

»Dir auch!«, rief ich ihr nach. Die hat den Knall noch nicht gehört, dachte ich.

Ich machte mich auf die Suche nach Hermes und fand ihn im Koksraum. Wie hätte es auch anders sein können.

»Hör mal, Hermes, mir gefällt es hier überhaupt nicht«, begann ich.

»Immer schön cool bleiben«, lallte er.

»Hermes, ich hab keine Lust, hierzubleiben«, sagte ich. Dabei sprach ich sehr langsam wie mit einem kleinen Kind. »Ich will hier weg.«

»Geht nicht. Bin zu«, murmelte er.

Verdammter Mist! Bummbummbumm. Bei dieser Musik konnte ich kaum einen klaren Gedanken fassen. Ich musste erstmal raus an die frische Luft. Auf der Terrasse verschaffte ich mir einen Überblick. Im Garten hielten sich an die fünfzig Leute auf, sie tanzten am Lagerfeuer oder lagen auf der Wiese im Park. Außer mir schien jeder zugedröhnt mit irgendwelchen Drogen, zumindest war das mein Eindruck von den kurzen Gesprächen mit einigen von ihnen. Entweder faselten sie wirres Zeug oder sie brabbelten derart unverständlich, dass ich sie nicht verstehen konnte. Genau wie die Freunde von Hermes, denen er mich gleich nach unserer Ankunft vorgestellt hatte. Sie hingen völlig in den Seilen. Da war einfach niemand, der mir hätte helfen können. Ich würde mir etwas einfallen lassen müssen, dachte ich, während ich mich irgendwo auf den Rasen plumpsen ließ.

»Nimm doch einfach ein bisschen was zum Glücklichwerden«, riet mir eine Frau, die sich neben mich setzte. Mehr und mehr gingen mir diese abgedrehten Leute und ihre wirren Blicke auf die Nerven. Am schlimmsten aber empfand ich die Musik. Ich ließ mich nach hinten ins Gras fallen. So verrannen die Sekunden, die Minuten, die Stunden. Bummbummbumm. Die Stunden wurden zu Tagen. Immer die gleichen Menschen, wie Marionetten bewegten sie ihre Glieder, zappelten zum Rhythmus. Bummbummbumm. Hätte ich vorher geahnt, wie lange diese Party andauern sollte! Drei Tage. Drei endlos dauernde Tage und immer noch kein Ende in Sicht. Ich musste weg von hier. Dringend! Ich zermarterte mir den Kopf darüber, was ich tun könnte. Ich könnte ein Taxi rufen. Aber wie sollte ich der Taxizentrale erklären, wo sie mich abholen sollten? Dieses gottverdammte Haus lag so versteckt, dass man kilometerlange Schleichwege fahren musste. Sollte ich jemanden nach der Adresse fragen? Ausgeschlossen, die Leute hier waren doch alle im Drogenrausch! Keiner konnte mich zwingen, bei diesen Verrückten zu bleiben. Niemand! Mich konnten sie hier nicht halten. Sie wollten mich nicht gehen lassen? Bitte, dann würden sie mich jetzt aber mal kennenlernen. Ich sah keine andere Wahl. Vorbei war es mit meiner Geduld, vorbei! Ein Gedanke zischte durch meinen Kopf, klinkte sich irgendwo ein und blieb fest verankert mit den Windungen meines Hirns. Wenn ich hier nicht wegkomme, mische ich den Laden eben ein bisschen auf. Ich beschloss, aufs Ganze zu gehen. Und zwar ohne zu zögern. Ich streifte mir die Schuhe ab und krempelte die Jeans hoch. Mit nackten Füßen lief ich über den Rasen und näherte mich dem Lagerfeuer. Das Gras fühlte sich weich und kühl an unter meinen Fußsohlen. Einen kurzen Augenblick genoss ich es. Innerlich sammelte ich mich, bereitete mich vor. Nichts würde mir geschehen. Nicht das Mindeste. Ich war unverwundbar. Wir alle waren göttliche Geschöpfe. Im Unterschied zu den anderen war ich mir dessen bewusst.

»Seht her«, schrie ich den Leuten entgegen. Unerschrocken lief ich barfuß über die glühenden Kohlen.

»Seht her!«, rief ich. Ich peste durchs Feuer, dann umrundete ich es und blieb dicht davor am äußeren Rand stehen. Ich streckte den Arm aus und hielt ihn über die züngelnden Flammen. »Nichts passiert mir!« Ein paar Leute starrten zu mir rüber. Sie schienen sich zu amüsieren. Vermutlich dachten sie, das sei bloß ein Trick.

»Ich kann das! Seht ihr? Erkennt ihr es? Ich bin unverwundbar. Nicht einmal Feuer kann mir etwas anhaben«, schrie ich. »Ich kann das!«

Und wie ich es konnte. Einige Gäste, die Zeuge meiner Aktion wurden, schockierte mein Treiben. »Komm da weg!«, brüllte jemand. Ich lachte laut auf, und hastete weiter ums Feuer herum. Dann blieb ich stehen, hielt meinen Fuß über lächerlich kleine Flämmchen und lachte. »Los, komm da weg«, riefen sie nun im Chor. Ich lachte und lachte. Ich lachte sie aus. Alle, wie sie da waren. In Sekundenschnelle sprach sich meine Show offenbar herum. Immer mehr Leute strömten zum Feuer. Die meisten waren vollgedröhnt. Ich sah es an ihren Bewegungen, unkoordiniert oder träge. Ich sah es an ihren Augen, selbst aus der Entfernung registrierte ich jedes Detail. Statt euphorisch zu werden über die göttliche Kraft in mir, beschlich sie Angst.

Arme Würstchen.

»Lass das, komm da weg«, rief Pippi L., die ich in der Menge erkannte. »Mach keinen Scheiß!«, quäkte sie.

»Los, komm weg da!«, brüllten andere. Sie hatten Angst, jämmerliche Angst. Sie wollten einfach nicht sehen, was in mir steckt.

»Das Göttliche ist in jedem Menschen. Ihr könnt das auch! Ihr dürft nur keine Angst haben!«, brüllte ich zurück.

»Bitte komm da weg!«, schrie Pippi L. »Ich nehm alles zurück, was ich gesagt hab. War nicht so gemeint!«, quäkte sie unglücklich.

Ich hatte Mitleid mit ihr. »Na gut! Wenn ihr es so wollt.« Ich sprang einen Schritt zurück auf den Rasen »Schade, dass ihr nicht mehr Klarsicht habt. Aber was soll's? Ich kann es nun mal nicht ändern«, brummte ich. Und dann warf ich ihnen noch an den Kopf, was ich von ihnen hielt: »Ihr seid schon ziemlich durchgeknallt.« Enttäuscht trat ich den Rückzug an. Ich sammelte meine Schuhe auf und lief unter den Bäumen entlang. Ermattet hielt ich an einem großem Teich und ließ mich ins Gras fallen. Hier würde ich sitzen bleiben und auf den neuen Tag warten. Irgendwann würde sicher jemand abfahren und mich mitnehmen. Vielleicht kehrte auch Hermes schon bald wieder zurück von seinem Trip? Wie lange würde das wohl dauern? Hoffentlich nicht allzu lange.

So verging eine Weile, ohne dass etwas Nennenswertes geschah. Plötzlich sank ein Typ neben mich ins Gras.

»Martin«, stellte er sich vor, öffnete den Reißverschluss seiner Jeans und nestelte an seiner Unterhose herum. Im Mondlicht wirkte sein Penis aschfahl und kränklich. Er sah mich auffordernd an, ich schnaubte verächtlich. Martin beschäftigte sich mit seinem kranken Freund und keuchte ein bisschen. Ich fand die Situation etwas befremdlich, sah aber keinerlei Veranlassung, aufzustehen. Sollte er doch gehen, ich war zuerst hier gewesen.

»Nimm ihn in die Hand«, bettelte er.

Ich sah ihn mitleidig an. Das konnte einen Pete nicht aus der Ruhe bringen. »Pack das Ding besser wieder ein«, riet ich.

»Bitte nimm ihn in die Hand«, stöhnte er.

»Mach's dir doch selbst«, empfahl ich ihm. »Aber am besten woanders.«

Martin zog einen Flunsch, sprang beleidigt auf und trottete mit offenem Hosenschlitz von dannen.

Je ruhiger ich wurde, desto beunruhigender fanden das anscheinend ein paar Leute um mich herum. Irgendwann kam schließlich sogar Thorn Blade mit seinem Gefolge auf mich zugeeilt. Ganz in Schwarz gekleidet war er das, was man eine *Kante* nennt. Ein Mann mit perfekt durchtrainiertem Körper. Das ärmellose T-Shirt gab muskulöse Oberarme frei. Seine blonden Haare hatte er mit viel Gel in Form gebracht. Wie Hermes gesagt hatte, trug Thorn Blade eine Narbe auf der linken Wange. Bei genauerer Betrachtung musste ich zugeben, dass sie sein glattes Gesicht interessanter aussehen ließ.

»Hey, ich bin Blade. Thorn Blade.«

»Pete. Pete Kluth.«

»Hör mal, Pete, wir feiern hier eine Party. Die soll auch weiterlaufen. Aber einige Leute regen sich über dich auf.«

»Mir doch egal! Ich rege mich auch auf! Und zwar über die ganze Party. Ich habe Hermes schon gesagt, dass ich hier weg will. Aber der Kerl ist ja völlig zugedröhnt.«

Thorn Blade nickte. So weit schien er mich verstanden zu haben.

»Also entweder bestellt ihr mir ein Taxi oder jemand fährt mich.«

Thorn Blade war ein hohes Tier in dieser Bruderschaft, so viel hatte ich schon über ihn herausgefunden. Er schien mir wie einer, der sich nichts sagen lässt.

»Verhalte dich ruhig«, befahl er und warf mir einen eindringlichen Blick zu. Damit war für ihn die Sache geregelt und er verschwand wieder mitsamt seiner Gefolgschaft. Typen, die wie er in Schwarz gekleidet waren.

Ich müsste meiner Forderung etwas mehr Nachdruck verleihen, dann würden sie mir schon ein Taxi rufen. Nachdenklich spazierte ich durch den Garten. »Und vergiss den Teich nicht«, hallte die Stimme von Pippi L. in meinem Kopf. Ich grinste breit. Hatte ich doch mal wieder eine wahrhaft göttliche Eingebung! Eine kleine Abkühlung würde mir sicher guttun. Ich riss mir die Klamotten vom Leib, machte einen Kopfsprung ins Wasser, und tauchte zwischen den Seerosen wieder auf. »Yuhuuu, das tut gut«, johlte ich und ließ meine Hand über die Wasseroberfläche schnellen, dass es nur so spritzte. »Wo sind denn die hübschen Kois geblieben?«, brüllte ich. Hoffentlich reicht das jetzt, dachte ich. Hoffentlich sehen sie es jetzt ein.

Thorn Blade reichte es in der Tat. Er kam zurück. Seine Anhänger blieben einen Schritt hinter ihm. Lag es an seiner Machtposition oder an seinem Tempo? In der Hand hielt Thorn Blade einen Spaten. Was wollte er denn damit? Ich hatte keine Zeit, darüber nachzudenken, denn schon holte er damit weit aus und zerschnitt die Luft. Er kam auf mich zu gerast, aber ich konnte ihm ausweichen. Mit einem Platschen landete der Spaten auf der Wasseroberfläche. Er hatte mich lediglich am Unterarm getroffen. Innerlich lachte ich ihn aus. Ich war unverwundbar. Lediglich ein kleiner Kratzer zierte meinen Unterarm.

»Ist das alles, oder was?« fragte ich ihn trocken.

»Okay, das reicht«, blaffte Thorn Blade und reichte seinen Schergen den Spaten. Dann wandte er sich mir zu. »Komm an Land. Dir wird nichts mehr geschehen.«

»Mir wird ohnehin nichts geschehen.«

»Du hast Glück gehabt. Das wäre beinahe schief gegangen«, sagte er und reichte mir die Hand. »Tut mir leid, wenn mein Temperament ein bisschen mit mir durchgegangen ist. Aber Kois sind meine Leidenschaft. Eine Passion, verstehst du?« Thorn Blade zuckte mit den Achseln. »Du sollst deinen Willen bekommen. Meine Jungs bringen dich weg von hier.«

Ich war zufrieden. Im Morgengrauen bestiegen drei seiner Gehilfen und ich ein Auto. Wieder fuhren wir über endlos lange Feldwege. In der nächsten Ortschaft, gleich gegenüber einer Polizeistation, stoppte der Fahrer den Wagen.

»Steig aus«, wies er mich barsch an.

»Hier?«

Der Beifahrer nickte. »Wir müssen eine kleine Besorgung machen, dabei können wir dich nicht brauchen. Steig hier aus.«

An der Polizeistation war eine Ampel. Ich wartete. Auf irgendwas. Auf ein Zeichen. Ich durfte nur nichts falsch machen, dann würde es sich mir offenbaren. So blieb ich stehen, wo ich war. Ich rührte mich nicht vom Fleck. Es würde kommen, mein Zeichen, da war ich sicher. Wenn es soweit wäre, würde ich es sehen. Hören oder spüren. Wenn es soweit wäre ... alles, was ich bräuchte, war Geduld. Manchmal lassen Zeichen auf sich warten. Man darf nicht einfach aufgeben. Nur die Hartnäckigen werden belohnt. Ich würde warten. Ich hatte Zeit. Nichts geschah. Ich verspürte keine Ungeduld, nur Dankbarkeit, dass ich von dieser schrecklichen Party, von der lärmenden Musik und den abgedrehten Menschen weggekommen war. Etwas würde geschehen. Und dann würde ich wissen, was zu tun war. Die Sonne ging auf. Fasziniert betrachtete ich den schmalen, orangegelben Streifen am Horizont, er wurde immer voller, immer breiter, immer heller, immer strahlender. Und dann war die Sonne da. Hoch oben am Himmel. Plötzlich erfasste mich eine tiefe Gewissheit. Ich hatte es bekommen, mein Zeichen! Direkt vor meinen Augen! Die ganze Zeit schon war es da gewesen, ich hatte es nur nicht bemerkt. Mein Zeichen! Und in der

Ampel lag der Schlüssel. Da stand ich schon die ganze Zeit davor und hatte es nicht bemerkt! Ich lachte zufrieden in mich hinein. Nur der, der sich die Zeit nimmt und die Muße hat, wird belohnt. Nur Auserwählte erkennen die Zeichen. Die Ampel, natürlich! Sie war der Schlüssel! Wenn sie Grün zeigte, war alles in Ordnung. Nur dann durfte ich mich bewegen. Wenn sie auf Gelb sprang, musste ich mich auf die Stille vorbereiten. Wehe, wenn sie auf Rot umschaltete! Dann musste ich regungslos auf der Stelle verharren. Denn die Sonne sah mich. Ihr entging nichts. Das war ein simpler Test. Ich wusste, erst, wenn ich gelernt hätte, mich absolut zu beherrschen, würde die Sonne mir Zugang gewähren. Erst dann würde ich Maxi wiedersehen dürfen. Bei Grün schüttelte ich lächelnd den Kopf. Dass ich nicht früher drauf gekommen war! Die Ampel schaltete auf Gelb um. Vorsicht, jetzt hieß es auf jede Bewegung achten. Nicht mit den Wimpern klimpern. Die Ampel schaltete erneut um. Rot. Ich machte mich stocksteif. Meine Nase juckte. Das machte die Sonne extra. Sie wollte mich in Versuchung führen. Ich widerstand ihr problemlos. Meinen Atem hielt ich ganz flach, damit die Bewegung meines Brustkorbs nicht zu deutlich war. Grün. Das war schon ziemlich gut, fand ich. Ich lockerte meine Beine und die Arme. Gelb. Vorsicht. Ruhiger werden, schön ruhig werden. Rot. Nicht schlucken, nicht husten, nicht bewegen. Nein, nein, nicht doch! Ich hatte mit der Augenbraue gezuckt. Mist. Diese Übung hatte ich verpatzt. Ich würde es gleich besser machen müssen.

Grün, entkrampfen, das tat gut, die Glieder wurden allmählich steif; Gelb, ruhiger werden, noch viel ruhiger; Rot, aufgepasst und still! Grün, meine Güte, warum taten mir nur die Beine so weh? Gelb, warum war es nur so warm? Rot. Rot war am schlimmsten. Nicht den kleinsten Wimpernschlag gönnte ich mir. Die Sonne blendete mich. Das macht sie extra. Damit ich die Augen zusammenkneife. Sie will, dass ich blinzele. Doch ich blieb stark und brachte meine Gesichtszüge unter Kontrolle.

So vergingen die Stunden. Am Abend, kurz bevor die Sonne unterging, sprach mich ein Polizist an: »Was tun Sie hier?«

»Das verstehen Sie nicht«, gab ich zur Antwort.

»Kommen Sie bitte mit aufs Revier«, forderte er mich auf.

»Nur, wenn es sein muss.«

»Es muss sein.«

Ich sah zur Ampel. Sie gab mir grünes Licht. Ich begleitete den Polizisten.

»Können Sie bitte Claus Kluth verständigen, das ist ein Kollege von Ihnen«, bat ich. Claus würde mir sicher helfen, dachte ich. Er versprach es mir und rief über Funk einen Krankenwagen. Dieser kam schnell. Kräftige Sanitäter luden mich ein. Ich brauchte dringend etwas, das mir Kraft verlieh. Hektisch sah ich mich nach allen Seiten hin um, während meine Hände suchend an der Liege entlang glitten, auf der ich lag. Metall! Das würde mir die nötige Energie geben. Ich schloss meine Hände fest um das Aluminiumgestell. Das gibt mir Kraft, dachte ich. Ich werde stark werden durch das Metall.

Sie fuhren mich in die nächste psychiatrische Klinik. Das Folgende war Routine. Sie gaben mir ein *Schnäpschen.* Das trank ich und dann schlief ich ein.

Als ich wieder zu mir kam, dachte ich an Laura. Das würde sie nicht verstehen können. Wie ein zentnerschwerer Block legte sich die Erkenntnis auf mein Herz. Ich hatte Laura verloren. Für immer.

Glück, das sind für mich außergewöhnliche Momente
von größter Freude. Augenblicke voller Gefühl. Stimmungshöhepunkte,
an die man sich gern erinnert und von denen man noch lange
zehren kann. Komisch, wenn ich darüber nachdenke, stelle ich fest,
dass ich Glück nur im Umgang mit meinen Lieben empfinde.
Ich allein auf einer Insel? Das wäre für mich kein Glück!

Samuel Uhlen, 34 Jahre, Erzieher

---

21. Welt in der Welt

Auch diesmal, davon war ich überzeugt, war mein Klinikaufenthalt kein Zufall. Alles im Leben hatte einen Sinn, und war ich nicht in der glücklichen Lage, die Zeichen zu erkennen? Früher oder später würden sie sich mir offenbaren, davon war ich überzeugt.

Anders als in Bonn war es Patienten der Psychiatrie in Gütersloh nicht gestattet, sich außerhalb des Klinikbereiches aufzuhalten. Diesmal empfand ich den Umstand, mich nicht frei bewegen zu können, als nicht weiter tragisch, denn wie zum Ausgleich für den Mangel an Freiheit verfügte das Haus über ein wunderschönes Außengelände, das im Stil eines japanischen Gartens angelegt war. Über eine alte Steintreppe gelangte man an einen kleinen See. Efeuumrankte Bögen gaben den Blick frei auf hohe Bambussträucher, Buchsbäume und einen pagodenförmigen Pavillon. Runde, ebenmäßige Steine säumten den Weg, Passionsblumen mit atemberaubenden Blüten wuchsen am Zaun, der den Park umgrenzte. Im Schatten von mächtigen Trauerweiden luden Bänke zum Verweilen ein. Hier konnte ich Kraft schöpfen. Die vergangenen Wochen hatten mich geschwächt, das erkannte ich jetzt. Den Berg- und Talfahrten meiner Psyche hatte ich offenbar nicht folgen können und war dabei, einmal mehr, auf der Strecke geblieben.

Wenn ich mir die anderen Patienten so ansah, dann konnte ich nur den Kopf über ihr Verhalten schütteln. Was nützte ihnen ein traumhafter Garten, wenn sie bloß auf den Bänken herumhockten und über ihre Blessuren sinnierten? Ich wusste gleich, worin meine Mission hier bestand. Die Zeichen waren offenkundig. Ich musste meinen Mitinsassen die Augen öffnen, ihnen helfen, die Schönheit der Natur zu erkennen und das Elixier des Lebens aufzusaugen so wie ein trockener Schwamm das Wasser aufsaugte. Eine harte Arbeit. Ich hatte nur trockene Schwämme um mich herum. Staubtrocken, das sah ich auf den ersten Blick. Voll der guten Vorsätze schritt ich zur Tat. Neun Leute trommelte ich zusammen. Auf der Wiese hielten wir Versammlung.

»Hallo, ich heiße Pete und ich bin neu hier«, stellte ich mich vor. Einige nickten mir zu, andere reagierten gar nicht.

»Das ist ja mal ein geiler Garten, ist mir gleich aufgefallen«, begann ich.

»Geil heißt hochgewachsen«, meldete sich ein Mann im Jogginganzug zu Wort. Das war zwar nicht die Reaktion, die ich gern gehabt hätte, aber immerhin überhaupt eine.

»Wisst ihr, mir ist aufgefallen, dass ihr alle zwar oft hier seid, aber ihr wisst die Schönheit des Gartens nicht so recht zu würdigen. Ihr seht sie nicht. So wirkt es jedenfalls auf mich. Ihr atmet sie nicht ein.« Keine Reaktion, nur stumme Gesichter. »Dafür ist Qigong wie geschaffen. Man atmet die Natur ein, man nimmt sie auf mit allen Sinnen. Also, wenn ihr Lust habt, macht mit. Wer es nicht kann, kein Problem, ich bring es euch bei.«

»Das hört sich interessant an. Wenn ich mich vorstellen darf, ich bin der Herbert«, sagte der Typ im Jogginganzug. Er machte ein paar Schritte auf mich zu und schüttelte mir förmlich die Hand. »Ich fände es großartig, wenn du uns einen Einblick in dieses Schigong gewähren würdest. Ich bin übrigens nur zu Besuch hier.«

»Da hast du ja richtig Glück, dass du heute hier bist!«, rief ich.

Er nickte bedächtig und führte die Hand unter das Kinn, wobei er die Stirn kritisch in Falten zog, so als wolle er die neuesten Börsenkurse taxieren.

»Also los, dann stellt euch mal im Kreis auf«, forderte ich die anderen auf, die nicht so redselig wie Herbert waren. Geduldig erklärte ich meinen Schülern die Atemtechnik und die Bewegungsabläufe. Wir bewegten uns im Zeitlupentempo und atmeten.

»So ist es gut, lasst die Energie fließen«, lobte ich sie.

Wenn es auch bei dem einen oder anderen nicht sofort klappte, so machten sie ihre Sache doch recht ordentlich. Ich war sehr zufrieden. Es war offensichtlich, dass sie nur auf mich gewartet hatten. In den folgenden Tagen trafen wir uns jeden Nachmittag auf der Wiese und übten Qigong. Herbert war jedes Mal dabei.

Unser nächstes Projekt war Tai-Chi-Chuan. Meine Gruppe wurde immer größer. Jeden Tag gesellten sich weitere Patienten hinzu. Wir ließen uns treiben in den ruhigen, fließenden Bewegungen, sogen die frische Luft ein und brachten unseren Energiefluss wieder ins Lot. Ein paar Mal versuchte Herbert, mir das Ruder aus der Hand zu nehmen, doch damit kam er bei mir nicht durch. Zumal er überhaupt keine Ahnung von fernöstlichen Meditationstechniken hatte. Herbert war jedes Mal dabei. Obwohl er offenbar auch in der Klinik schlief, betrachtete er sich nach wie vor als Besucher. Aber waren wir das nicht letztlich alle? Ich jedenfalls hatte nicht vor, mich als Dauergast hier einzuquartieren.

Die Gruppensitzungen besuchte ich regelmäßig und erfuhr viel Neues über das Borderlinesyndrom, über Depressionen und andere psychische Erkrankungen. Besonders interessant für mich waren allerdings die Einzelgespräche mit Doktor Verhaag. Irgendwie schaffte er es immer, mir die richtigen Fragen zu stellen. Und irgendwann, etwa drei Wochen nach meiner Einlieferung in die psychiatrische Klinik, konnte ich es mir endlich eingestehen: Ich war manisch-depressiv, ich würde es mein Leben lang sein, und ich benötigte professionelle Hilfe. Genau deshalb war ich hier. Zwar brauchten mich auch die anderen Patienten im Garten beim Qigong, aber ich brauchte auch Doktor Verhaag. Ich würde lernen müssen, mit meiner Erkrankung dauerhaft klarzukommen.

Von dem Moment an, als mir das bewusst wurde, war mein Informationshunger kaum noch zu stillen. Ich wollte alles ganz genau wissen. »Ich frage mich immer öfter nach der Ursache meiner Psychose. Gibt es dafür bestimmte Auslöser?«, fragte ich Doktor Verhaag während einer der Einzelsitzungen.

Er erklärte mir, dass man früher häufig davon ausgegangen sei, dass Psychosen genetisch bedingt seien und weiter, dass man heute abgehe von der Vermutung, dass bei bipolaren affektiven Störungen auch unverarbeitete Erlebnisse in der Kindheit eine Rolle spielten. »Jeden von uns kann eine Psychose treffen. Sie kann einen Menschen ereilen, wenn er auf der Toilette sitzt«, fügte er verschmitzt lächelnd hinzu. »Die Wissenschaft geht heute davon aus, dass eine Kette bestimmter Schlüsselerlebnisse zum Ausbruch einer psychischen Störungen führen kann.«

Damit konnte ich nicht viel anfangen, also fragte ich nach. »Was genau meinen Sie mit Schlüsselerlebnissen?«

»Das können Erfahrungen sein, die sowohl positiv als auch negativ besetzt sind. So ist ein Ortswechsel zum Beispiel für den einen mit viel Neuem verbunden, spannend und aufregend zugleich, für den anderen hingegen ist die neue Umgebung mit den fremden Menschen eher angsteinflößend. Ein Kind zu kriegen, ein neuer Job, der Beginn eines Studiums, all das sind Schlüsselmomente, die dem Leben eine andere Richtung geben. Wenn diese in rascher Folge nacheinander geschehen, kann es passieren, dass der Mensch mit der Fülle der Ereignisse nicht mithalten kann.«

Ich dachte an meine Schlüsselerlebnisse. Mein gescheitertes Unternehmensprojekt, die Existenzangst, die ich empfunden hatte, Ollis Selbstmord, Maxis Geburt, ein neuer Job …, ich musste Doktor Verhaag recht geben. »Also gut, da ist wirklich viel passiert in meinem Leben. Und auch alles ziemlich schnell hintereinander. Aber trotzdem … das ist doch kein Grund für eine Psychose!«, wehrte ich ab.

»Wie gesagt, entscheidend ist der Abstand zwischen den Schlüsselmomenten und wie diese vom Betroffenen erlebt werden.«

»Gibt es einen typischen Verlauf bei der manisch-depressiven Erkrankung? Oder kann ich auch einfach nur Psychose sagen?«, hakte ich nach.

»Wir sprechen von bipolaren affektiven Erkrankungen oder affektiven Psychosen. Vier Millionen Menschen in Deutschland leiden derzeit darunter. Es gibt viele Formen dieser Erkrankung und bei jedem Einzelnen verläuft sie anders. Was wir aber schon generell sagen können: Die Episoden wechseln sich ab. In der Regel ist der Ablauf so, dass die Manie, also die Hochform, sich anbahnt und im Abschwung der Erkrankung die Depression folgt. Hoch und Tief entsprechen einander. Je höher das Hoch, um so tiefer das Tief. In der Manie wird viel Kraft verbraucht – es ist kaum vorstellbar, was für eine Energie in einer Manie verbraucht wird.« Ich erinnerte mich daran, wie ausgepumpt ich mich manchmal gefühlt hatte und nickte zustimmend. Doktor Verhaag lächelte und fuhr fort: »In der Depression haben wir die depressive Verstimmung und zusätzlich den Energieverlust. Das ist dann die Achterbahn nach unten. Hier kann es passieren, dass der Betroffene nur noch auf dem Bett liegt und in die Luft starrt. Er hat keinen Antrieb mehr, kann sich nicht konzentrieren.«

Depressionen meinte ich nicht zu kennen, zumindest nicht in der Form, wie die Patienten in der Gruppensitzung sie beschrieben hatten. Allerdings fiel mir ein, wie kraftlos ich gewesen war in der Zeit, als ich mit Pia den Versuch eines Neuanfangs unternommen hatte. Als ich arbeitslos war und mich völlig ausgebrannt gefühlt hatte. Als ich mich nicht in der Lage gesehen hatte, die einfachsten Dinge zu erledigen wie einkaufen oder kochen, geschweige denn, mir einen neuen Job zu suchen. Vielleicht war das meine depressive Phase gewesen, mutmaßte ich, und ließ Doktor Verhaag an meinen Gedanken teilhaben. Der nickte. »Es hört sich ganz danach an.«

»Aber so schlecht wie da ging es mir später nicht mehr«, sagte ich. »Zumindest kann ich mich nicht daran erinnern. Vielleicht waren das danach immer nur ganz kurze depressive Phasen, die ich hatte, wenn überhaupt«, überlegte ich laut.

»Es kann durchaus sein, dass Sie tatsächlich fast nur manische Episoden erlebt haben. Das ist äußerst selten, kommt aber vor. Wir unterscheiden ja zwischen bipolaren und unipolaren Erkrankungen. Eine unipolare Störung ist zum Beispiel die Depression. Paradox ist, dass man bei ausschließlich depressiven Phasen von einer unipolaren Depression spricht, im Gegenzug gibt es aber nicht die Bezeichnung unipolare Manie. Weil man davon ausgeht, dass depressive Episoden doch in leichterer Form vorkommen, vom Patienten aber nicht als solche erkannt werden. Das deckt sich meines Erachtens nach mit Ihren Aussagen. Die wenigen Patienten, die nur manische Episoden im Verlauf ihrer Erkrankung erlebt haben, unterscheiden sich durch nichts von den Patienten, die sowohl manische als auch depressive Episoden haben. Daher spricht man generell von einer bipolaren affektiven Störung«, erklärte mir der Arzt.

»Manchmal kam ich tagelang ohne Schlaf aus. Trotzdem fühlte ich mich voller Energie. Wie kann das sein?«, wollte ich wissen.

»Dahinter stecken auch Veränderungen des Stoffwechsels im Gehirn«, antwortete Doktor Verhaag.

»Das Gewitter im Kopf«, sagte ich. »Als ich in der Klinik in Bonn war, hat es eine Psychiaterin mal so genannt.«

Doktor Verhaag nickte. »In dieser Phase braucht der Mensch keinen Schlaf. Das kennen Menschen ohne Psychose auch: Wenn sie zwei Nächte nicht schlafen, fühlen sie sich regelrecht high. Wenn man depressive Patienten vom Bett fernhält und ihnen den Schlaf entzieht, macht man das, um deren Stimmung wieder anzuheben …«

»… weil der Körper automatisch Botenstoffe produziert, die den Betroffenen mental wieder etwas höherbringen?«, unterbrach ich ihn.

»Ganz genau«, bestätigte er. »Wobei man das nicht so ganz auseinanderhalten kann: Bei manchen Patienten kommen die Schlafstörungen vor der Manie, und bei anderen fängt die Manie diskret an und die Schlafstörungen kommen erst später dazu.«

Mir fiel ein, wie erstaunt ich gewesen war, als mein Gehirn von einem auf den anderen Tag einer Datenautobahn glich und ich nicht einmal mehr sagen konnte, wann ich all die Informationen aufgenommen hatte. »Manchmal hatte ich das Gefühl, einen PC im Kopf zu haben. Ich konnte Informationen wie auf Knopfdruck abrufen. Auch meinte ich, durch Wände hören und Zusammenhänge blitzschnell erkennen zu können. War das nun eine Begleiterscheinung des hohen Energiepotenzials, das in der Manie freigesetzt wurde? Oder habe ich mir das am Ende nur eingebildet? Was meinen Sie?«

Doktor Verhaag lächelte. »Das haben Sie sich nicht eingebildet, da kann ich Sie beruhigen. Der Betroffene entwickelt eine unvorstellbare Power.«

Ich atmete tief ein. »Ist eine Psychose überhaupt heilbar?«

Doktor Verhaag machte eine vage Handbewegung. »Mit Einschränkung. Man kann diese Krankheit gut prophylaktisch mit Psychopharmaka behandeln. Mit Lithium hat man gute Erfolge erzielt.«

»Ich bin kein Freund von Medikamenten. Wenn es irgendwie möglich ist, würde ich gern auf sie verzichten«, erklärte ich bestimmt. Doktor Verhaag sah mich prüfend an und schien nachzudenken. »Auch wegen der Nebenwirkungen«, setzte ich hinzu.

Er nickte. »Sie können probieren, ohne auszukommen. Allerdings bin ich skeptisch. Ich meine, dass Sie dieses Prophylaktikum weiter nehmen sollten, allein schon, um ein gewisses Sicherheitspolster zu haben.«

Ich schluckte trocken. »Ein Leben lang?«

Er nickte. »Ja, ein Leben lang. Das ist leider so.«

Ich beschloss, darüber nachzudenken.

Als ich wieder einmal im Garten saß, merkte ich, wie wohl ich mich fühlte. In den letzten Wochen hatte fast jeden Tag die Sonne geschienen und ich genoss es, hier zu sein. Mit meiner kleinen Fangemeinde übte ich täglich und mit wachsender Begeisterung Tai-Chi und Qigong.

Und dann kam Laura. Ich saß auf einer Bank und betrachtete gerade einen Baum. Ich war so in den Anblick vertieft, dass ich sie erst bemerkte, als sie sich neben mich setzte. Ich wandte ihr den Blick zu. »Ich habe von dir geträumt«, sagte ich. »Oder träume ich immer noch?«

Lächelnd legte sie den Kopf schief und strich mir mit der Hand über die Wange. »Ich bin hier«, flüsterte sie. »Du träumst nicht.«

Ich nahm sie in meine Arme, drückte sie fest an mich und versenkte meine Nase in ihr Haar. Es duftete nach Pfirsich.

»Wie hast du mich gefunden?«, murmelte ich.

»Ich habe dich gesucht«, erklärte sie. Nie sei ich ans Handy gegangen. Auch von ihrem Bruder habe tagelang jede Spur gefehlt. Sie habe schon überlegt, die Polizei einzuschalten. »Doch was hätte ich denen sagen sollen? Ich wusste ja nicht mal, wo die Party stattfand.« Sie zuckte mit den Achseln und strich sich eine widerspenstige Locke aus der Stirn. »Erst fünf Tage nach eurem Verschwinden tauchte Hermes plötzlich wieder auf.«

»Was hat er dir denn erzählt?«

»Nicht viel. Er druckste herum. Da sei einiges abgegangen oder so ähnlich drückte er sich aus. Er habe fünf Tage lang gefeiert. Erst als er ging, habe ihm der Gastgeber erzählt, dass du dich abgesetzt hättest. Es sei dir nicht gut gegangen, vermutlich hätte man dich in ein Krankenhaus gebracht. Ich hab mir Sorgen gemacht. Keiner konnte mir sagen, in welcher Klinik du sein könntest.«

»Was hast du dann gemacht?«

Sie lächelte spitzbübisch. »So schwierig war es gar nicht. Nachdem Hermes etwas von Gütersloh gemurmelt hatte, rief ich einfach alle Kliniken in der Umgebung von Gütersloh an. Et voilà, da bin ich!« Sie breitete die Arme aus und verbeugte sich leicht.

Ich musste lachen. »Du bist wirklich eine außergewöhnliche Frau.«

»Danke«, antwortete sie leichthin. »Ach, übrigens, nächste Woche beginnen die Sommerferien, da habe ich viel Zeit.«

»Auweia. Heißt das, du kommst demnächst öfter hierher?« Ich rollte mit den Augen und tat, als fürchtete ich mich.

»Täglich, wenn es sein muss«, antwortete sie und lächelte mich voller Wärme an.

»Ich fürchte, es muss sein«, entgegnete ich und grinste breit.

Von da an saßen wir jeden Tag zusammen im Garten der Klinik und therapierten die Patienten. Laura hatte überhaupt keine Berührungsängste. Alle wollten Laura ständig anfassen, sie berühren. Sie streichelten ihr übers Haar. Laura fand das nicht weiter schlimm. Sie nahm sie in den Arm und lachte mit ihnen. Manchmal kam sie mir ein bisschen vor wie Schwester Blandine. Oder Mutter Teresa. Wir hatten eine richtig schöne Zeit. Es war ein fantastischer Sommer, und beinahe hätte ich vergessen, dass ich hier in einer Klinik war, umgeben von Menschen, die sich wegen Depressionen, Panikattacken, Schizophrenie und anderer Psychosen behandeln ließen. Leute, die nach außen hin völlig normal wirkten, die lachen konnten und voller Humor waren, in ihren düsteren Stunden aber mit Dämonen kämpften, die sie um den Verstand zu bringen drohten.

Karina war eine von ihnen. Sie litt am Borderlinesyndrom. Ihre Arme, die sie trotz der Hitze immer unter langärmeligen T-Shirts verbarg, waren voller Narben. Wenn sie sie mir nicht gezeigt hätte, hätte ich es nicht für möglich gehalten, dass diese so ausgeglichen wirkende junge Frau tatsächlich im Stande war, sich selbst mit einer Rasierklinge zu verletzen.

»Warum hast du das getan?«, fragte ich.

Sie zuckte mit den Achseln. »Einfach so.«

Ich glaubte ihr nicht. Niemand schnippelt einfach so an sich herum. »Immer an den Armen?«

Sie nickte.

»Warum nimmst du nicht mal das Bein, wenn du es schon nicht lassen kannst? Da hast du doch viel mehr Platz.«

»Gute Idee, darauf bin ich noch gar nicht gekommen«, antwortete sie und grinste frech.

»Jetzt mal im Ernst, Karina. Warum fügst du dir selbst Schmerzen zu? Kannst du das nicht lassen?«

Sie legte den Kopf schief. Ihr Blick wirkte leer. »Ich würde gern damit aufhören. Deshalb bin ich hier«, antwortete sie tonlos.

Eigentlich wollte ich gar nicht mehr weg. Es war so friedvoll im Park und so ruhig. Nach einer Tai-Chi-Runde nahm Laura mich beiseite. Wir spazierten eine Weile durch den Park, ohne dass einer von uns etwas sagte.

»Es ist schön hier«, befand Laura.

Ich seufzte. »Stimmt. Ich fühle mich auch wirklich sehr wohl.«

Laura lächelte. »Manchmal erscheint mir die Klinik wie eine Welt in der Welt. Wie ein eigener Kosmos. Das hier ist nicht das normale Leben, das ist dir schon klar, oder?«

Abrupt blieb ich stehen und sah Laura an.

»Bitte, Pete. Komm zurück.«

»Zurück?«

Laura nahm meine Hand und zog mich an sich. »Komm zurück ins normale Leben. Du wirst sehen, es ist gar nicht schwer.«

Wie eine Fata Morgana, nicht greifbar, für die Ewigkeit gemacht
und doch, nur ein Eindruck, sekundenschnell vorbei.
Wenn ich eintauche in seine schokoladenbraunen Augen, wenn sich
unsere Seelen umarmen, wenn mein Herz tanzt.
Wenn sich eine warme Patschehand in meiner verbirgt, wenn wir alles
in Grund und Boden lachen, wenn ich Teil einer kindlichen Welt
sein darf. Wenn ich mich geborgen fühle in der Nestwärme
meiner Familie, wenn Freunde mich ohne Worte verstehen.
Wenn ich Bilder durch Worte entstehen lassen kann.
Dann bin ich es immer. Glücklich.

Martina Ouillon, 40 Jahre, Autorin

---

22. Der ganz normale Wahnsinn

Mein Klinikaufenthalt in Gütersloh erstreckte sich über drei Monate. Am Tag meiner Entlassung stellte mir Doktor Verhaag einen Schein aus, der mir attestierte, dass ich nicht in der Lage sein würde, einer geregelten Berufstätigkeit nachzugehen. Als ich meine Arbeitsunfähigkeit schwarz auf weiß in der Hand hielt, sackte mir das Herz in die Hose. Immerhin, vor dem Beginn meiner Selbstständigkeit war ich vernünftig genug gewesen, eine Versicherung abzuschließen, die nun eintrat und mir mein Leben finanzierte. Es war so viel passiert in den letzten Jahren, jetzt war es an der Zeit, die Vergangenheit aufzuarbeiten. Ich würde die Dinge ruhig angehen lassen und die kommende Phase als Chance sehen. Dies war meine ganz persönliche Auszeit.

Ich mietete ein schönes, lichtdurchflutetes Atelier in einem großen Bauernhof bei Rheinbach und entdeckte meine Liebe zur Malerei neu. Meiner Kreativität schienen keine Grenzen gesetzt, und ich sann nach weiteren Möglichkeiten, sie auszuleben. Eher zufällig kam ich mit dem Vermieter ins Gespräch. Er bot mir an, die Werkstatt neben dem Atelier zu nutzen, wann immer ich Lust dazu hätte. Mir fiel ein, dass wir seinerzeit in Berlin Metallverarbeitungswerkzeuge aus einer Konkursmasse gekauft hatten, die bei Helge in einem trockenen Schuppen lagerten. Er half mir, die Sachen in die Werkstatt zu schleppen. Irgendwann schnappte ich mir das Schweißgerät, und ohne dass ich vorher Formen im Kopf gehabt hätte, entstanden Skulpturen. Anmutige, weiche und harte, eckige Monumente. Mit der Zeit sprach sich das herum in der Gegend. Hier und da meldeten sich Interessenten und ich verkaufte einige meiner Werke. Meist jedoch konnte ich mich nicht von ihnen trennen, denn jedes ist Ausdruck einer bestimmten Empfindung. Wenn ich die Plastiken betrachte, weiß ich genau, was mich am Tage ihrer Erschaffung bewegte, was ich fühlte und in welcher Situation ich mich gerade befand. Selbst an die Geräusche kann ich mich erinnern, welche Musik den Raum erfüllte, und ob Mücken vor dem Baum tanzten, wenn ich in einer Arbeitspause aus dem Fenster sah.

Ganz in der Nähe meines Ateliers fand ich eine preisgünstige Wohnung. Sie war hell, hatte große Fenster und einen offenen Kamin. Mit meinen wenigen Habseligkeiten, Aquila und Leo zog ich dort ein. Allmählich begann ich, mein neues Leben zu genießen. Manchmal kam Laura zu Besuch. Sie stellte mir viele kluge Fragen. Mir half es, meine wirren Gedanken zu ordnen. Jede einzelne meiner Aktionen nahm Laura wahr, besprach und analysierte sie zusammen mit mir. Sie hörte mir zu, sie verurteilte nichts und niemanden. Nie, nicht ein einziges Mal, hielt sie etwas für unmöglich. Sie wollte alles ganz genau wissen. Haarklein musste ich ihr schildern, was ich empfand, wenn ich mal wieder das Gefühl hatte, göttliche Energie flösse durch meine Adern. Meine Visionen malte ich ihr mit Öl auf die Leinwand. Mit kindlicher Unbefangenheit stellte sie ihre Fragen. Wie Engel aussehen, wollte sie wissen. Ich sah sie nie mit Flügeln am Rücken. Wenn draußen die Welt bunt war, so erschienen mir meine Helfer wie in einem Schwarz-Weiß-Film. Wie fühlt es sich an, unverletzlich zu sein? Gut, antwortete ich. Man hat keine Angst. Tief im Innern spürt man, dass nichts Arges geschehen wird, dass niemand einem etwas anhaben kann. Wie man sich fühlt, so frei von jeder Angst? Unbeschreiblich gut. Nie zuvor hatte ich über Angst nachgedacht. Angst in bedrohlichen Situationen ist so selbstverständlich wie die Luft zum Atmen. Heute ist mir klar, dass Angst wie ein Schutzschild wirkt, verhindert sie doch, dass man sich oder andere unnötig in Gefahr bringt. Wie es ist, wenn dir Flügel wachsen? Großartig. Der Boden unter den Füßen ist nicht mehr spürbar, es ist ein leichtes, unbeschwertes Sein in der Schwebe.

Ich hatte kein echtes Zeitgefühl, zumindest nicht so, wie ich es von früher kannte. Für mich war kein Tag wie der andere. Dauernd entdeckte ich Neues, freute mich an den kleinen Dingen, die mich umgaben, ganz gleich, ob es das Farbspiel der Sonnenstrahlen war oder eine neu gewonnene Erkenntnis. Mehr und mehr gelang es mir, einen Weg für mich zu finden. Ich hatte beschlossen, meinem Anderssein offen zu begegnen. Und dann, eines Tages, erkannte ich die Chance darin. Endlich konnte ich so leben, wie ich es mir immer schon gewünscht hatte. Nach wie vor beschäftigte ich mich sehr viel mit mir selbst. Ein bisschen fühlte ich mich wie Diogenes von Sinope, der sich in eine Tonne zurückgezogen hatte, die einer Hundehütte glich. Vermutlich war das einer der Gründe, warum sich der Weg gabelte, den Laura und ich zusammen gegangen waren. Unsere Beziehung erreichte ihr Ende, ohne dass etwas Nennenswertes vorgefallen wäre.

Bis heute pflegen wir regen Kontakt. Ich werde ihr immer dankbar sein für ihre Unbefangenheit und Unvoreingenommenheit.

Weiterhin bewegten mich viele Fragen. Warum verspürte ich diesen inneren Drang zu malen? Warum arbeitete ich wie ein Besessener an den Skulpturen? Es half mir, den Kopf frei zu kriegen.

Ich war auf der Suche nach Antworten und las Dutzende von Büchern. Ich beschäftigte mich mit Philosophie. Ich verschlang die Ideenlehre Platons und die Metaphysik des Aristoteles, um am Ende das

Gefühl zu haben, fast nichts verstanden zu haben. Das ein oder andere blieb aber doch hängen. René Descartes glaubte, dass man nur dann etwas mit Gewissheit über die Welt sagen kann, wenn man zuvor bereits ein sicheres Wissen von sich selbst erworben hat. Ich verstand das als Aufforderung. Sapere aude! Wage es, dich deines eigenen Verstandes zu bedienen. Den Wahlspruch von Immanuel Kant machte ich mir zu eigen, aus den Philosophien von Thales, Hegel, Nietzsche und Locke merkte ich mir einzelne Gedankensplitter. Manches sprach mich mehr an, manches weniger. Ich war auf der Suche, und ich fand das, wonach ich suchte: viele Antworten in vielen Büchern.

Alles in allem verbrachte ich eine für mich eher ungewöhnlich ruhige Zeit. Von meinen Freunden hatte ich mich größtenteils zurückgezogen, ich verfügte über nicht viel Geld und legte auch keinen Wert darauf. Warum bin ich, wie ich bin? Das war es, was ich wissen wollte. Sicher, Kindheit und Umwelt prägen, doch trägt der Mensch nicht schon zum Zeitpunkt der Geburt wesentliche Charaktereigenschaften in sich? Warum bin ich manisch-depressiv? Intensiv beschäftigte ich mich mit meinem Krankheitsbild, las Bücher und fand im Internet interessante Beiträge hierüber. Während meiner Recherche stieß ich auf die Schilderung eines Psychotikers, der sein Leben ohne medikamentöse Unterstützung wieder in den Griff bekommen hatte. Der Autor beschrieb, wie er sich selbst Grenzen setzte. Bevor er im Internet surfte, stellte er sich den Wecker. Wenn der schrillte, schaltete er den PC ab. Auch achtete er peinlich genau auf Ruhephasen zwischen einzelnen Aktivitäten. Er machte Pausen während der Arbeit, sorgte für ausreichenden Schlaf, trank Alkohol nur in Maßen und vermied Drogen.

Ich las viel über Psychopharmaka und ihre Wirkung. Bis auf die Phasen meiner Zwangseinweisungen, in denen ich mit *Schnäpschen* und anderen Medikamenten versorgt worden war, habe ich bis heute weitestgehend auf Psychopharmaka verzichten können. Meine

Abneigung gegen jegliche Form von Pillen rührt vermutlich aus meiner zähen Krankheitsgeschichte als Bluter her.

Einmal traf ich Shirin in einer Buchhandlung in Bonn wieder.

»Hallo, Shirin!«, rief ich. »Das ist ja eine Überraschung!«

Sie strahlte übers ganze Gesicht. »Pete! Mensch! Das ist ja klasse, dass wir uns mal wiedersehen«, sagte sie lachend. Sie sah gut aus und schien nichts mehr gemeinsam zu haben mit dem verzweifelten Wesen, das ich in der Gruppentherapie in der Bonner Klinik erlebt hatte.

»Was machst du denn hier?«, fragte ich neugierig. »Wohnst du in Bonn?«

Sie schüttelte den Kopf. »Nein, nein. Ich bin hier, um Geschäfte anzubahnen. Und du?«

»Ich bin auf der Suche nach einem Buch über manisch-depressive Erkrankungen.«

Sie legte den Kopf schief und lächelte. »Wozu?«

»Weil ich mich gerade mit dem Thema auseinandersetze.«

»Ach, das ist momentan überhaupt nicht mein Ding. Weißt du, mir geht es so gut, so gut!« Sie breitete die Arme weit aus. »Ich könnte die ganze Welt umarmen.«

Ich lächelte. »Das klingt gut.«

Sie nickte eifrig. »Wollen wir nicht etwas trinken gehen? Dann können wir uns in Ruhe über alles unterhalten.«

»Gute Idee«, sagte ich.

Wir betraten einen *Irish Pub.* Obwohl es draußen taghell war, herrschte hier drinnen ein schummriges Licht.

»Was möchtest du trinken?«, fragte ich sie.

»Ein Guinness.«

Ich nickte dem Kellner zu und bestellte zwei.

»Na dann, erzähl mal. Was hast du so alles getrieben in der Zwischenzeit?«

»Oh, ich war sehr beschäftigt. Mir geht es so gut, Pete, das kannst du dir bestimmt überhaupt nicht vorstellen.« Sie kicherte, als hätte sie sich selbst einen Witz erzählt.

»Und was ist der Grund dafür?«

»Dafür braucht man doch keinen Grund!«, rief sie aus. Dann sah sie zum Nebentisch, an dem drei Männer saßen. Einer von ihnen guckte rüber zu Shirin. Sie winkte ihm fröhlich zu.

»Wart mal einen Augenblick, ich bin gleich wieder da.« Sie sprang vom Stuhl auf und setzte sich an den Nachbartisch. Vermutlich kennt sie den Typen, mutmaßte ich und nahm einen Schluck aus meinem Humpen. Wie es der Zufall wollte, entdeckte ich an der Theke einen alten Bekannten. Ich stellte mich zu ihm, wir unterhielten uns angeregt über dies und das. So verging vielleicht eine halbe Stunde. Shirin war immer noch im Gespräch mit dem Typen. Der schien ihr eher schlecht als recht zuzuhören, hin und wieder gab er ihr eine Antwort. Sie sprach eindringlich auf ihn ein. Er warf mir einen Blick zu, den ich nicht deuten konnte. Wahrscheinlich befürchtet er, ich könnte ihr eifersüchtiger Freund sein, dachte ich und lächelte ihm freundlich zu. Endlich löste sich Shirin von ihrem Gesprächspartner. Lachend kam sie zu mir an die Theke, ich stellte ihr meinen Bekannten vor, doch sie beachtete ihn nicht. »Hab da gerade eine Connection ausgelotet«, meinte sie leichthin.

»Kanntest du ihn?«

Sie lachte. »Am Anfang nicht. Aber jetzt kennen wir uns. Ich finde, man muss immer offen sein. Außerdem sind gute Kontakte überaus wichtig.« Sie beugte sich vor, als wollte sie mir ein Geheimnis verraten. »Er arbeitet bei *Wassermann.*«

»Kenne ich nicht.«

»Die stellen Tiefkühlgerichte her. Oder so etwas in der Art. Jedenfalls Eis. Hab ich gerade letzte Woche noch im Angebot gesehen.«

Ich zog die Stirn in Falten. »Ja, und? Was für ein Kontakt soll denn das sein?«

Sie tippte sich an die Stirn. »Verstehst du denn nicht? Ich mag dieses Eis!«

»Und weiter?«

»Vielleicht kann ich denen mal auf die Sprünge helfen. So vermarktungstechnisch!« Sie tippte sich auf die Brust. »Ich bin doch der Konsument! Ich bin die, die das Eis von *Wassermann* liebt, ich weiß genau um seine Vorzüge. Die ganze Raffinesse, die dahinter steckt, erkennst du sie? Das ist eine Kunst! Darauf verstehe ich mich, ich weiß, wovon ich spreche. Haha, ich sehe es dir an, du wunderst dich!« Sie lachte triumphierend auf. »Das hast du nicht gedacht, dass ich so ein Profi bin, was? Man muss wendig sein, um die Potenziale zu erkennen. Und das Potenzial ...« Das letzte Wort hatte sie fast geflüstert. Ihren Zeigefinger hielt sie in die Luft gestreckt. »Das Potenzial begegnet dir überall. Auf der Straße, beim Zahnarzt oder in einer Kneipe wie dieser. Man muss es nur erkennen können. Das ist die ganze Kunst.«

Etwas beunruhigt sah ich zu dem Typen hinüber. Irgendetwas schien er gerade zum Besten zu geben. Seine Kumpane hingen ihm an den Lippen. Hin und wieder warfen sie Shirin neugierige Blicke zu. Wie es schien, nahmen sie die soeben neu geknüpfte Connection nicht ganz so ernst wie Shirin.

»Das muss ich denen natürlich erst noch klar machen. Ich hab ihn gebeten, einen Termin für mich zu vereinbaren.«

»Wo?«

»Mann, sei doch nicht so schwer von Kapee! Mit der Geschäftsleitung von *Wassermann* natürlich. Heißen die überhaupt *Wassermann?* Oder ist das ein Code?« Sie schlug sich an die Stirn. »Mensch, Pete! Na klar, das ist ein Code. Da staunst du, was?«

Ich nickte. Allmählich wurde mir so einiges klar. »Sag mal, wie lange warst du eigentlich in der Klinik?«

Sie verdrehte die Augen. »Falsches Thema. Aber gut, weil du es bist. Ich war sechs Wochen lang da. Kannst du dir das vorstellen?«

Ich nickte. »Ging es dir da auch schon so gut?«

Sie knallte mit der Hand auf den Tresen. »Jetzt hast du endlich begriffen, dass es mir gut geht, was?« Sie lachte schallend. Dann wurde sie plötzlich ganz ernst. »Mir ging es beschissen, als ich in der Klinik ankam. Aber das weißt du ja.«

»Ja, ja, sicher«, beeilte ich mich zu sagen. »Aber seit wann geht es dir denn wieder so gut?«

Sie grinste breit und wiegte den Kopf. »Sie haben mich eingestellt. Du weißt schon, Medikamente und so. Und dann, als ich wieder zu Hause war, habe ich zwei, drei Weizen getrunken und da ist es dann passiert.«

»Du meinst, du hattest einen *Switch?*«

»Bingo. Bin von der Depression in die Manie gerutscht. Aber weißt du was? Es geht mir so verdammt gut, ich sehe keinen Grund, das zu ändern. Ich wäre ja blöd! So glücklich wie ich bin! Warte mal, ich muss eben Bernd anrufen, damit er die Connections glatt zieht.« Sie zückte ihr Handy und wählte eine Nummer. Es folgte ein endloses Telefonat.

Diesmal stand ich auf der anderen Seite des Zauns. Die Begegnung mit Shirin wurde für mich zum Schlüsselerlebnis. Bisher hatte ich eine Manie nur aus meinem Blickwinkel wahrgenommen, eben genauso wie Shirin hier im *Irish Pub.* Es tat mir leid, sie so zu sehen. Ihr befremdliches Verhalten, ihr unaufhörliches Geschwätz, der pausenlose Dialog am Telefon, plötzlich wusste ich, was meine Familie und meine Freunde durchgemacht hatten. Alle meine sinnlosen Handlungen fielen mir ein ... auf gar keinen Fall wollte ich jemand sein, hinter dessen Rücken sich die Leute lustig machten. Ich musste die Fallen erkennen, die Auslöser, um sie zukünftig vermeiden oder zumindest anders mit ihnen umgehen zu können, als ich es bisher getan hatte. Ich musste wissen, wo meine Grenzen waren. Wann es kritisch wurde und ich fremder Hilfe bedurfte.

Zunächst analysierte ich die unterschiedlichen Phasen meiner bipolaren affektiven Störung. Ich kreierte meine ganz persönliche Messlatte.

Plus eins fühlte sich gut an, verdammt gut. So, als wäre ich verliebt. Ich war glücklich und ohne Pause guter Dinge. Meine Begeisterung wirkte sich positiv auf mein Umfeld aus. In diesem Zustand merkte niemand, dass etwas nicht stimmte mit mir. Am allerwenigsten ich selbst.

Plus zwei bedeutete eine kleine Steigerung. Es fühlte sich an wie frisch verliebt und dazu noch sechs Richtige im Lotto. Hinzu kam, dass ich, der an chronische Gelenkschmerzen gewöhnt war, in diesem Zustand keinerlei Beschwerden mehr spürte. Ich hatte kaum noch das Bedürfnis, Ruhepausen einzulegen und schlief nur wenig.

Bei Plus drei war ich glücklich wie ein frisch verliebter Lottomillionär, der überdies keinen Schlaf mehr braucht und trotzdem unentwegt aktiv ist. Ich wähnte mich als sehr erfolgreich, aktiv und nicht mehr zu stoppen. Ich hatte eine unbändige Energie. Ich hatte immer jede Menge zu tun, hing pausenlos am Handy, um neue Geschäfte anzubahnen. Ich hatte das Gefühl, an fünfzig verschiedenen Rädern gleichzeitig drehen zu müssen, und hielt mich für den reichsten Menschen der Welt, obwohl mein Konto in den roten Zahlen stand und mir unentwegt Mahnungen in den Briefkasten flatterten.

Bei Plus vier wollte ich mein Glück teilen mit meinen Freunden und meiner Familie. Ich hatte einen unbändigen Mitteilungsdrang, mehr noch, ich hätte am liebsten alle Menschen bekehrt. Das war meine Mission, ich wollte die Welt verbessern. Alle sollten von meinem Reichtum profitieren. Warum nicht im Luxus schwelgen, wenn doch alles so leicht erreichbar scheint? Wenn andere träumten, so würde ich meine Visionen umsetzen. Was denn, das Geld reicht nicht aus? Macht nichts, es kommt von ganz allein. Dass es in Wirklichkeit auf sich warten ließ, schreckte mich nicht. Dass ich auf einer Matratze schlafen musste, statt im ersehnten Wasserbett, machte mich nicht stutzig, ebenso wenig, dass ich Toiletten in meiner Stammdiskothek putzte, um mir meine Drinks zu verdienen. Das waren vorübergehende Missstände, die ich früher oder später bereinigen würde. Bei Plus vier wurden die Menschen meiner Umgebung misstrauisch. Eine Psychose schützt sich selbst, in diesem Stadium hätte mich wirklich niemand davon überzeugen können, dass etwas nicht in Ordnung war mit mir. Ich hatte eine unglaubliche Power. Auf Fremde schien das positiv zu wirken. Immer wieder geschah es, dass mich Leute auf offener Straße ansprachen, sich von meiner Euphorie mitreißen ließen. Überall glaubte ich Sympathisanten zu finden. Leider waren sie mir nicht immer wohlgesonnen, vielmehr handelte es sich teilweise sogar um Kleinkriminelle. Ich hatte kein Gefühl dafür, ob mir jemand guttat oder nicht.

Bei Plus fünf bewegte ich mich in einer Welt, in der die Dinge einzig geschahen, um mir zu helfen, mich zu unterstützen und mir meinen Weg zu zeigen. Es waren göttliche Zeichen. So wie manche Menschen überzeugt davon sind, dass Buddha sich im Regenbogen zeigt, so erkannte ich in vielen kleinen Dingen die Anwesenheit von göttlicher Energie. In diesem Zustand nahm ich Dinge wahr, die für das menschliche Auge nicht sichtbar sind. Längst verstorbene Menschen erschienen mir und ich konnte mich auf einer Ebene mit ihnen unterhalten, die ich bis heute nur schlecht erklären kann, mir scheint, unsere Sprache reicht dafür nicht aus. Dennoch, ich bin fest davon überzeugt, dass diese Erlebnisse keine Hirngespinste sind. Es gibt viele Dinge zwischen Himmel und Erde, die wir nicht erklären können. Vor meiner Psychose hätte ich Beweise verlangt, heute genügt mir das Erlebte.

Plus sechs bedeutete für mich Informationen, die auf der Datenautobahn meines Gehirns ein Formel-1-Rennen veranstalten. Wir wissen heute, dass wir Menschen im Normalzustand nur einen Bruchteil unseres Gehirns nutzen. Bei Plus sechs arbeitete meins jedoch auf Hochtouren und war zu überaus erstaunlichen Leistungen fähig. Ich hatte das Gefühl, Informationen abrufen zu können, von denen ich nicht einmal mehr wusste, wann ich sie aufgenommen hatte. Mein Erinnerungsvermögen war so gut wie nie zuvor. Komplizierte Abhandlungen, die ich las, konnte ich später wortwörtlich wiedergeben. Extreme Fähigkeiten des Gehörs rundeten den Zustand ab.

Plus sieben. Nichts und niemand konnte mich mehr stoppen! Mein Geist war unermesslich, Schwester Blandine und sämtliche Schutzheiligen dieser Welt wachten über mich. Freunde reagierten auf meine neu entdeckte Religiosität eher zurückhaltend. Alles erschien mir irgendwie … mystisch. Ich war unverletzbar und scheute kein Risiko. Einen Schutzengel habe ich ganz sicher, heute erscheint es mir wie ein Wunder, dass mir nichts passiert ist in dieser Zeit. Mein unbändiger Bewegungsdrang zwang mich dazu, die Nächte (und die Schuhe) durchzutanzen.

Plus acht: Ich fühlte mich göttlich. Immer noch in der Schwerelosigkeit des Glücks gefangen, brauchte ich nichts mehr außer durchtanzte Nächte. Essen war Zeitverschwendung, Schlaf nur für Schläfer. Die Hosen schlackerten an meinen Beinen, mein Gesicht zierten dunkle Augenringe, die für jeden Kosmetiker eine Goldgrube gewesen wären. Wenn mich jemand auf der Straße nach dem Weg fragte, wusste ich gleich, dass er etwas ganz anderes hatte fragen wollen. Wer weiß, vielleicht wäre das gar eine Geschäftsanbahnung? Ich verwickelte den Ratsuchenden so lange in ein Gespräch, bis ich den tieferen Sinn unserer Unterhaltung herausgefunden hatte – oder er mich einfach mitten im Satz stehen ließ. Nichts war mehr so, wie es aussah. Überall entdeckte ich tiefere Zusammenhänge, auch wenn überhaupt keine vorhanden waren.

Plus neun. Visionen prägten mein Handeln. Vielleicht sollte ich sie eher als Schreckensbilder bezeichnen, denn meist stellte ich mir vor, dass meiner Tochter etwas zugestoßen war oder dass ich nicht mehr zu ihr durfte. Ich bin froh, dass dem Fahrer des Wagens, den ich auf der Autobahn genötigt hatte, nicht mehr passiert war als ein erlittener Schock. Er erstattete Anzeige gegen mich. Wegen Unzurechnungsfähigkeit, bedingt durch die manische Phase meiner Erkrankung, wurde ich freigesprochen.

Plus zehn habe ich nie erreicht. Vermutlich ist das der Zustand, in dem man felsenfest davon überzeugt ist, fliegen zu können. Bevor ich mich auf das Dach eines Hochhauses stellen und meine Schwingen ausbreiten konnte, hatte man mich in die geschlossene Abteilung einer psychiatrischen Klinik verfrachtet.

Die immer verschlossene Tür, die den Patienten von der Außenwelt trennt, wirkt äußerst ernüchternd. Hinzu kommen die Medikamente, die den Effekt noch verstärken. Es ist, als ob man mit 300 Stundenkilometern im Auto über die Bahn jagt und plötzlich gezwungen wird, den Wagen abrupt zum Stillstand zu bringen. Allerdings fühlte ich mich nicht länger als Fahrer des Rennwagens, sondern vielmehr als eben jener Wagen, der mit quietschenden Bremsen und qualmenden Reifen kurz vor dem Abhang gerade doch noch gestoppt wurde. Rennreifen haben nach einer Vollbremsung in der Regel einen Bremsplatten. Jetzt weiß ich warum. ABS, das Antiblockiersystem, ist bei einer Manie nicht eingebaut.

Nach der Vollbremsung kippt das Auto den Abhang hinunter und stürzt ins Bodenlose. Depressionen haben viele Gesichter. Ich war traurig, am Boden zerschmettert, stand vor dem Nichts.

Unter null geriet ich nur für kurze Phasen. In der Klinik hatte ich die Wahl. Ich konnte den ganzen Tag in meinem Bett liegen und die Decke über mir anstarren oder aktiv werden. Rausgehen, in ein Atelier, in eine Werkstatt oder einfach nur ein paar Schritte laufen. Tatsächlich merkte ich, dass es mir nicht half, wenn ich mich hängen ließ. Unter Aufbringung all meiner Willenskraft raffte ich mich auf und versuchte, irgendetwas zu machen. Das half mir.

Am schlimmsten empfand ich die Scham. Meine Familie hatte ich zerrüttet, meine Freunde vergrault und mein Geld ausgegeben. Dafür hatte ich jetzt Schulden und einen Haufen Probleme. Ich schämte mich für mich und meine verrückten Aktionen. Wie sollte ich meinen Freunden jemals wieder unter die Augen treten können? Am liebsten hätte ich mich vor der ganzen Welt versteckt. Ich mochte die lauernden Blicke nicht.

Selbst heute noch, wenn mir alte Bekannte begegnen, die ich länger nicht gesehen habe, spüre ich es, das Taxieren, ich sehe das leise Misstrauen und die Verunsicherung in ihren Augen. »Ist der wirklich wieder so ganz beieinander?«

Einmal Psycho, immer Psycho, den Stempel trage ich wie andere ein Muttermal.

Achtzehn Monate dauerte meine Auszeit. Eines Tages befand ich, dass es nun gut sei. Ich feierte zusammen mit ein paar Freunden eine Party auf dem Bauernhof bei Rheinbach, wo ich mein Atelier gemietet hatte. Auf dem Hof nebenan fand auch eine Feier statt. Auf dem Land ist es familiärer als in der Stadt, im Laufe des Abends stattete ich dem Nachbarhof einen Besuch ab. Hier traf ich Claire, die auf einem Bauernhof zwei Dörfer weiter lebte. Es war Liebe auf den ersten Blick.

Mittlerweile wohnen wir zusammen, und ich mag es sehr, das Leben mit ihr und ihren Pferden, die ländliche Umgebung und das Arbeiten in der freien Natur.

Ich gehe keiner geregelten Tätigkeit nach. Mein Freund Helge ist ein heller Kopf, er ist Erfinder. Es ist nicht so sehr sein Ding, seine Erfindungen zu präsentieren. Ich helfe ihm bei der Vermarktung und bei den Patentanmeldungen. Soeben wurde seine Lesehilfe patentiert. Das ist ein Gerät, in das man ein Buch einspannen kann, mit Einhandbedienung. Man kann es überall hinstellen. Natürlich gibt es so etwas schon, allerdings nicht in Helges Form. Ständig hat er neue Ideen, und wenn er Arbeit für mich hat, stürze ich mich voller Eifer ins Projekt, wenn es abgeschlossen ist, gönne ich mir eine Pause.

Wenn ich mich drei Tage lang nicht in der Lage sehe, etwas zu tun, dann lasse ich es. Punktum. Mittlerweile gelingt es mir ganz gut, zwischen Aktivität und Ruhephasen hin und her zu pendeln. Meinen Ausgleich finde ich zum Beispiel beim Golfspielen. Früher schon, in meiner Schulzeit, hatte ich als Caddie gearbeitet. Der Zufall wollte es, dass ein Bekannter eine Ausrüstung geschenkt bekam. Ein nettes Geschenk, schade nur, dass er nichts damit anzufangen wusste, er konnte nämlich nicht Golf spielen. Also zeigte ich es ihm. Dabei erwischte es mich selbst. Seither bin ich passionierter Golfspieler. Auch wenn mir hinterher die Knochen wieder wehtun.

Zu Pia habe ich den Kontakt nie abgebrochen. Maxi übernachtet regelmäßig bei mir. Einmal in der Woche sehen wir uns. Maxi wird bald zehn Jahre. In kindlicher Naivität fragte sie mich gerade kürzlich: »Papa, können wir nicht alle zusammen ziehen?«

»Alle?«

»Ja, du, Claire, die Mama und ich.«

Manchmal können wir von Kindern lernen, sie denken noch nicht so verquer. Es könnte alles viel einfacher sein, würden wir die Welt aus ihren Augen betrachten, dachte ich in diesem Moment und lächelte meiner Tochter versonnen zu. Anschließend fuhr mir durch den Kopf, dass nicht alle ihre Ideen die besten sind.

Mein Bruder Claus hat seine Polizeimütze an den Nagel gehängt. Schon als kleiner Junge wollte er das Fliegen lernen. Heute ist er Pilot bei der *Lufthansa.* Hin und wieder sehen wir uns bei meinen Eltern. Dann sitzen wir wie in alten Zeiten um den Kaffeetisch, ich nenne ihn »Alter«, er nennt mich Pete, und wir lachen darüber, wie ich sie alle fast in den Wahnsinn getrieben habe mit meinen verrückten Eskapaden.

Mit Tim bin ich nach wie vor befreundet. Er ist immer noch selbstständig, was ich beachtlich finde in der heutigen Zeit. Er ist mit seiner Familie umgezogen in ein Haus, das viel mehr Platz bietet, zwar ohne See davor, aber dafür mit einem größeren Büro und einem pittoresken Garten.

Jedes Jahr im Frühling heißt es für mich, besonders wachsam zu sein. Wenn die ersten Knospen sprießen, die Sonne scheint und die Welt in bester Ordnung ist, dann bin ich meist ziemlich guter Dinge. In einer Psychologin, die mich seit vielen Jahren schon begleitet, habe ich eine kompetente Vertrauensperson gefunden. Wenn sich erste Symptome melden, also Schlaflosigkeit, gesteigerte Aktivität und, nicht zu vergessen, ein andauerndes Glücksgefühl, dann schrillt meine innere Alarmglocke laut und unüberhörbar. Bisher habe ich es noch jedes Mal mehr oder weniger rechtzeitig geschafft, die Notbremse zu ziehen. Ich besuche dann meine Psychologin und erzähle ihr, wie ich mich fühle. Wenn auch sie der Meinung ist, dass ich die Symptome richtig deute und dass mir eine Auszeit guttun würde, folge ich ihrem Rat und begebe mich freiwillig für einige Wochen in eine psychiatrische Klinik. Manchmal ist die Einnahme von Psychopharmaka unumgänglich. Meist male ich in der Klinik wie besessen Bilder auf große Leinwände, lebe meine kreative Phase voll aus und hinterher, nach meiner Entlassung fühle ich, dass meine innere Stabilität vorerst wieder hergestellt ist.

Auch wenn ich mittlerweile die Kehrseite kenne, so ist es nach wie vor verlockend für mich, dem andauernden Rausch der Gefühle nachzugeben. Schon oft habe ich mich gefragt, ob ich, wenn ich könnte, die Zeit zurückdrehen würde. Ob ich mich, wenn ich die Wahl gehabt hätte, dafür entschieden hätte, manisch-depressiv zu sein. Es mag vielleicht seltsam anmuten, aber ich bin dankbar für diese Erfahrung. Und das obwohl der Preis verdammt hoch ist. Ich kann eine unglaubliche Schönheit in allen Dingen entdecken, den großen und den kleinen. In der Manie lebe ich auf der Überholspur, ich denke schneller und empfinde intensiver, die Liebe, das Glück, die Traurigkeit.

Das Glück, der Wahn und ich. Das ist es. Mein Leben.

Nachwort

Petes ergreifende Lebensgeschichte ist einzigartig, und doch gibt es sie im wahren Leben mit anderen Hauptfiguren häufiger als man vielleicht vermuten mag: Etwa vier Millionen Menschen in Deutschland sind von bipolaren Störungen betroffen. Weltweit ist etwa jeder zwanzigste Erwachsene manisch-depressiv. Die Dunkelziffer ist sicher höher, nur zehn Prozent der Betroffenen wenden sich an einen Psychiater. Noch dazu ist die Erkennung der Krankheit problematisch. Einem Pressebericht der dpa zufolge wird erst acht Jahre nach Ausbruch die richtige Diagnose gestellt, so die statistische Ermittlung.

Himmelhoch jauchzend, zu Tode betrübt – wer kennt Stimmungsschwankungen nicht? Der oft beschriebene Ausdruck spiegelt in extremer Form wohl am ehesten den Charakter von bipolaren Störungen wieder. Wie erkennt man, ob jemand manisch-depressiv ist oder einfach nur ein bisschen launisch? Die Antwort liegt unter anderem im Phasenhaften und in den Extremen. Manisch-depressive schwanken zwischen zwei Polen: der Manie und der Depression. Aus diesem Grund spricht man von *bipolaren affektiven Störungen.* In wiederkehrenden Phasen, die bis zu mehreren Monaten dauern können, erlebt der Betroffene eben diese Extreme. In der Regel folgt auf die Manie, also die Hochform, im Abschwung die Depression. In den manischen Phasen war Pete dauerhaft glücklich und erlebte die typischen Symptome: Vermindertes Schlafbedürfnis, Antriebssteigerung und das Gefühl sich in hochenergetischen Phasen zu befinden. Sein Rededrang machte seiner Umwelt arg zu schaffen. Seine Gedanken rasten und er hatte das Gefühl, Informationen blitzschnell abrufen zu können – er verglich seinen Kopf mit einem PC. Euphorie, Leichtsinnigkeit und Wahnideen, all das kennzeichnete seine manischen Episoden. Nach der Manie beginnt üblicherweise die Talfahrt in die Depression. Hier kommt es zum Verlust der guten Stimmung und der Energie. Hoch und Tief haben eine Entsprechung: Je höher das Hoch, umso tiefer das Tief. Depressionen erlebte Pete allerdings nicht in voller Bandbreite. Zwar geriet er ins Grübeln, empfand Scham über seine diversen Aktionen, auch war er gedrückter Stimmung und ohne Antrieb, dennoch waren das nur kurze Phasen.

Ging man in den Siebziger Jahren noch davon aus, dass nicht verarbeitete

Kindheitstraumata für den Ausbruch einer bipolaren Störung verantwortlich zeichnen, bemisst man ihnen heute als Auslösefaktor nicht mehr so viel Bedeutung zu. Sicher hängt die individuelle Auslebung einer Psychose auch mit der prägenden Kindheit des Patienten zusammen. Außerdem spielen die Normen und Werte, die vermittelt wurden, eine Rolle. Als mitverantwortlichen Faktor für eine manisch-depressive Erkrankung oder auch eine schizophrene Psychose vermutet man heute jedoch viel mehr die erblich bedingte Empfindsamkeit. Ob jemand erkrankt oder nicht, hängt vom individuellen Stress ab; den erleben Menschen bekanntlich unterschiedlich. So ist für den einen der Umzug in eine andere Stadt positiv besetzt, er empfindet den Ortswechsel als etwas Spannendes, ein anderer hingegen reagiert irritiert. Er fühlt sich fremd, einsam und ist verängstigt. Die Psychiatrie spricht hier von Schwellen-Stresssituationen. Sie können im Leben eines jeden Einzelnen auftreten: der Beginn eines Studiums, eine neue Beziehung, die Geburt eines Kindes, der Tod eines nahestehenden Menschen, um nur einige Beispiele zu nennen. Treten Schwellen-Stresssituationen in rascher Folge auf, können sie auf die genetisch bedingte Sensibilität wie Zündstoff wirken – sie lösen eine Erkrankung aus. Normen und Werte werden in der Manie gesprengt. Der Erkrankte verhält sich anders als sonst. Zwar ist in diesen Tagen eine psychische Krankheit nicht mehr so sehr ein Tabuthema wie noch vor einigen Jahren, dennoch reagiert das Umfeld häufig irritiert und mit Vorurteilen.

Die Liste berühmter manisch-depressiver Persönlichkeiten ist lang. Wen wundert es, wird doch während der Hochphasen eine unglaubliche Kreativität freigesetzt. In Tagebüchern und Briefen beschreibt Vincent van Gogh seine zerrissene Persönlichkeit. Ernest Hemingway wurde als bipolar diagnostiziert, Edvard Munch, Johannes Brahms, Hermann Hesse und der Musiker Sting sind nur einige weitere Beispiele.

Es war ein langer Prozess, ehe Pete seine Erkrankung zu akzeptieren begann. Mehr noch – er erkannte für sich die Chance zu mehr Intensität. Und so ist er heute dankbar für diese Erfahrung, wenn auch mit einem wachsamen Auge: Immer dann, wenn sich der Rausch der guten Gefühle bei ihm ankündigt, wenn er erste Symptome feststellt, ist Pete sensibilisiert. Und so hat er die Hürde zu nehmen, immer wieder aufs Neue, sich nicht zu verlieren in seinem ganz persönlichen Nirwana. Das Glück und der Wahn liegen eben manchmal nahe beieinander.

Danke!

Dieses Buch ist nach einer wahren Begebenheit entstanden. Ich habe alle Namen geändert, bis auf den der Hauptfigur. Pete hat sich entschlossen, seine wahre Identität preiszugeben. Hier und da treten Figuren auf, die aus den Charakterzügen verschiedener real existierender Personen entstanden sind oder deren Eigenheiten stark überzeichnet wurden. So ist Petes Mutter zwar vielseitig interessiert, aber mit Töpfern hat sie nichts im Sinn.

Es sind so viele Menschen, die mir gute Anstöße gegeben haben, es würde den Rahmen sprengen, sie alle namentlich aufzuführen. Einige jedoch verdienen eine besondere Erwähnung, allen voran Peter Kluth, der mir seine Geschichte erzählt hat. Danke an das Team vom Droste Verlag und an meine Lektorin, Dr. Isa Schikorsky, sie alle haben großartige Arbeit geleistet. Vielen Dank an Frau Sigrid Harrer-Lange, Oberärztin, Institutsambulanz der Psychiatrie, Rheinische Kliniken Bonn, für die Informationen, Tipps und Literatur.

Danke an alle, die mich seit vielen Jahren begleiten, mir zuhörten und mich zum Weiterschreiben ermutigt haben: Ulrike Focke-Susing, Jörg Wüstkamp, Yvonne Winterberg und Andrea Buschhüter-Casar, die es nicht abwarten kann, dieses Buch endlich in den Händen zu halten. Natürlich auch an René Thurau für die moralische Unterstützung, insbesondere auf der Frankfurter Buchmesse. Danke an den Fotografen Jörg Eicker für meine Aufnahmen und an Thomas Ermentrud für die Überlassung des Briefes an die Klinikpsychologen, in dem er zusammenfasste, welche Veränderungen sich in Pete vollzogen hatten. Und von Herzen an alle, die mich teilhaben ließen an ihren Gedanken übers Glück.

Ohne meine Familie hätte ich es nie geschafft. Danke an meine Eltern, die immer an mich geglaubt haben, an meine Schwester Iris, die nie müde wird, mich mit verrückten Ideen zu versorgen und an meinen Sohn Marvin, der mir zeigt, was wichtig ist im Leben. Last, but not least, ein riesengroßes Dankeschön an Holger Bielen, meinen Mann. Für alles.

Martina Ouillon, September 2007

Juni 2008